如居水中

——婴幼儿水上教育

（第二版）

**Aquapädagogik—früh, sicher
und vielseitig schwimmen!**

德国联邦水上教育协会主席
Uwe Legahn　著

龙格亲子游泳俱乐部　编译

中国劳动社会保障出版社

图书在版编目（CIP）数据

如居水中：婴幼儿水上教育/（德）里甘（Uwe Legahn）著；龙格亲子游泳俱乐部编译. --2版. --北京：中国劳动社会保障出版社，2019

ISBN 978-7-5167-3985-3

Ⅰ.①如… Ⅱ.①里… ②龙… Ⅲ.①婴幼儿-游泳-体育保健学 Ⅳ.①R174

中国版本图书馆 CIP 数据核字（2019）第 072205 号

Simplified Chinese Translation©2015 Loong Waters （Beijing） International Management Consulting Co.，Ltd.

Translation from the German-language Edition

© 2007 by Uwe Legahn （for Aquapädagogik—früh，sicher und vielseitig schwimmen! ）

All Rights Reserved

中国劳动社会保障出版社出版发行

（北京市惠新东街 1 号　邮政编码：100029）

*

三河市潮河印业有限公司印刷装订　　　新华书店经销

787 毫米×1092 毫米　16 开本　16 印张　293 千字

2019 年 5 月第 2 版　　2019 年 5 月第 1 次印刷

定价：98.00 元

读者服务部电话：（010）64929211/84209101/64921644

营销中心电话：（010）64962347

出版社网址：http://www.class.com.cn

中文版前言

亲爱的中国读者们：

在许多年前的家庭庆祝活动上，我的爷爷常会讲起他作为职业潜水员的那段故事和潜水经历，他的足迹遍及全球，这些对孙子孙女们有着极大的吸引力。爷爷讲述故事时会借助地球仪来阐明，因此我们小孩子能够在梦中抵达那些故事的发生地，并和他一同游历。他在越南海港城市海防附近捕猎老虎的故事尤其让我们迷恋。在一年年的讲述中，这个故事变得越来越具有戏剧性、越来越激动人心，甚至赛过任何一个电视节目。事实证明，爷爷确实于1922年作为服务于法国殖民当局的潜水员在那里工作了数月。此外，我们从爷爷那了解到，"在邻近越南的中国"有一座紫禁城，它被雄伟的长城环绕，人们甚至能从月球上辨认出它。因此，我儿时的知识是由一位真正的专家所塑造的。对此，我曾无数次地羡慕爷爷，想着自己要是能够亲眼看一下这世界奇迹该多好啊！这种对远方世界的渴望越来越强烈。

后来，在22岁时我买了第一台二手电视机，我对全世界的新闻报道入了迷。当时关于中国的报道很少，我脑海中对中国的主要印象就是人山人海，男女老幼都穿着同样的制服。我更希望能有机会亲自了解中国，因为我慢慢明白，电视报道最容易操纵意见。并且作

为一名善于思考的人，我认为如果可能的话，一探幕后肯定没有错。但这在当时也只是个期望，中国对我来说太遥远了。

不过世上总会有奇迹。在之后的岁月里，通过体育事业我不仅去过很多欧洲国家，还收到了来自美国和布宜诺斯艾利斯的大会演讲邀请，这归功于我创立的水上教育学。2013年夏末，在短短几周内，我到澳大利亚和新西兰，介绍我的教育理念。

让我意外的是，在那里来自中国的龙格亲子游泳俱乐部的相关负责人突然找到我，问我能否在短时间内，用我的水上教育理念帮助他们培训25名游泳教练，培训地点可以选在汉堡或北京。在这之前，他们在全世界了解并研究各种水上教学法，最终阅读到了我写的关于水上教育学的书籍。书中的内容深深触动了他们，他们决定要把我书中所讲述的理念引进中国。

接到这个邀请后，我很快对此产生了兴趣，感觉像一场真正的冒险。此外，我也把它视为一个能竭力仿效我爷爷的机会。我改变了行程，不从新西兰直接返回德国，而是去北京待一周，以便能在中国进行我期

盼的研讨课。所以我开始了第一次持续的环球旅行，最后带着太多难忘的印象回到德国汉堡。

尽管澳大利亚阿德莱德和悉尼在许多地方看起来仍然很西欧，但对我来说也是一次很棒的旅行经历。在澳大利亚发生了件偶然的事：当时澳大利亚海军在举行周年庆，港口停泊着来自不同国家的各式战舰供游客参观。我登上了一艘现代化的中国海军护卫舰，我保证，绝对不是我爷爷以前经常提及的那种中国式帆船。

在这之后我参观了新西兰皇后镇的议会、南岛的游客中心，接下来两周是大巴游，大部分的车程是在荒凉的公路上度过的，经过令人印象深刻、荒无人烟且寂静的野外，最终抵达大都市奥克兰。在那里你会立刻明白，为什么奥克兰会赢得各国游客的青睐。

接下来是迥然不同的北京之行：宏伟的、超现实的大机场，人山人海、拥挤的街道。在众多摩天大楼的映衬下，德国的高楼就像小房子。我认识到也许大多数人都判断错了：现代化发展中的先行者并非是德国人或欧洲人，而是现在的中国人。这个国家果敢坚定，在实践创新方面都堪称典范，中国人求知若渴，壮志雄心且坚忍不拔。当你试图与他们分享自己的知识时，中国人几乎都很有礼貌、很热情而且值得信赖。

除此之外我也圆了童年时的梦想，不仅参观了紫禁城，在长城上走了好几公里，而且参观了各式的国家纪念馆。在此期间一直有出色的翻译和龙格亲子游泳俱乐部的接待人员陪同。

在那以后的十次中国之行，我去了20多个城市，用我的理念培训了大约400名年轻的游泳教练。除此之外，我的首版以水上教育学为内容的书籍得以翻译出版，据说它是中国该领域有史以来的第一本教科书。自2015年秋天，中国的水上教育大会在北京奥林匹克公园附近的国家会议中心首次召开以来，至今已经举办了三次全国性的大会，每次都有世界著名的报告人出席。另外我渐渐明白，我已有的，对于中国这个巨大的国家的认识仅是九牛一毛。但是，这种非常有限的知识也让我从在中国近五年的经历中得出了一个结论：

我的水上教育学知识绝对不是仅仅通过我一人来传授的。当然，这肯定一如既往是我们合作的重点。我认为，这在一段时间内仍然是主要方向。以我多年的经验来看，即使是中国最有才华的教育者也不能做到一夜之间，将我20多年来学到的知识全部运用在实操中。但是龙格的老师们确实已经做得相当不错了。在中国婴幼儿游泳这一领域，他们已然是专家。

我很乐于承认，我在中国也学到一些专业

方面的东西，从中获得了新的认识，这些收获使我能够在许多方面表现得更专业、更成功。同时这些收获也丰富了我在欧洲的研讨课内容。

这么多年来，尽管我很幸运能比普通人更多地看看这个世界，能在各个地方和当地人建立私人联系，但是所有这些都不能和我的中国印象相比。在中国工作是非常幸运的，我不仅感到很荣幸而且很感谢能有这样一个使命，我非常乐意在未来继续长时间地追随它。在此期间，中国行对我来说已经变成我人生当中最伟大的一段征程。因此我衷心地感谢龙格的 Lynne Zhang，Serena Ren，Elain Lian，May Lv，Emily He，Eason Lu 和 Kevin Li，感谢替我发声的中国翻译 Sina Zhang 和 Wenbo Wang，感谢所有我在中国见到的友好的人们，他们真诚热情地接纳我进入这个庞大的水上教育家庭中。

在过去 3 年，因为文化差异，我们之间的对话也有过争议和碰撞，不过欣喜的是，我们达成了许多共识。同时，本书会通过二维码将专业和家庭两部分构成的教学电影提供给需要的读者。考虑到要让儿童在水中和水边更加安全，我希望通过我们的努力，可以让水上教育在中国更快地传播开来。

我期盼在未来，水上教育课程不仅能开设在设施优良的私人游泳学校，也可在公立机构如幼儿园、中小学和大学开设，甚至可以将水上教育课程普及到每家每户。

Uwe Legahn
德国汉堡，2018 年 12 月

序

亲爱的读者们:

帮助孩子们在婴幼儿时期开展全身运动得到了各方人士的认可,而游泳正是促进全身运动的一个重要手段。但人们往往会产生这样一种印象:孩子从运动当中得到的乐趣相对较少,因此不如将关注重点放在其他方面,比如在健康、社交能力或认知发展上帮助孩子成长。从早期教育学观点来看,儿童运动实际上并不仅仅局限于"运动"本身。孩子们通过运动征服他们周围的世界并从多个方面积累起属于自己的经验,正是这些经验成为他们继续学习和接受教育的前提。另外,积累运动经验本身也是孩子们需要达成的目标之一。运动给婴幼儿带来乐趣,促使他们投身到更多其他运动中。这样就能使婴幼儿积累各种各样的运动经验,激发并进一步提高他们对运动乃至体育的热情和兴趣,就早期教育学而言,这点是非常重要的。

水拥有无限的可能性,又充满了各种阻碍,就婴幼儿积累各种运动经验而言,水无疑是一个绝佳的选择。婴幼儿的水上运动并不等同于在海边度假或在湖里游泳,对于我这样一名早期教育学家而言,安全性毋庸置疑是需要考虑的非常重要的一个因素。与此同时,我们应该把运动带来的乐趣和愉悦、对自身身体和能力的认知、运动经验的提升以及由此发展而成的对体育运动终生的热爱放在第一位,而并不是要

把孩子们培养成某一种特定体育项目的竞技运动员。从这一角度出发,早期"游泳"不应该只是为了学习和掌握某一种具体的泳姿。它最重要的作用,在于积累各种各样的运动经验,获得可能会受益终身的长远影响。总的来说,早期游泳是为了养成日后参与体育运动的良好习惯,并不要把思路局限于游泳运动本身(尽管我希望每个孩子都能成为一名小小的游泳健将)。

本书提供了许多在水中玩耍和运动的建议。对于这个年龄段的孩子们来说,玩耍显然是第一位的。但也不能不加以控制,任由他们随心所欲地玩耍,因为这样可能会白白浪费许多成长的机会。有的放矢地玩耍能够帮助孩子们积累运动经验,这些全新的经验并不是与生俱来的,而要靠孩子们自己在水中慢慢摸索而成,他们能够逐步掌握水上安全行为,并从中获得乐趣。就此而言,具体的泳姿其实是次要的。

对于本书为婴幼儿,即进入小学之前的孩子们提供的丰富多彩、寓教于乐、促进成长的游泳教学方案,我表示由衷的支持,希望各位读者阅读愉快并有所收获。

Hans-Günther Roßbach
(基础和家庭教育学教授)
德国班贝格奥托-弗里德里希大学

引言

亲爱的读者们：

3～5 岁的孩子正处于一个敏锐度极强的年龄段，在这个时候参加安全而又多样性的游泳运动能够有益于他们的成长，希望本书能够成为您带领孩子们参加游泳锻炼的好帮手。

本书的目标读者群包括亲自引导并陪同孩子度过重要人生关卡的热心家长、学校和协会中勤勉好学的实践者、游泳池工作人员、教育从业者和治疗师。

不过在我看来，只有将"游泳入门教学"的重要性深深根植于管理层、决策者、信息传播者、教师和教练员的心中，才能使"游泳入门教学"的地位发生根本性的转变，并在实践中得以广泛运用。因此我必须努力将这些人群也纳入我的目标读者群。

之前的教育实践已经持续了几十年之久并看似取得了一定成功，要对此发起改革，就需要对改革的必要性进行论述并挑战根深蒂固的观念，这显然绝非易事。我们的首要任务是对游泳教育的现状做出一个清楚明了的总结——不仅是我个人，体育界代表、政治家和媒体也都将当前的现状描述为一场灾难。只是直到现在，人们还是习惯性地将造成游泳教育陷入困境的原因归咎为他人，大家都觉得与己无关，无计可施。我对这些背景心知肚明，不过它们无法影响我对早期游泳事业的追求。

在游泳入门教学的前沿阵地，我无数次地在教学内容和目标、课程组织和实施以及发展极不充分的"体育经济学"方面，观察到困扰游泳入门教学的核心问题。

因此我希望众多批评家们不要再发表那些毫无用处的见解，而是能够提出一个经过深思熟虑的方案，只有这样，游泳入门教学的地位才能在某些方面得到根本性的提高。

往昔与今日

为了奖励我在游泳上第一次取得的小小的成功——在当时身为小学生的我看来当属极大的成就，我的父母于 1961 年 12 月送给了我一本写有题词的书，自此之后它一直在我的书柜中占据着不可动摇的一席之地。这本书的书名是：《理想主义承载着伟大的事业》(*Idealismus trägt das grosse Werk*)——德国游泳联合会成立 75 周年纪念图书。

尽管我在相当长的一段时间里都不理解书名的含义，但它还是为我敞开了一扇新的大门：我的目光越过了游泳协会中单纯的训练和竞赛，开始了解游泳的历史、当前发展情况和相关背景知识，并从中或多或少找到了人生发展的方向。

今天再回过头来阅读这本书，人们能够清楚地体察出游泳运动所发生的天翻地覆的变化。在如今的游泳界里，专业技能、市场营销和商业赞助看似已占据了压倒性的地位，但是当曾经的国际游泳联合会主席马克斯·瑞特（Max Ritter）号召更多业余爱好者加入游泳的队伍当中，并赞誉其为道德最高尚的人群时，不少人仍为之触动。我的信念是，这项体育运动需要更多业余爱好者和理想主义者的加入，在一个越来越崇尚利己主义的世界里，今后游泳运动将越来越多地仰仗于他们的支持。保罗·安德列亚斯(Paul Andreas)在《德国学校游泳教学的时代必须到来》(Das Zeitalter des deutschen Schulschwimmens muss kommen)一书中，对学校游泳教育进行大力呼吁，并借用奥诺雷·杜米埃（Honoreé Daumier）的《怕水》(Der Wasserscheue)一图（见图0.1）来阐明自己的观点。在这之后，他的许多蓝图都在很大程度上得以实现。而如今由于多家泳池的关闭，部分美好的愿景再次落空。不过在剩下的泳池中，我们当前最迫切的呼吁应该是：

　　"德国幼儿园游泳教学的时代必须到来"。

如果孩子们能够在今后一改过去几十年面

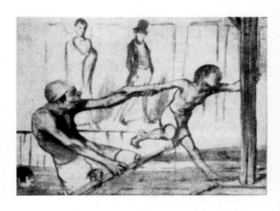

图0.1　奥诺雷·杜米埃的《怕水》

对水的畏惧心理，以焕然一新的面貌出现在游泳课上，这样的前景无疑值得我们所有人期许。

事实上，虽然付诸实施的人少之又少，但仍有许多地方要求将学校游泳教育提前到小学甚至是学龄前阶段。就连蛙泳这样一种迄今为止最为重要的教学泳姿，如今也受到了越来越多的争议。只要能引起关注就是好事！但我们的目标还远未达到。就游泳入门教学这个问题而言，虽然早在2006年秋我就首次在著作《如居水中》(Im Wasser zu Hause)中从水上教育学角度对此进行了阐述，但它目前仍更多地处于理论阶段，真正在实践中发展的步伐还十分缓慢。

关于水上教育学
教育从业者一致认为，3～5岁年龄段的孩子学习能力特别强，运动机能方面的学习能力自然也包含其中。此外，小学教师、心理学家和医生都因为德国学生在 PISA 研究，即国际学生能力评估研究中取得的令人羞愧的成绩，而罕见地与政策达成了一致，要求为孩子们开展深入而广泛的基础早期教育。

这也正是水上教育学多年来主攻的一个重点。根据水上教育学的观点，游泳入门训练能带来一种持续多年、价值无法估量的优势地位，孩子们在水中达到各种各样的运动机能要求以及情境要求时，能发挥出惊人的潜能。此外，游泳训练还能促进孩子们在未来积极参加各项体育活动，进而影响到今后的社交行为。从长远来看，还有利于竞技体育和水上救护游泳方面的经验积累。

水上教育学是一种安全且经过了成功实践的游泳教学方案，其中凝聚着超过 30 年的专业经验。这些经验来自对 1800 多名 3～5 岁儿童和 5000 余名五岁以上学龄前儿童的实际教学工作。水上教育学已经受到了全球的广泛关注，不过德国国内的各大协会仍一如既往地对此持以忽略的态度。毫无疑问，德国的大部分室内游泳池都拥有良好的硬件设施，均能够根据水上教育学的理念进行授课。其他一些泳池则需花费少许费用进行相应改造，而只要稍微发挥一下创意，大量的诊所泳池、理疗泳池和宾馆泳池也能够匹配这一教学理念的要求。特别是针对幼小的婴幼儿来说，

要找到理想的教学环境简直易如反掌。

水上教育学通过一段时间以来持续的推广，到目前为止取得了喜人的成果，但我的目标仍是：让水上教育学畅通无阻地在各个泳池传播推广，让大多数孩子能够有机会更早地与水亲近——"如居水中"。

本书的结构

本书的第一部分详细阐述了水上教育学这一理念产生的原因。此外还概述了我们的工作场所，即"水"的特性，以及婴儿和 3～5 岁幼儿这一目标群体的运动机能/生理特点。

本书的第二部分更详细地介绍了人生中头三年与水相关的目标设定。

第三部分说明学习游泳的过程和对浮力的掌握。

同时，在第二部分和第三部分中还涉及对外部条件、准备工作、装备、课时和课程规划的基础考量，并对如何从细节出发培养小孩子的独立游泳能力提出了切实可行的见解。

需要强调的是，在讲述过程中，我们会用到许多"原汁原味的教学用语"，这是一种特殊的表达。它们非常注重听众群体作为小孩子的特殊性。掌握这样的表达方式对于授课来说意义重大，成效显著。

个人经验

我曾经以德国联邦水上教育协会 (BvAP) 主席的身份与海豚救援组织 (Dolphin-Aid) 和类似救援组织进行过官方接触，也曾在旅途中偶然结识了一家瑞士人，他们带着重度残疾的孩子飞往佛罗里达尝试海豚疗法。这些经历表面上似乎与游泳无关，但却带给我很深的启迪。通过从中获得的经验，我学会了从另一个角度审视泳池中每年发生的那些触目惊心的死亡数字，并以加倍的努力来改善我们的游泳训练。近年来在残障儿童游泳课上发生的多名儿童溺亡的事故，也使我收获了全新的、难以忘怀的经验教训。

在我们选择定居的波兰，2001 年夏天，我们最好的朋友的儿子，一名年仅 18 个月的农场继承人，由于蜱虫叮咬未接受正确治疗而成为一名终身需要护理的病人，这个可怕的事件更坚定了我的信念。对我来说，统计中简单的"事故"二字背后都有着鲜活的面孔和名字，以及遭受这番命运打击之后往往终生都会承受着沉重负担的家庭。

危险之源——水

无论是长时间失去知觉、在最后一刻苏醒（希望没有造成永久性损伤），还是最终以死亡收场，悲惨的溺水事故暴露在世人面前的都仅仅是冰山一角。水中潜伏着许多无法避免的危险，也许是因为游泳器材出故障，也许是因为时运不济（比如救生

人员刚好离席），类似防不胜防的巧合都有可能将人置于危险的境地。而且有些时候，我们根本没办法阻止喝醉的成年人跳入冷水中，也没办法阻止傲慢的年轻人大冒险。想得更远一点，就连气垫艇长和垂钓者在波罗的海上也可能由于低估德国北部的恶劣天气而遭遇不幸。尽管我们有如此多的游泳池可供练习，有如此多的高品质游泳课可供提高游泳技能，但这个圈子总是能为水的危险性提供新的佐证。

根据联邦统计局的统计数字，2004 年有 401 人溺水丧生。其中有 32 名年龄介于 1～5 岁，还有 13 名介于 5～15 岁。据芭芭拉·加德 (Barbara Garde) 在 2002 年 7 月为西部德国广播电视台 (WDR) 提供的一份稿件中称，德国水上救生协会 (DLRG) 将事故次数的攀升归结于：随着各个公共泳池的关闭，长距离泳道逐渐消失。德国水上救生协会进一步估计，每一次死亡事故背后，都至少有十次险些出人命的"溺水事故"。我在这里还要加上无数的受害者，作为不设防的初学者，他们时至今日仍被所谓的专家所误导，最终成为终生都不会游泳的人，而且这类人很容易发生溺水事故，沉浸在恐慌中久久无法恢复。

可悲的是，最近几年事故频繁波及婴幼儿。父母们将幼小的孩子带到水边参加"婴儿游泳"，却又在孩子们的活动范围和好奇心达到人生最初的一个高点时将他们从水边带走，这种中途退出的行为非常

不负责任，特别容易导致孩子发生危险。在"婴儿游泳"一章中对此进行了详细的阐述。

统计中，每一场匿名事故的背后都有一名儿童！如果游泳教练没有在事先告诫家长其孩子不能安全地游泳，一旦这名儿童在日常生活中遭遇水上事故，这名教练就应该与家长一起承担共同责任。给孩子们颁发游泳奖章暗示他们是安全的泳者，或者尽管条件适当却拒绝孩子们提早学习游泳的请求，这样的人同样需要为可能发生的事故负责。

大多数事故的发生不能被扣上"愚蠢"这顶大帽子，甚至不能用"掉以轻心"或"自身过失"加以旁注。在每个年龄段都有这样的"伪"泳者，他们参加了漏洞百出的低级课程，获得了没什么含金量的奖章，一方面使成人（教练和家长）掉以轻心，另一方面自己也产生了"水上很安全"的错误认知。事实上，这些伪泳者根本没有得到过正确的训练，他们对水中的危险毫无准备，却又因为过度的自信和经验的匮乏而状况百出。在日常情况下他们很容易遭遇危险，一旦遭遇危险，就会陷入极大的恐慌当中。在水下亲身经历过这样的恐慌和对死亡的恐惧之后，当事人经历的创伤往往会持续很长时间，出现慢性精神障碍的后果也并不少见。因此，我们必须停止将这些"伪"泳者送进水中。

如同许多专家（即教师、练习教练、游泳教练）谈到的那样，"轻率"的态度是导致游泳初学者过度自信和安全意识丧失的主要原因。这种轻率正是脱胎于训练体系的严重缺乏！如今仍不假思索按照常规方法开展教学的人，都应该客观地看待这种指责。为游泳教练提供培训的人士也同样应该重视这个问题。

有趣的平行线

在各类研讨会中，人们常常将道路交通与游泳进行对照，因为这两者都被公认为具有一定的危险性，并经常对其引用各类事故统计数据。不过这样的对比其实并不十分贴切，因为每辆车本身的钢制车身都可以救命，而且还配备有各种主动和被动的安全系统。而游泳则与之相反，人们必须抛弃这类繁杂的保护体系，这一点在婴幼儿身上体现得尤为明显。

在道路交通方面，不计其数的技术创新以及无数明智的教育和培训理念从 1970 年起不断涌现，时至今日，交通事故死亡人数比起 20 世纪 60 年代末已经减少了 3/4！尽管取得了巨大的成功，戴姆勒-克莱斯勒董事安德烈亚斯·伦施乐 (Andreas Renschler) 仍然在 2006 年 9 月发出呼吁："要认真对待交通安全这个问题，就必须让全社会都团结一心。"

汽车制造商们也并不满意 75% 的事故降低率。道路交通界的人们一直在为安全性拼尽全力，难道会有人嗤笑他们是不切实际、疯狂古怪的完美主义者？但在游泳界，传统游泳的代表们仍只会喋喋不休地抱怨不断增多的游泳事故，却完全想不到应该为提高游泳初学者的安全性做点什么。

水上教育学认为，比起采用何种姿势开展运动，安全性无疑要重要得多。

水上教育学作为全方位的安全方案，从一开始传授的就是各种能力，这些能力的重要性堪比汽车中的安全气囊、头枕、安全带和撞击缓冲区。如何才能提高游泳的安全性，将在具体章节中予以阐述。

结语

我想从一开始就澄清几点：后文中会谈到一些失衡、有争议甚至是严重的灾难性做法，这些例子只是就事论事，而并非以偏概全地将"早期游泳"替换为"游泳入门教学"的游泳，家长们也相当满意！

倘若我说正统的游泳课程一如既往地忽略了生死攸关的内容，其实毫不夸张。正统的游泳课程通常太迟或太少涉及与儿童或儿童发育密切相关的内容，而总是以赢得比赛、获得奖励为导向。它片面强调游泳是一项体育竞技运动，往往令人半途而废。这就不可避免地导致我

们多年以来一直放弃了早期水中安全体验、全面的运动机能体验，如情境体验和丰富多样的社交能力！

为了公平起见，在此做出如下说明：

游泳是一种严重依赖外部条件的体育项目。尤其对于幼儿园儿童的游泳入门教学而言，外部条件更是非常重要！课程的内容、目标以及成功与否很大程度上取决于教学的空间环境。水温和室内温度无疑在其中扮演着最为重要的角色。此外，一个不被打扰的安静环境也很有必要，只有这样孩子们才能专心学习。大型游泳池内如工厂车间般嘈杂的气氛就极不适合供婴幼儿学习游泳。因此，如果在不合适的泳池教学，即便是最好的老师也必败无疑。反言之，如果教育工作者故步自封，哪怕是最好的学习环境也毫无用处，可惜这种情况倒是相当常见。

只有在优质的游泳教学法的帮助下，早期游泳才能让我们的孩子变得更强！这些优势将让他们受益终生！

我希望我的著作能够为婴幼儿的日常游泳学习提供或多或少的帮助，从而让尽可能多的婴幼儿能够更早地"如居水中"。

在后文中我通常会使用男性人称代词，这仅仅是为了表述方便，并非对女性的歧视，望女性读者见谅。

本着活到老、学到老的精神，无论是参加国际性会议、专业集会以及研讨会，还是与专业人士或有兴趣的非业内人士展开对谈，哪怕是最细微的观点，我也会视若珍宝，纳入囊中。因此我期待着接受任何形式的建议、忠告和补充，也包括任何言之有理的批评意见。无论是全局的争论还是局部的探索，我都已经做好了准备。

此外，我在自己的网页 www.aquapaedagogik.org 上设立了"暗夜明灯"(Dunkelzif-ferbeleuchtung)专栏作为意见箱，感到失望、沮丧甚至恐慌的家长以及专业人士都可以在这里倾诉发生在游泳入门教学中那些惊心动魄的事件。我们将对收集到的经历进行整理，然后在专栏中摘选出来，并以匿名的方式呈现责任方。完整的报告会定期提交至主管机构。希望"暗夜明灯"能够成为一面反映严重弊端的镜子，为游泳运动中被忽视的部分带来越来越多的关注，照亮那些始终被蒙蔽着的双眼。

目录

图索引

表索引

第一部分

基本说明

1 水的物理特性之影响

课程教练显然应该对自己的工作场所，即"水"了如指掌，而对于那些想要在婴儿游泳时扮演老师角色的家长而言，了解相关的知识也至关重要。与游泳相关的主要特性包括浮力、阻力、水压、水温、导热性和惯性。

浮力

浮力可分为静态浮力和动态浮力。静态浮力是一种对抗重力的力，而人体相对水发生移动时产生的浮力则是动态浮力。浮力会带来失重的感觉，让人失去接触点和空间定位感，有时会产生恐惧的心理。

阻力

水中的阻力是空气中的 12 倍。这会需要消耗更大的力量，同时导致动作放慢——不过也正因如此才能做出有针对性和差异性的动作。速度提高 1 倍会导致水阻力增加 4 倍。

水压

从物理意义上讲，水压是指水内部的静水压力。水越深，周围的压力越大。敏感的人群对水压的感觉更明显，他们往往会有一种憋闷窒息的感觉。水压会令呼吸变得困难，由此强健呼吸肌。此外，它能确保皮肤浅表血管的血容量向内输送，从而改善皮肤、结缔组织和肌肉的血液循环。

水温

水温至关重要。32°C 左右的温水可令婴儿放松，带来舒服的感觉——就和在父母身边的感觉一样。太冷的水则会快速夺走人体的热量。

导热性

水的导热性比空气高 25 倍。所以水会更加快速地降温，因此需特别留心别让婴儿着凉。

惯性

水的惯性会使逆水流方向做的所有动作增加难度。这在小型泳池特别明显，当一组人先在泳池里一起走动，然后再向后走动或游动时，就会明显感受到水的惯性。

2 婴幼儿游泳的医学说明

以下说明基于汉堡-埃普多夫 (Hamburg-Eppendorf) 大学附属医院儿科医生比安卡·杜林 (Bianca Dühring) 的拟稿，她用这份稿件在我们的"海豚学院"(Delphin-Akademie) 研讨会上做了医学报告。如果遇到特别的问题，她还会为我们快速简便地求助于医院的各位教授，使我们受益于他们深厚的专业知识。

本章内容的基础还包括：瑞典儿科医生兼游泳学校经营者，来自瑞典乌普萨拉的路德米拉·罗森格伦 (Ludmilla Rosengren) 撰写的《有关瑞典婴儿游泳教练之全国基本训练的工作底稿》(*Arbeitspapiere zur staatlichen Grundausbildung der schwedischen Babyschwimminstruktoren*) 的译文，以及他与熟悉的儿科医生的讨论，在各种会议和研讨会上与其他儿科医生展开的不计其数的对谈。

定期游泳有利于婴幼儿的全面发展，特别是运动机能和社交能力的提高和身体方面的发育。

从身体发育角度看，定期游泳可以改善皮肤对寒冷的刺激反应，促进皮下脂肪的发育，改善体温调节能力，强健心脏、循环系统和呼吸系统，增强消化系统，使髋关节成形，均匀有规律地锻炼肌肉，帮助脊柱成形，

增强体魄。具体而言可以促进以下方面的发育。

2.1 生理学

呼吸系统
通过水压强化呼气并有意识地深深吸气。这有利于：

- 强健呼吸肌。
- 增强肺泡。
- 增强肺部发育高达 20%。
- 提高呼吸能力。
- 安静而有深度地睡眠。

心脏
身体在水压的作用下可以增加静脉回流（静水压力），使静脉更为紧实。由此：

- 使进入右心房的血液增加 20%。
- 增强心脏肌肉的伸缩能力。
- 强健心脏肌肉。
- 降低心率。

循环系统
水中的活动可以增强循环系统的负荷能力，改善肌肉组织的毛细血管，提高氧气和二氧化碳对肌肉的渗透性。这有利于：

- 改善供血并促进肌肉的新陈代谢。
- 增强耐力。
- 在重压之后更快恢复。

骨骼

水中的运动可改善骨骼应力。这有助于：

- 刺激生长发育。
- 帮助关节成形。
- 促进骨骼生长。

体温调节

32℃的"凉水"作用在皮肤上，会使得人体丧失一定程度的热量。这有利于：

- 皮下脂肪加速发育。
- 改善体温调节能力（桑拿效果）。

婴儿1岁时，由于脑干中控制体温调节的部分尚未完全发育，体温每天会在36℃和37.5℃之间波动。在特别寒冷的时候，皮肤血管会收缩，这就是引起皮肤呈现大理石状青紫色斑纹的原因。

> 注意：由于婴儿1岁之内还没有毛囊肌，因此他们的皮肤不会表现出"鸡皮疙瘩"。从医学的角度看，婴儿游泳的适宜温度为：最低30℃，最高35℃。

当您带着非常年幼的孩子去游泳时，应特别留意，否则很容易因为疏忽大意而过晚结束第一节游泳课。婴儿常用的洗澡水温约为36℃～37℃，在开始游泳课之前，您应该适时且逐渐地降低水温，直到达到泳池里的温度。如果您省略了这一步骤，那么第一次去游泳池对婴儿来说成为一场可怕的灾难，以至于他们往往以长期拒绝去游泳池来作为回应。

第一堂课以15～20分钟为宜。只要定期去泳池，几周后，孩子们就会习惯这个"寒冷"的地方。家长应密切注意孩子们的种种迹象并做出反应，只要孩子开始感到寒冷、困倦、饥饿或口渴，就应离开游泳池。一般来说，应在一切正常进行的状态下结束每一节课，在孩子心里留下积极的印象，为下一节课创造良好的开端。如果在大喊大叫的抗议声中才过晚地结束教学，您尽可以想象出下一堂课您将会面临怎样的困难。

2.2 运动学

肌肉组织

在早期游泳中，密集的运动刺激特别有利于肌肉发育，这点已无须赘言。

运动机能的发展

在水中，儿童会在各种因素的刺激下进行活动，比如水温、主观感受、好奇心、期待中的奖励（亲吻、身体接触），也包括分离焦虑。

水中的每一个动作都在同时训练平衡感和协调能力，有利于强健和调动整个运动系统。

最初应通过强有力的身体支撑在水中牵拉、推动、扭动和晃动儿童，然后身体支撑逐渐减少，之后使用或多或少的支持性辅助器材，最后让儿童自行活动，在这整个过程中，运动系统便得以充分发展。

这会促进本能的反射性游泳动作，所谓反射性游泳动作，就是小胳膊小腿在水中胡乱划拉，也就是人们常说的"狗刨式"。孩子们在不断尝试和犯错中，在力求达到目标位置，完成设定动作的成功与失败中，学会向左转和向右转，变换俯卧位和仰卧位，缓慢或快速前进，利用双手，就这样一步步摸索，最终对自己的运动机能充分地了解。

特别需要强调的是，密集的群体性生活能够促进宝宝们社交能力的发育：与父亲、与母亲、与别的孩子，在一个熟悉的圈子里早早接触他人，对提高社交能力非常有帮助。

在水中的冒险和在陆地上是不一样的，在水中，宝宝们只有逐渐摆脱与他人的接触，才能不断扩展自己的探索区域。比起在陆地上，第一次凭借"独立性"探索人生的体验，明显会更早地发生在水中。虽然在参与婴儿游泳后能获得一系列正面的经验，但年轻的家长们大多数时候仍然有一系列具体的疑问，他们心目中的答案往往与儿科医生的意见背道而驰。在第 7 章中详细叙述了婴儿周岁内运动机能的发育情况。

2.3　一堂健康游泳课的前提条件

组织条件

请相信公共设施的卫生标准。公共泳池、理疗泳池和宾馆泳池都在卫生部门的监督下，能够满足一般的卫生标准，至少水质是合格的。尽管如此，家长们也应自行注意卫生状况，并从我做起，规范自己的行为，保护周围的环境卫生。过度夸张的行为也是不可取的，比如不修边幅。病菌到处都是，游泳池也不例外。如果装饰物、消毒液或芳香剂的气味过于浓烈，则说明卫生状况可疑。在婴幼儿时期，家长就应该通过婴儿游泳中的卫生行为，着手开展健康教育。

在外部条件方面，还应注意温度的问题。并非只有水温至关重要，同样重要的还有室内温度，在游泳池和更衣室内不能有穿堂风。您要时刻站在婴儿的角度判断温度状况，切勿以自己穿着衣服又处于干燥状态下的温暖感受作为判断依据。

此外，任何一名认真负责的儿科医生都会建议您注意以下标准：不要过于频繁地参加训练，要聘请训练有素、经验丰富的课程教练。课程教练必须安全可靠地对待水中的婴幼儿，并且在必要时能采取必要的辅助和急救措施。即使在小心翼翼的情况下，也不能排除以下风险：在游泳池边由于滑倒而跌落池中、呛水、吸入水和体温下降。

开课之前儿童需具备的条件

肚脐已完全愈合，婴儿的体重不低于 4 千克（皮下脂肪组织可御寒，无发热寒战），且年龄介于 6～12 周之间。德国运动医学联盟 (DSÄB) 建议在婴儿有能力控制头部时开课。

婴儿第一次与水亲密接触应该发生在家里的浴盆、淋浴间或儿童戏水池内，孩子们可以在安静可控的环境里，获取积极正面的经验。

参加课程

毫无疑问，患有传染性或急性疾病（发烧、耳炎、感冒、肠胃炎、典型儿童疾病）的孩子是不能参加游泳课的。原则上，如果皮肤有伤口或患有传染性皮肤病，也不应下水。这同样适用于参加游泳的成年人。

饭后应至少休息一个小时。游泳课应尽可能根据儿童的日常作息习惯进行调整。但是要知道，所谓的作息习惯在婴儿最初几个月里每天都在变化，因此只要有规律地加以重复，并保持心情舒畅，那么婴儿对这种调整一般来说都很容易适应。虽然在游泳中发生排便的情况非常罕见，但穿着紧身的泳衣依然不失为一种明智的行为。请注意，尿液是无菌的，排便由自主神经系统控制，当身体处于活动中时是不会出现这种动作的，因此游泳时不可能排便，但是也不排除例外情况。如果您是残障儿童的家长，千万不要对儿科医生的忠告掉以轻心，无论是否支持婴

儿游泳，他们都积累了丰富的经验。

在婴儿患有先天性心脏缺陷或癫痫病等特殊情况下，家长有必要与孩子的主治儿科医生和其他专科医生进行交流，因为这样的婴儿在潜水时可能会发生特别的危险。家长必须有足够把握应付自己的孩子并解决他们特有的问题，必要时应将孩子的情况详细告知课程教练，因为课程教练可能对某些问题没有经验。

婴儿游泳并非特殊治疗！

虽然不能完全画上等号，但婴儿游泳确实可以起到辅助治疗的作用。在课堂上不应寻求个人照顾或特殊照顾，因为婴儿游泳的技能对所有儿童来说都是一样的。没有哪名婴儿应该作为特别的存在被特别对待，他们每个人都是团队中健全且平等的成员。在这里，我们看重的是孩子们的综合能力，并着力培养他们的社交能力。一般来说，残障儿童参加游泳，除了能促进感官运动机能的发育以外，同样能在早期社交发育方面受益匪浅。

来自 L. 罗森格伦 (L. Rosengren) 的示例：

唐氏综合征： 肌肉无力，水的热度和按摩效果有利于运动机能的发展。

脑瘫： 痉挛性麻痹，通过身旁流动的水可改善肢体意识。

腭裂： 疤痕在手术后应愈合良好，此外没有限制。

尿路畸形： 频发尿路感染，长期靠抗生素预防，请与主治医生协商。

外部畸形： （如手或脚）无限制，但手术后伤口必须愈合良好。

失明： 无限制，孩子们可以用其他感官很好地感受用声音或触摸发出的清晰信号。

失聪： 无限制，与失明类似，通过手势和压力获得信号。

家长就婴儿游泳的事宜向儿科医生征求意见时，可能会听到*正反*两方面的意见，有些儿科医生对婴儿游泳也许颇有研究，但也有医生仅仅是一知半解，或一无所知。是否参加课程以及在何种条件下参加课程，最终都由家长自己做出决定。不过，由于家长们通常没有时间咨询第二位医生，因此在这里给出*支持*和*反对*的各家之言，仅供参考。

"人类不属于水"

水是生命之源，人体血液中含水量高达 90%。我们的生活环境几乎都被水包围着，就算只是出于对安全的考虑，我们也应该对这一元素进行深入研究。

"婴儿游泳隐藏着增加感染的风险"

在遵守正常的卫生条件并采取预防措施的情况下，不存在任何特殊的感染危险。与此相关的传闻在医学上无据可查。

"婴儿游泳者易患传染病"

俄罗斯等国的研究机构对此持相反意见，因为"婴儿游泳者"的易感性更低。

"氯水有害"

如果投放法律规定的剂量并经过合理的处理，那么氯水对眼睛、耳朵、鼻子和肺都是无害的。

"待在游泳池中会损害敏感性皮肤"

敏感性皮肤是一个常见问题，即便是洗涤衣物或淋浴都需要进行特别的护理。并无证据表明，每周游泳最多一至两次，每次大约45 分钟，会加剧皮肤问题。

"在婴儿时期游泳是在苛求孩子"

在正确而专业的指导下，在父母理性的认知下，婴儿游泳并非苛求。

综上所述，我们就婴儿游泳得出了以下结论：
婴儿游泳有利于认知、平衡、运动机能、动作协调性和反应能力的发展。心脏和循环系统得到持续锻炼，肢体经验也得以加强。由于不受重力限制，孩子们可以在水中得到特别的运动经验和广阔的探索空间。这是一种在很小的年纪就可以开展的、带有游戏性质的体育活动，孩子们可以在年幼时便与各种"陌生"的事物相接触，从而培养出轻松应对多变或未知环境的能力。

尽早与水亲密接触，由此帮助孩子们养成在水中的安全观念，这一做法在健康教育和预防方面能起到积极作用。这里还存在一个非常有争议的问题：潜水。多数人因为不了解潜水的实际过程和生理上所具备的前提而否定潜水。

2.4 "置身水下"

我们为什么认为潜水或"置身水下"很有意义而且非常重要呢？

只有当婴幼儿在游泳过程中将面部/头部短时间埋入水下时，才能形成真正的水中安全观念。由于人类不能凭一己之力"高于水面"游泳，如果婴儿游泳没有讲授如何在水下停留，那么这样的教学就是不负责任的。

人类肯定具备在水下安全停留的生理条件。各项研究，其中包括来自瑞典儿科医生兼新生儿心理学家卡尔·罗森（Karl Rosen）对 27 名 2~12 个月婴儿的研究表明：婴儿的呼吸道保护性反射（潜水或跳水反射）会一直存在到六个月月龄左右，个体差异很大。这种反射通过面部与水的接触以及通过口腔和咽部中的化学受体触发感觉而引起。但是在浓度为 0.9% 的生理盐水中就不会发生这种反射，在海水中也不会。这种反射经脑干中的呼吸中枢停止呼吸活动，以此防止呼吸道进水。反射性的呼吸停止会导致心率发生预防性下降。吞咽动作有助于清除咽部的水。

经过几次有规律的练习之后，先天反射即转变为学习行为，以替代这种反射。年纪较大的儿童在潜水时，以前的呼吸保护性反射不再发生作用，他们只跟随着自己的视觉、听觉和感觉来"学习"潜水。闭气变成一个受人为控制的过程，与反射性的呼吸停止相反，闭气时心率保持不变或者加速。

潜水不会造成损伤性缺氧！

潜水的第一阶段最多持续 3~5 秒，血液中的氧浓度不会下降。即使是能够自己控制潜水时间且能潜水较长时间的大龄儿童，氧浓度也保持在正常范围内。非常年幼的婴儿在第一次潜水时做出的本能反应能使换气时间达到较长的 10~15 秒。这是一种自然且毫无危险的保护反应，婴儿长大后这种反应能力随之消失。潜水过程当中感受到的皮肤刺激同样有助于促进呼吸系统的发育，效果类似于咳嗽或大哭。水中毒是指过量摄入液体（游泳池水）而对健康造成危害，这是一个偶然间在媒体界引发热烈讨论的话题。50% 的孩子在游泳过程中由于多次潜水吞下的水量根本达不到需要引起重视的值（<10 mL）（这里所采用的研究以在 20 分钟游泳时间内进行 5~10 次潜水为例，这种频率不会发生在合理引导的婴儿游泳课中）。唯独有一名参与者吞入的水量达到了创纪录的 140 mL。也就是说，只要潜水行为合理可控，就几乎可以排除水中毒，即破坏电解质平衡甚或"中毒"的危险。

不过，尽管对婴儿游泳的整体评价都比较正面，但是婴儿游泳的参与者即便是在教学条件下也不能产生绝对安全的错误心态。与此相反：精通水性甚至会增加危险，因为一旦摆脱了天生的畏水心态，人们往往都会变得自信心过剩。在对日常事故研究后获知，衣物也会让孩子们无法施展自己在婴儿游泳时掌握的游泳技能，所有其他年龄段的人士都同样如此。

> 想想看，无论在攀登架上、在大马路上还是在水中：不管您的孩子是多么有把握，而您本人又是多么信任他们，事故还是依然会发生在人们毫无准备的情况下！

与稍大年龄段儿童游泳事宜密切相关的医学观点请阅读第3章。

2.5 婴幼儿抢救及复苏术

许多统计数据表明，千万不要忽视在水中和水边发生的事故。经验告诉我们，无论是小事故还是大灾难，主要都发生在人们鲜有防备的地方。因此，虽然要求驾照申请者参加各种无聊课程的努力已初步宣告失败，但多年来我们依然坚持要求游泳学校的所有课程教练必须取得正规的急救培训证书，并且每年接受一次考核，以确保他们能够从容应对水中发生的特定危险，满足教学对象年龄段的特定需求。

来自德国施塔德的弗兰克·莱希 (Frank Rysy) 是一名面向急救护理人员的专业培训师，他正是完全符合我们要求的理想的培训专家，每年在我们的一个泳池中为新上任的课程教练提供至少一次完整的基础课程，并为其他教练提供"补习课程"。从他的培训研讨课上结业的教练们，应水上教育学联邦协会 (BvAP) 的要求，也必须取得相同的证书。

儿童急救时必须注意的特别之处：

口对鼻人工呼吸
- 将头部略微后仰。
- 儿童的呼吸频率比成人更快，同时呼吸量较少。
- 因此必须根据年龄调整人工呼吸的次数和强度。

心肺复苏
婴幼儿的脉搏明显高于成人，因此必须以更高的工作频率实施心肺复苏。

婴儿
- 3次人工呼吸。
- 确定按压点——将一只手的中指和无名指放在乳头之间的连线下方。
- 用这两根手指按压胸腔15次，按压深度为1~2厘米。
- 实施3次人工呼吸后紧接着进行15次心脏按摩。

学龄儿童
- 1次人工呼吸。
- 用一只手进行5次心脏按摩。

- 实施 1 次人工呼吸后紧接着进行 5 次心脏按摩。

> **溺水事故普遍适用：** 当儿童不能自主呼吸时，立即开始人工呼吸，不要浪费时间挤压胸腔或肺部的水。在水下时声门裂闭合，水根本不会灌入（只有当儿童已经窒息时才会灌水）。

2.6 婴儿游泳常见医学问题

由来自瑞典乌普萨拉的儿科医生路德米拉·罗森格伦 (Ludmilla Rosengren) 汇编及回答。

早产儿是否可以参加婴儿游泳？
体重在 4 千克以上的婴儿均可参加游泳，无须多虑。婴儿的月龄至少应该为 6～8 周大。早产儿会存在呼吸方面的问题，请咨询医生。

身体残障的婴儿是否可以参加游泳？
大部分身体残障的婴儿都可以游泳，无须多虑。在大多数情况下，游泳非常有助于孩子们的成长发育。不过请教医生的意见也很重要。家长应将孩子的残障程度和可能面临的阻碍告知课程教练。

发烧的婴儿是否可以游泳？
不能，正在发烧的婴儿不应待在游泳池里。

感冒的婴儿是否可以游泳？
只要没有严重影响，轻微感冒的婴儿可以游泳。但是，6个月以内的婴儿如果患有鼻炎，则不应潜水。

耳朵进水是否危险？
不危险，游泳不会给婴儿增加负担，因为不会有水进入中耳。

患有耳炎的儿童是否可以游泳？
不可以，耳朵患病的儿童不应游泳。

带有鼓膜置管的儿童是否可以游泳？
可以，儿童的耳道直径非常小，已证明不会进水，但最好不要潜水。

患有癫痫病的儿童是否可以游泳？
可以，这并不妨碍游泳——不过应咨询医生意见，并且一定要将这一情况告知课程教练。

如果婴儿从水中出来眼睛发红，是否还可以游泳？
所有婴儿都会因为糟糕的水质而眼睛发红。有些婴儿甚至在水质优良的游泳池中也会眼睛发红。这对婴儿没有影响，通常离开游泳池一个小时即可好转。

如果婴儿离开游泳池后得了皮疹，是否还可以游泳？
可以，皮肤极干燥时会导致皮疹。使用润肤露和沐浴油即可避免。不过在瘙痒剧烈时最好还是停止游泳。

喝下游泳池水是否有危险？

不会，游泳池水的水质一般都不错，喝下这种水是无害，但是不得过量。

婴儿游泳是否会增加婴儿猝死综合征 (SIDS) 的风险？

不会，游泳与婴儿猝死综合征之间并无关联。

游泳池中是否会传播疾病？

只要水质符合卫生指令，细菌和其他微生物均无法在游泳池水中生存。儿童应穿紧身泳裤。尿液通常是无菌的。感冒和其他传染性疾病可能会在游泳池中人员密集的区域传播。俄罗斯医生弗拉基米尔·古特曼 (Vladimir Gutermann) 发现，参加婴儿游泳的儿童比同龄的其他儿童更少患感冒。

为什么儿童在水中极少"解大便"呢？

我们的神经系统分为两部分：交感神经系统和副交感神经系统。它们以相反的方式发挥作用。交感神经系统在"战斗或逃走"的情况下处于激活状态（从远古时期延续至今的报警反应——危险情况下战斗或逃走），心脏搏动增强，血液泵入到肌肉中。副交感神经系统则与之相反，在休息期间处于激活状态，比如饭后，当胃肠道供血达到顶峰，我们感到困倦懒散之时。因此，婴儿在游泳中全身处于活跃状态之时，是没有时间清肠的。

婴儿是否可以在盐水中游泳？

如果水中的含盐量与血液中类似 (0.9%)，则不会出现潜水反射，儿童肺部会积水！若水中的含盐量继续升高，潜水反射又会重新发挥作用。但是如果含盐量达到这样的高度，儿童没有发育成熟的肾脏又会无法清除血液中的盐分。

接种疫苗之后的婴儿是否可以参加游泳？

婴儿正常接种疫苗之后，通常没有理由暂停游泳。但是婴儿可能出现接种反应，引起身体不适。是否参加婴儿游泳应视是否出现不良反应而定。如果接种点出现溃烂的伤口，则应绑上防护绷带才能下水。

出水痘后必须暂停游泳多久？

水痘的传染性非常强，在出现皮疹之前其实就已经患病了。只要退烧且水疱治愈，患儿便不再具有传染性！结痂会自然脱落，但是浸水软化可能会导致留疤。如果母亲出过水痘，那么 6 个月内的婴儿会自带抗体。

2.7 残障儿童是否可以参加婴儿游泳？

汉堡-埃普多夫大学附属医院儿科医生比安卡·杜林 (Bianca Dühring)给出以下建议。

- 必须取得主治儿科医生或其他专业医生的同意（例如，有先天性心脏疾病的患儿在潜水时由于心脏/循环系统负荷的变化会导致特殊的危险）。
- 家长必须有足够把握应付自己的孩子并解决他们特有的问题，应将孩子的情况详细告知课程教练，因为课程教练可能对某些问题没有经验。

- 婴儿游泳并非特殊治疗，在课堂上切勿寻求个别照顾或特殊照顾。这样做的益处在于：与所有人一样得到平等的对待 → 融入集体！
- 婴儿游泳不能替代其他必要的治疗措施（如物理治疗），但可作为辅助手段。
- 对于残障儿童而言，婴儿游泳原则上同样能够尽早促进感官运动机能的发育，他们获得的益处与健康儿童无异。

3 最好不要游泳的情况

尽管我们一再鼓吹早期游泳的益处，但在实践的道路上自然也存在着限制和约束（另见第 5 章）。

根据我们的经验，日常生活的方方面面经常会出现细微的变化，比如上课时间与午睡发生冲突，对于婴幼儿而言，这已经意味着一种难以克服的人生障碍。因此，我们不建议在孩子遭遇困难时仍强行要求他们参加游泳课。

特别是刚进入幼儿园或家里新添了小宝宝的时候，儿童需要一个过程来适应这些新的变化，他们没办法在面临人生难关的同时还要应付游泳课程。有些孩子可能由于家庭环境的变化而误以为自己受到冷落，他们遭遇到成长当中的拦路虎，因此止步不前，甚至会捡起早已丢弃的婴儿时期的行为。因此不要再用游泳课来加重他们的负担，不然也会遭到他们的断然拒绝。

如果患有常见的儿童疾病、急性传染病，非常容易遭受感染，具有开放性的皮肤创伤，出于健康原因请不要让儿童游泳。除此之外，还要注意其更多重要的健康指标。很多儿童经常遭受耳疾困扰，以至于疼痛不已。即使是成年人，如果免疫功能低下，经常光顾游泳池也会感到耳痛。耳痛通常被称为中耳炎。

医生会将耳痛具体区分为"游泳者耳痛"（外耳道炎）和真正意义上的"中耳炎"。后者的表现包括发炎以及伴随发炎产生的鼻区和额窦区黏膜肿大。因为黏膜肿大，中耳不能正常排出分泌物，这就导致分泌物堵塞，从而引发中耳炎。要确保分泌物流出，首先应使用具有抑制肿胀效果的吸入剂或喷雾剂进行治疗。在严重的情况下，急性炎症还应使用抗生素加以控制。通俗地说：中耳炎经常会由于感冒未治愈或者室内空气干燥加剧黏膜刺激而引发。如果儿童患有急性重感冒、黏膜发炎肿胀，健康堪忧，则在这种状态下应避免儿童劳累，自然也不应该让其游泳，否则其身体只会更加虚弱。

与此相反，"游泳者耳痛"是指一种外耳炎症。这种耳痛是由于细菌从外部侵入外耳道而导致的。儿童的外耳道非常窄，且轻微向下倾斜。如果有水从外部流入，通常会在头部接下来的运动中重新流出。这是无害的，因为"耳垢"形成的天然隔绝层会充分保护耳朵。但是，使用棉签等行为可能会导致隔绝层受损，或者使耳道在机械作用下肿大变窄，那么水中携带的细菌就可能伤害那里未受保护且特别敏感的皮肤，外耳道也随之肿大变窄。为了抵御细菌，外耳会积聚更多的分泌物，然后……就堵塞住了。

此时只能交由医生进行治疗！医生会冲洗耳朵并用消毒剂、消炎酊处置。不过，预防更简单：在游泳之后用毛巾擦干耳朵和头发，然后一直戴着帽子直到离开，这无疑是最为安全的做法。使用电吹风也是个不错的选择。但是切勿将吹风机挡位开得过大且使用过久。尽管这样做能把头发彻彻底底地吹干，但头皮也已发烫，所有毛孔均已张开，汗水在干燥的头发下流动。在这种情况下您自然不会戴帽子，因为头发已经吹干了嘛，可就算是走向停车位这短短一段路程，也足以让您患上重感冒。然而，您不会归咎于自己的粗心大意，而是会怪罪到最近一次游泳上。因此，即使吹干了头发，戴帽子也非常重要。此外，以下原则也普遍适用：切勿把棉签或毛巾角伸进耳道！不得向耳朵中滴入油、醋、酒精或其他家庭常备药剂！

对于每周接触一次游泳池水的业余游泳者来说，这种频率并不足以对耳朵的完好保护层构成威胁。但是，如果耳朵非常频繁地与水接触（肥皂水同样有害），起保护作用的耳垢就会受损，细菌便会获得足够的侵入面。

医生们对带着鼓膜置管游泳的看法差异很大。自阿姆斯特朗在 1952 年首次发明了鼓膜通气管以来，医生和患者都对游泳时水是否会由此进入中耳并引发炎症抱有疑问。许多专科医生如今意见一致，像游泳入门课上那种较浅的潜水深度，水压并不足以进入中耳。尽管如此，还是有医生建议不要游泳或者使用复杂的防水装置。

苏黎世大学附属医院的医生在 1996—1997 年对 63 名儿童进行了一项长达一年的患儿耳朵感染频率研究。他们得出以下结论：开放的泳池并不会导致佩戴鼓膜置管的患儿频发耳朵感染。更进一步说，他们中的大多数人耳朵感染仅仅持续很短的时间，通常在几天内即可痊愈，无须医生治疗。

基于这项研究，瑞士医生允许患儿在鼓膜置管术两周后进入干净的水体中游泳，不受任何限制[1]。

经常有人向我们问起有关传染性软疣的问题。这个问题的确长时间困扰着缺乏安全感的家长和其他相关人士。对此，我们首先来看看科学的解释：

传染性软疣是一种光滑、球形、凸起且明亮的疙瘩，顶端凹陷。在儿童身上，它们出现得非常快，消失得也相对迅速。

传染性软疣是皮肤上的良性新生物，由特定的痘病毒引发。它们起初就像是大头针的针头。随着进一步发展，在中心顶端形成一个带有高传染性病毒的浅窝，这就是"疣"。传染性软疣在世界各地传播。软疣在儿童和青少年身上特别常见，男性患者多于女性。抵抗力较差的人更易患上此病。

---

[1] 更多相关信息请登录：
www.smw.ch/ archive/1999/129_40_062_99.html (2006.01.31).

软疣主要出现在四肢，特别是腿部，不过脸上或外生殖器上也会感染，会通过皮肤破损——通常是由于剧烈的瘙痒而抓挠所致——而扩散开来。

软疣通常是通过肢体接触传染的，儿童可能会在玩耍时染上，而成人最常见的传染方式是性接触。在幼儿园或学校里可能会发生集体传染的现象，导致多名儿童同时染病。

从感染直至发病的潜伏期为2～8周[1]。

游泳池显然是传染性软疣的首选栖息地之一。

这种渗透性的皮肤传染病显然防不胜防。因此体育馆和游泳馆经营者应竭尽全力严格执行卫生高标准，将这种疾病的扩散潜力控制在最低限度。我们必须清楚，即使每一名新来者看起来身体康健，但他们可能都带着这样或那样的病菌。游泳者必须采取充分措施进行有效预防。其中包括：

- 穿拖鞋，并在离开体育馆或游泳馆后用热水将其洗净消毒。
- 游泳前后彻底淋浴。
- 认真擦干身体。
- 不得用放在地板上的毛巾擦拭身体。

- 游泳之后或在下一次去游泳池之前洗净泳衣。

尽管采取了所有预防措施但仍然染上软疣该怎么办？坊间充斥着各种令人难以置信的疗法、解答和建议，令非业内人士无所适从。从外科手术直至耐心等待自行康复，医生的建议五花八门。

关键是您要知道，传染性软疣虽然恼人但其实并没有危害，在大多数情况下，随着免疫系统的稳定即会消失。此外，在天然药物和类似疗法领域有一系列行之有效的方法，可用于控制传染性软疣的症状。在做出明确诊断的前提下，药店里的非处方药也十分有效。根据患者的陈述，除了极少数例外情况，外科手术几乎都是不必要的，这种手段只会徒增痛苦，并不比外涂药膏和一点点耐心更为管用[2]。

同样的标准也适用于和传染性软疣一样广为传播的足癣。认真做好卫生工作，彻底擦干身体并使用拖鞋最为重要。游泳馆里设置的洗脚池被证实一点用处也没有，因为如果要达到理想的杀菌效果，必须要在干燥的皮肤上涂上消毒溶液并等待一段时间。出于这个原因，洗脚区已经从大部分游泳池消失。遭遇足癣困扰时，同样请咨询您的医生或药剂师。

[1] 医学博士乌塔·文切尔 (Utta Wentscher)，P. 阿尔梅耶 (P. Altmeyer). 皮肤病学过敏病学治疗专业词典. 施普林格出版社，1997；布劳恩 - 法尔可 (Braun-Falco). 皮肤病学和性病学. 施普林格出版社，1996.

[2] 更多信息请登录：www.kindergaudi.de/.../forum/viewtopic.htm?&Forum= 62&topic=1436&startpost=5&posts_per_ page=5。
http://www.med1.de/Forum/ Kindermedizin/197718/。

还有其他一些健康问题，大都对我们不造成任何困扰，但仍然值得在这里专门提一提：特应性皮炎患儿在很多方面备受这种疾病的困扰，通常他们也被禁止进入游泳池。要么就是父母或医生不允许，要么就是担心他们会把这种"传染病"传染给泳池中的其他人。

老实说，游泳是否对特应性皮炎患儿有帮助，目前我们确实无章可循。不过与此同时，不断有患儿的父母、儿科医生和心理学家惊喜地向我们报告游泳起到的各种积极有效的辅助作用，我们确实也亲眼目睹过游泳给患儿带来的焕然一新的改变。

根据经验，我们建议：小心地让患儿在水中停留几次试试，没有要求也没有压力，然后让他们舒舒服服地冲个澡，并涂上护肤品。如果随后病情并未明显恶化，那么上一堂完整的游泳课是完全没有问题的，随着游泳取得进步，他们的自信和情绪稳定性都会大大提升。这样通常会使得外在症状明显减轻。

残障儿童是否可以游泳需视残障程度而定，而且只能在浴场配备有特殊装备、本人接受过专门的培训且有专人照顾的情况下才可以游泳。如果仅仅是在肢体或智力上有不太严重的障碍，并且有能力在泳池中自行活动或参加团队活动，这样的孩子在我看来显然可以参加正常的游泳课。我已经尝试过几次，没有发生任何问题，同时我发现，在这种情况下应该与整个游泳团队的所有父母进行良好的沟通，因为有时候家庭的干预和支持是非常重要的。

实际上，在游泳课的进行过程当中，残障儿童与其他成员之间有趣的互动通常是自然而然发生的，丝毫不会引人注目。我们总能从父母那里得到非常正面的反馈，这让我们倍感欣慰。正常孩子们的父母非常满意自己的孩子能获得与残障儿童打交道的机会，而残障儿童的父母又非常欣慰自己的孩子能够像普通孩子一样被看待、被攀谈、被要求、被鼓励。对于重度残障的儿童，在我们的城区有一个大型的残疾人机构，那里设有装备特殊的游泳池。因此我对这类孩子的经验有限，而且我们的泳池早已不堪重负，没有机会为这类孩子单独授课。不过几年前我曾带领过一个由几名成人和一名残障少年组成的游泳小组，这名少年经历了创伤性脑损伤，医生最初判定在最好的情况下也得永久昏迷，后来又改成在清醒状态下也只能活几个月，而且还会伴以最严重的残障。但是，他在上第一节集体游泳课时就已经可以借助学步车在陆地上安全移动，他的智力发展"只"倒退了几年。游泳课结束时他14岁，在短短两年的时间里，他已经学会安全且持久地以俯卧位和仰卧位游泳，学会了潜水和跳水（头入式跳水），并一举成为游泳铜牌获得者。这对于我来说是一次令人难忘的经历，相对于教授正常成长的孩子们而言，我投入得更多，但收获也更为明显，并且有更多的东西可以和家长分享。

除了急性疾病或受伤可能会妨碍游泳课的开展和进度，此外还存在一种发育受限的现象，也就是说，孩子们在处于幼儿园年龄时，学习成果可能出现停滞（另见"婴儿游泳"一章）。这在儿童心理学上被称为"学习高原期"。

这种现象会出现在各个学习领域，影响心理和运动机能的发展。作为教师，如果发现孩子的学习没能取得任何进展，同时注意到他们的某些能力甚至明显退步，切记这是正常的过程，并不是疾病！即使有时从表面上看起来孩子似乎是在原地踏步——您可千万不要被这样的表面现象所蒙蔽。这种学习停滞现象在每周的游泳课里会表现得尤为明显，在地面上由于存在各种外在因素的干扰，因此表现并不是十分突出。如果一名孩子在游泳课上处于"学习高原期"，那将会极大消磨父母与老师的耐心，特别是当他之前都"表现得很好"时。有时在极端情况下，一个在前一天还表现积极的拼命三郎会在后一天突然变得兴趣缺乏、毫无干劲，百无聊赖地在其他小孩儿之间晃荡着。至于为什么会出现这种情况（这也是大人们最为关心的问题），孩子自己也说不出个所以然：因为他根本就不知道原因！根据我们的经验，虽然大人们会为此感到焦虑不安，但即便是状况最严重的"沉睡者"，最后也将会从周围发生的事情中醒悟过来，并以飞快的速度弥补上缺失的功课。

"学习高原"现象其实很容易解释：孩子们需要从不间断的快速学习中停下来稍作休息，整理接收到的大量信息和新积累的经验。只有这样他们才能尝试、协调和组合所学所得，确保做到融会贯通，信手拈来。在这样一个过程之后，新接收到的知识不仅进入了大脑，而且经由全身——一个整体的"网络"全面测试后，再被保存——一位来自计算机行业的父亲用硬盘重新格式化的原理对"学习高原"现象进行了贴切的比喻。

"学习高原"现象所出现的频率、时长和强度完全不同，并且不可预见。父母和课程教练在遇到这种情况时，必须考虑到孩子可能会将很长的一段时间"只"用来处理已经学到的知识。此外，这种现象会或多或少伴随许多孩子直到入学。

因此，我们不建议由于这样一个成长阶段就中断游泳课程。但是如果确实可以在孩子身上明显察觉到这种"学习高原"现象，不妨将学习起步时间向后推迟。

从学习心理学角度看，"忘记"本身也是学习的一个重要组成部分。所以请给您的孩子留出空间，让他们能够不被打搅地强化"已学到的"运动步骤（例如在玩耍时）。即便是较为抵触或不感兴趣，并且几乎不参加集体活动的孩子，同样也会学习。这在学习心理学中被称为"vicarious conditionning"——替代性学习。在这种情况下，亲历/观察他人是如何学习的也是一种学习方式。孩子们会记录并保存他人的行为，并且有时会在几天或几周后，在没有明显诱因的情况下完全正确地完成某动作套路。人们永远不应该说："我的孩子不加入别人的活动！"孩子们在当时可能确实没有多余的精力、需求或兴趣去加入别人的活动，因为他们正在温"故"以知新。

第二部分

在水中度过生命头三年

4 教学法观点

对儿童成长过程的认知决定了水中的教学工作。这样的认知能够确保大人们采取稳妥的教学策略，在要求过高和要求过低之间保持平衡，以最佳方式培养每一名儿童。因为无论是过高要求还是过低要求，都不利于选择正确的培养方式。

我们一直尝试站在切实可行的层面上对孩子们提出要求。这样才有助于孩子们得到最为有益的早期培养。我们的目标是：根据孩子们当前的成长状况来要求并培养他们，但是不能要求过低。否则即便是小婴儿也会很快感到无聊！另外，如果人们对婴幼儿的要求过高，那么他们会很快挫败下来，这将严重影响其开展其他练习的积极性。

挫败感对孩子们的影响要远比无聊感来得持久。如果人们对一个孩子的成长状态不确定，则应谨慎起见，最好为其选择一些安全性更高，且更加容易完成的任务。

对于整个团队来讲，意味着人们必须安排一些变化性较强的任务，使所有孩子或多或少都参与进来，从而确保能够为每名孩子量身定做练习内容，并调动所有人的积极性。根据我们的经验，让孩子们在婴儿时期就加入团队活动当中是绝对有意义的。

这样孩子自然而然地更早体验到团队合作的意义，显著降低长大后的授课难度，保证高质量的学习效果。

当然还必须确保为孩子们留出足够的探索时期，让他们有时间发掘自身潜力，整理自己的想法。与丹尼尔·佐柏伯格 (Daniel Zylberberg) 的观点不同，我们认为在这样的探索期内不应该安排进行教学单元的主体部分，而应该优先考虑参加团队活动。

当然，早在婴儿游泳时期，就应采用最为重要的*体育教育学原则*作为授课的指导准则：

采用水这种典型方式对幼儿进行培养，应该始终注重培养过程的整体性，并与孩子们的成长状况相适应，同时不得忽视健康方面的培养要素。

在将教学内容传授给小朋友时，下列原则尤为重要：选择学习任务时，必须始终遵循从*已知到未知，从易到难，从简单到复杂*。

4.1 不同的学习模式

视年龄与发育状况而定，对孩子采用不同的学习模式：

适应性学习

孩子们通过"协同运动"和"被动运动"进行学习。

感知学习

孩子们通过观察并了解某个动作进行学习。这样的学习过程是一个主动理解的过程。孩子会记录感官印象，但暂时还不会将其反映出来。

主动学习

孩子们以游戏般的态度尝试做出某个动作并学会举一反三，从中深入开发自身技能。他们会试图解决自我设定的任务，对所取得的成果感到高兴（自我认知），并了解自身极限。

理解性学习

在年满 3 岁以后，孩子会对某个动作是如何发生的以及为什么这个动作要采用这种特定形式而产生兴趣。他们会研究物体的机械构造/功能，询问其原理和作用，并从中获得认知。

4.2　婴幼儿时期的其他经典学习模式

模仿学习

孩子们观察他人、动物或玩偶的动作并进行模仿。

鼓励式学习

适当的赞美可以激发孩子们进一步练习与学习的积极性。

信号式学习

孩子们学会在口头信号（如 1、2、3）发出后专注于做某个动作，并随即发生相应的反应（如从池边跳下）。

规避性学习

如果一个孩子经常被禁止做某个动作，他就能学会不再做这个动作（例如在下楼梯时身体不能向前，而应该向后微倾）。

从尝试与错误中学习

通过对自身能力和技艺的不断摸索，孩子们便能从成功或不成功的尝试中学会如何才能用最好的办法应对眼前的状况。

4.3　开拓学习技巧

要学会最基本的动作，需要掌握学习技巧，以下四种方法可供孩子们掌握学习技巧。

情境学习

情境学习是指在学习过程中完成有针对性的动作要求。只要条件允许，可以在小型游戏场景中传授运动知识。这种做法又被总结为："情境即任务——动作乃解决方案！"

在学习动机与学习成果的推动下实践自身基本能力

孩子并不是天生笨拙，他们只是需要机会

- 反复练习，从经验中学习。
- 施展被激发出来的自我推动力。

就开始学习、设立学习目标而言，不存在"为时过早"这一说法

尽早有针对性地将各种教学工具提供给孩子们使用，这样做对于培养孩子们的技能、运动机能协调能力以及运动记忆大有裨益。

用鼓励代替要求，在没有成绩压力下实现成绩提升

如果一名孩子对于自己的行为感到完全的满足，并且他表现出来的才能也得到了他人的赞美和认可，那么他将备受鼓舞，并且有勇气进行下一个新动作。孩子获得了自信，运动起来也会更加流畅。

说到这里，即便是不懂教育的人可能也已经注意到，有些模式和技巧看起来非常相似，至少从表面上看是相互重合的。只有对它们的内容与目标进行仔细研究，才能充分认识到其中的不同，只有掌握了这些不同，才有资格开展自主教学。但这并非这项工作的职责之所在。

在任何情况下，教育都始终是一个复杂的，有时甚至是棘手的，但又总是极具吸引力的主题。"有多少位教育学家，就有多少种教育观点"这一说法，想必会得到不少人的赞同。观点的多样性不失为一件好事！因为只有这样，才能保证教学方法的多样性，这种多样性会一直向教育领域注入活力，为其提供新的动力，并贡献独到的见解。最终，那些被托付给教育者的孩子们也能具备"多样化"这样的优势！此外，每一位教育者的职业定向均基于个人经验与喜好。因此我们并不盲目追求将某个特定的教育模式定义成唯一的真理。

另外，每一位课程教练都应拥有一套属于自己的教育理念，都应找到自己的教学基线和"主旋律"，然后对其进行不断改进，并反复提出质疑。对"教学工具"的了解越发广泛全面，课程教练们就能越发从容地应对各种情形，如快速做出决定或对儿童及家长的行为进行适当回应。

关于这一点，希望各位别忘了教育者们所达成的共识，即"固定模式"有助于儿童成长。"固定模式"不仅是指规则和限制，还包括如睡觉前讲故事等日常惯例。

在那些众所周知隐藏有真正危险的地方，尤其是路面交通或游泳池中，就必须制定明确的规则与限制，如果未经大人们的批准，这些地方的"游戏规则"绝不容许被忽视。这样做只是为了确保孩子们的安全，并非为了炫耀大人的权力。

孩子们想要了解自己的行为是好是坏，只能从大人们的反馈中获得，孩子们其实是十分期待得到反馈的。通过合理的反馈，可以向孩子们表达出我们对他们的兴趣与尊重。这种重视与关注是帮助孩子塑造社会协调行为的一个最重要前提之一。教育家和心理学家很早以前就发现，一些行为失调的儿童通常都缺乏父母对他们的关注。

虽然反馈信息要以表扬为主，但也必须在必要时对孩子们进行适当责备。如果当一个孩子的行为明显有错甚至十分危险时仍然对其大加赞扬，可想而知孩子们会从中学到怎样的坏习惯。比如我们想要在泳池中教授孩子如何安全跳水，如果孩子由于注意力不集中或漠视起跳信号而跳到了下一名学员的头上，但大人依然送上赞美，那肯定对他的学习毫无帮助。在这种时候只有及时为孩子指出错误，才能真正帮助他们理性学习。

将适当的训诫纳入教育当中是非常合理的做法，但尤其要注意不得设置过分的任务，对孩子们提出过高要求。只有当设定的任务对于所有孩子来说都切实可行时，表扬和指责才具有意义。

如果大人拒绝给予孩子们应有的关注（为了不表露自己的无知或轻视），那些极端、往往非常负面的行为举止就会长期滋生于幼儿身上，因为他们渴望借助这种行为来得到缺失的关注。

在引导孩子成长，尤其是引导孩子们学会遵守最为重要的游戏规则时，父母们需要发挥榜样作用。如果父母们没有在正确的方向上积极引导，孩子们也很难学会做人。

毫无疑问，与那些没有可靠庇护的小孩儿相比，处在结构化环境下的孩子可以更加安全地自由活动，更加从容地解决问题，更为成功地应对人生中不断出现的新状况。

5 婴儿游泳基本知识

5.1 引言

父母与孩子共同体验水

多年来，婴儿游泳在游泳领域中变得越来越重要：20世纪六七十年代的婴儿游泳先驱者包括汉堡的伯恩哈德·马科维茨 (Bernhard Markwitz)——"充气手臂圈"的发明者，来自西德地区的海因茨·胡弗斯 (Heinz Ruhfuß) 以及慕尼黑的海因茨·鲍尔迈斯特 (Heinz Bauermeister)，后者利用在当时德国还较为新奇的广告手段将婴儿游泳向公众推广，并由此招来了众多人士——主要是儿科医生的反对。1977 年，来自科隆体育学院的利兹洛特·蒂姆 (Lieselotte Diehm) 教授公布了自己的全面研究，这项研究时至今日仍无懈可击，在当时更是引起了很大轰动，其中一些成果极为显眼地出现在媒体头条。

如今，许多泳池都可以提供婴儿游泳服务。现在的儿科医生普遍对婴儿游泳持中立态度，并且几乎所有的父母在孩子出生前就已经开始关注这件事，即便许多人只是了解个皮毛。婴儿游泳服务中既有最基本的"温水浴日"——年轻的父母们无须指导即可带着孩子在"大浴缸"中自行探索水的奥秘，也包括专业教练指导的游泳班——按照年纪和发育状况分级，教学内容结构化，有清晰的教学目标。

水上教育学的目标与德国精神运动学之父基普哈特 (E.J. Kiphard) 于 1989 年所阐述的原则一致："摒弃唯成绩和产出导向论，因为它通常忽视了儿童的真正需求；摒弃唯缺陷导向论，因为它只关注瑕疵、杂乱和不足；我们关注的是体验与个性，孩子们可以快乐、自由自在地表现自我，发展自我。"

来自巴黎的心理学家泽勒伯伯格 (Daniel Zylberberg) 于 2003 年 5 月在科隆 DSV 婴幼儿游泳专家研讨会开幕式中的演讲观点与我们的水上教育学理论大体相同：

"父母不能仅仅充当观众抑或课程教练的指令执行者，他们应该把自己视为真正的教育伙伴和活动组织者，并尽量和课程教练一起共同承担教育的责任。在水中，孩子自己才是自我开发的执行者，会自行确定动作节奏与进度。在早期游泳学习中采用强迫手段拔苗助长，有可能给孩子们带来持久的负面感受。

每个孩子都会根据自己对水的熟悉程度采用自己的方式去征服水，同时也会从自身和父母那里汲取经验。迫使孩子应付大量的团队练习将阻碍孩子们进行个性学习，并影响孩子养成自我主动性。因此，我们应该寻找那些能够根据孩子状况做出逐步调整的学习之路。

一些心理教育学的研究证明，相较于强制推行的行动，靠孩子自发完成的行为要更有价值。

教育法的本质在于：孩子们需要一个适合儿童成长的空间，他们可以在其中根据自己的节奏掌控周围的环境，不要用自由放任、听之任之的态度对待儿童，但也不能把过于严苛的条条款款强加在他们头上。只有这样，孩子们才能真正学到'学习的方法'，即奠定理解与适应能力的基础。

泳池是游戏和冒险的地方，可以唤起孩子的想象力与好奇心，促使其从身心两方面对周围的世界进行探索。我们究竟想要为孩子们的人生赋予怎样的意义？就这个问题而言，水中教育无疑开辟出一个全新的反思空间。"

佐柏伯格的说法与我们的观点基本一致。不同之处在于，我们对于团队练习的看法要积极得多。对于我们而言，团队练习是不可或缺的，因为我们坚信，孩子们必须以谨慎且轻松的态度尽早为长大后的团体生活做准

备。所以在我们的游泳教学中，会从每堂课中留出相当一部分时间来组织整个团队的活动，不过我们并不会强迫每个孩子都加入进来。如果有人想要做其他事情，当然也可以自主安排。但绝大多数年少和年长的参与者都会非常积极主动地参与到集体活动当中。

因此，扎实的、以连续性为基础的教育理念在我们这里取代了随心所欲的"戏水"。所有活动都适合儿童且在玩乐中进行——但同时也目标明确、要求严格。我们应该在对孩子鼓励的同时提出要求，这也是他们想要的。只要有父母和课程教练的长期帮助，特别是悉心谨慎且个性化的指导，绝大多数孩子都能熟悉并掌握早期游泳的技巧。

对于游泳教育者而言，在婴儿游泳的前几个月向年轻又欠缺经验的父母一对一提供帮助和咨询，也是一项主要任务。在这段时间里，有不少课程教练都化身成为乐于助人的"全能教育顾问"，即便是与游泳无关的问题，他们也乐于为家长们答疑解惑。

事实证明，这种在悉心指导和认真照管中开展的婴儿游泳学习将使得父母与孩子之间的关系变得更加亲密，并最终发展成为一种安全感，只有以这样的安全感为基础，孩子们才能形成一种健康的自信心。只有拥有自信心的人，才能充分相信自己的能力！

从水上教育学角度出发，更早接触水、更早独立开展运动、更早社交以及高强度的心血管功能训练是婴儿游泳最值得关注的几大优势。这些优势无疑是早期安全游泳的根基之所在。如果想让我们的孩子在幼儿园的年纪就达到"如居水中"的境界，婴儿游泳正是一个重要的出发点。

在这里我想对"婴儿游泳"这一概念做一番澄清。虽然这个概念被普遍使用，但它其实具有误导性，常常使父母们对小婴儿在水中做的事情产生完全夸大的想象。另外，小婴儿们能够从婴儿游泳中体验和学习到的事情，其实要比"游泳"本身多得多。尽管如此，我们还是会继续沿用婴儿游泳一词，因为它已经成为一种公认的说法，我们不想再生造一个词出来，让父母们更加不知所措。

从实际/运动学角度来看，婴儿是不会游泳的。对于大多数孩子而言，视发育状况而定最早也要到3岁左右才能真正学会游泳。婴儿只有在我们以及父母的帮助下，才能在水中进行活动。所以，"婴儿游泳"始终涉及至少两个人：一名孩子与一名陪同人员。在婴儿游泳时，最重要的任务是体验与小婴儿肌肤相近、无拘无束的亲近感，在这一过程中了解对方在情感和肢体上的潜力与极限，并以游戏的态度全面探索水的奥秘。婴儿其实更多的是把自己当作父母身体的一部分，而不是一个独立的个体。这意味着，孩子主要是通过父母这个"媒介"进行学习的，所有的安全感都来源于父母的存在与陪伴。

婴儿游泳是父母成长的学校

首先，所谓的婴儿游泳课程主要是一所"供父母学习的学校"，父母可以在其中学习如何在水中安全地摆布婴儿，同时获得一些建议与练习方案。归根到底，父母的投入程度始终是婴儿游泳成功与否的决定性因素！

在成长过程中，孩子们需要与他们的父母保持可靠的距离。孩子们一方面会留恋旧有的依附感和安全感，另一方面又希望能探索周围的世界，如果与父母的关系不稳定，会破坏这两种需求之间微妙的平衡。"建立信任"过程对于学会游泳而言至关重要，在其中父母扮演着重要的角色，这一过程基于对母亲本能的信任，之后会演变为孩子们坚信自己能够达到最高目标的自信心（更多相关信息请参见第17章）。

因此父母一方首先需要与孩子们保持亲近，时刻关注他们的一举一动，同时也要很好地平衡学习意愿、想象力与自控力这三大要素，这样才能在水中向孩子们传递他们需要的身体和情感上的安全感，这在很大程度上也决定了授课的成效。

只有当父母们习惯于水中的特殊角色，意识到自己永久的榜样作用，并且根据孩子及时调整自身的运动行为，才能使婴儿游泳发挥效用，反之则不然。通过肢体语言，父母和孩子可以更加了解对方。在游戏情境中，父母可以了解孩子究竟需要多少自由空间与鼓励，应如何对待孩子们的好奇心、创造力与自发性，如何在意外情况发生时及时向他们传递安全感、平静感与信任。

这些做法应该在课程开始前就告知父母。此外，人们还应及时了解游泳场馆的实际情况。最好能够让婴儿远离公共泳区，在安静、无干扰的氛围下游泳，例如在小泳池或隔断区域中。游泳场馆的实际情况在很大程度上决定了孩子们能否在嬉戏中全方位探索水的奥秘，在简单的环境中，孩子们可以更加深刻地感受到集体活动的魅力。

婴儿游泳时的课程教练

课程教练的能力具有决定性意义。有经验的课程教练都明白，只有周到体贴地照管好每一名参与者，才能确保课程的顺利开展。教练需要给学员安全感，帮助他们消除恐惧，并能够在任何状况下为他们提供帮助、激励、引领和指导他们。之后还需要视个体情况而定指导父母与孩子保持最佳距离。一名专业的课程教练在带领团队时尤其擅长根据团队的结构来维持人与人之间的正确距离。也就是说，在团队的秩序需要整顿，同时个体的发展动力又需要迁就的时候，便需要教练站出来进行干预。婴儿游泳的课程教练需要具备很高的社交能力和情商。因此，在面对最为敏感的一个年龄组（以及大多数年轻且没有经

验的父母）时，我们只会派出那些之前与自己孩子在水中亲身经历过这一生活阶段的课程教练。新人教练必须参与旁听经验丰富老教练的各项课程，并且在研讨课上学习了相应的理论基础后，才能独立向非常年幼的学员教授游泳课程。

原则上，相比只接受过扎实的高等教育但没有当过父母的人，我们更看重教练"为人父母"的经验。

教练应在婴儿游泳课堂中
- 评估孩子的发育水平，根据发育水平安排练习项目并指导父母开展练习。
- 识别每名孩子的发育偏差（如感觉障碍），根据团队中各学员的发育阶段调整练习项目，帮助父母更加敏锐地识别到孩子的能力与极限。
- 为父母和孩子订立游戏规则，向父母讲解教育方法，同时从自身做起严格遵守各项规章制度，树立榜样，以此向父母们传达安全感。
- 判断并充分利用过高要求和过低要求的临界极限，倾听父母和孩子之间所出现的问题，充当调解人的角色。
- 即便团队人数较多，也能领导并激励每一位学员，开发长期的授课理念，并撰写课时重点。
- 探讨研究学员当前的需求，对基本目标的设定和教学过程中根据实际情况做出的调整加以说明，最终与父母共同实现教学目标。

5.2 为什么要参加婴儿游泳？

最重要的理由是：游泳很有趣！无论是婴儿自己还是父母，就连旁观者都能体会到无尽的乐趣！

婴儿游泳课程最重要的目标在于：
- 促进情商与人际关系的发育。
- 丰富扩展婴儿的体验空间与运动空间。
- 推动与激励身心成长。
- 使婴儿尽可能熟悉水，并向他们传递出水中的安全感，使他们可以尽早并且非常容易地学会游泳。

我们可以详细列出一系列非常有力的论据和优点来证明婴儿游泳的正确性：

由于在婴儿游泳过程中所有的参与者都会轻装上阵，因此大人可以和自己的孩子进行亲密的身体和皮肤接触。水可以令大多数人感到非常放松，从而营造出一个舒缓的氛围。由于泳池中不存在电话、吵人的邻居等外在干扰因素，因此人们可以在一个不被打扰、温馨惬意的环境中尽情享受。

不过在婴儿游泳期间大人一定要将注意力集中到孩子身上，在头几个月孩子还必须由母亲（或另一名陪同人员）全程托护。即便是日后使用了游泳辅助器材，并且孩子可以在辅助器材的帮助下安全运动，大人们也需要继续保持高度警惕，以防发生潜在的危险状况。总之，密切互动至关重要，因为共同玩

耍、尝试和体验可以带来更多欢乐，并增进父母与孩子之间的理解与沟通，从而使亲子关系得到极大程度的巩固。

相较于在地面上，孩子们在水中可以更早有机会借助游泳辅助器材自主运动，甚至可以独立前行，因为重力在水中被大大消除了。摆脱了尿布或衣服的束缚，孩子们在水中无拘无束地享受着手舞足蹈的快乐，他们可以朝各个方向移动，在短时间内实现比地面上大得多的活动范围。这样，就可以提早促进他们的运动机能，并训练其平衡感。孩子们喜欢触碰一切未知的事物，并渴望被触摸。如果孩子在探索所在区域及更广阔空间的同时能够感觉到自己被安全牢靠地保护着（但绝不等同于束缚），他就会平静下来。此时他们会特别强烈地感受到水的阻力，因为皮肤的感觉和触觉在生命开始的最初几个月是发育最好的，而眼睛和耳朵功能则是之后才会发育成熟。

所有这些运动都可以增强婴儿的整个肌肉组织，并促进其感觉能力的发育。此外，由于水压比气压高 16 倍，有助于持续强化婴儿的呼吸道和循环系统功能。也就是说，即便是那些看起来兴趣缺乏，只顾浮在水面上享受和放松的小小空想家和旁观者，也在不知不觉中不间断地做着激烈的心血管功能训练。综上所述，婴儿游泳是一项可以尽早开展，并由家庭共同参与的"体育"活动。就共同参与程度而言，它是无与伦比，不可替代的：在婴儿按摩中，母亲占据主动，婴儿是

相对被动的。在母子体操中，只有已学会爬行或更大些的婴儿才能参与，而且随着孩子年龄的增长，妈妈在体操中的协助作用会大大减弱。除了使亲子关系更加亲密以外，婴儿游泳还可以使父母更早有机会结识其他父母，相互分享育儿经验。在我们开设的婴儿课程中，已经有许多孩子和家庭建立起了长久的深厚友谊。

在那些选择参与婴儿游泳的父母中，多数都是非常认真尽心的，他们往往很早就开始密切关心孩子的成长问题。作为父母，他们想要与孩子一起积极地感受生活，学习新东西，并与孩子一同探索水的世界。他们很享受为人父母所带来的全新体验，并且非常乐意为了孩子，与孩子共同体验新事物，"牺牲"自己的自由与需求。同时，社交能力的培养也是婴儿游泳的一大优势。孩子们可以在很小的年纪就与"陌生人"接触，认识其他小朋友及其父母。这无疑将帮助孩子在未来能够更加轻松地适应不断变化的社会环境。

同时别忘了，在地面上的日常生活中，水同样对于孩子们具有重大意义。洗手、洗澡、刷牙、喝水、玩耍、戏水、蹚过水坑、在雨中奔跑：孩子们无时无刻不在与水打交道。水无处不在——同时也是危险的源泉！

无论是对于年幼的幼儿还是对于年纪稍大的儿童来说，创造出程式化的固定步骤和重复性的环境要素是非常重要的，比如在一堂课的开头和结尾一起唱首儿歌，这种做法可以营造出学习和成长心理学家所要求的节奏，正是这样的节奏能够使孩子获得一种习惯感和情绪上的安全感。

同样要从一开始就注意，尽可能在开始每一个小"任务"前都向孩子发出明确信号。如果从第一堂课起就引导孩子了解"游戏规则"，久而久之他们自然就会习惯于服从这些规则，这对所有参与者而言都是持久有利的（参见第20章）。家长们只有坚定地发挥榜样作用，孩子们才可以自我定位，并学会信任自己的父母。父母们的行为规范检点，孩子们才能在模仿的过程中走上正途，反之只会对孩子们产生不利的影响！换言之：

早在早期阶段，教育过程就已经开始了！特别是在可能隐藏有危险的状况下，人们应该在孩子还非常年幼时就教导其养成遵守信号的习惯。以跳水为例：即便刚开始只是一个被动的"跳跃"，也要在起跳之前先和教练进行眼神交流，最好是让孩子在听到明确的口令，比如"1、2、3——跳"后，再开始起跳。

孩子对于信号的信赖感同样十分重要。以潜水为例：如果父母在潜水开始前的倒计时环节结束后还长久地踌躇犹豫，对于孩子来说，这就意味着信号发出后并没有紧跟一个明确的动作，从心理学上讲这是非常不恰当的一种做法。孩子们可能会由于入水的延迟而重新吸气导致呛水。结果就是：孩子由于家长不坚定的行为而产生不可靠感！因此，相互信任对于父母与孩子来讲都具有重要意义，而只有在学习、练习和训练中才能逐渐建立起信任！

婴儿游泳的好处多多。简而言之就是婴儿游泳：

- 有助于培养婴儿的水上乐趣。
- 可以唤起孩子对水中游戏和运动的兴趣。
- 有助于提高孩子玩耍水上玩具的能力。
- 有助于培养婴儿的主动性和自发性。
- 可以促进孩子与其他孩子的互动交往能力。
- 可以使父母与孩子进行亲密接触。
- 有助于培养婴儿的独立性。
- 可以提升婴儿的自身能力、专项特长与社交能力。

尽早参加运动的首要好处体现在身体和运动机能方面，比如：

- 训练肌肉组织，特别是躯干肌。
- 训练反应力。
- 刺激本能运动。
- 体会水的特性。

因此，婴儿游泳针对不同领域的积极作用是显而易见的，孩子可以在生理、运动机能、智力、情感和社交能力的成长上受益匪浅。

5.3　婴儿游泳何时可以起步？

在最佳起步时间这一问题上，全球所有顶尖专家和儿科医生的看法几乎都是一致的。对于健康、发育正常且体重不低于 4 千克的孩子而言，自出生第 6 周至第 8 周起就开始游泳是完全可行的，但前提是各项条件（尤其是温度和卫生条件）均达标。如果父母能事先与儿科医生讨论一下婴儿游泳计划，当然最好不过。只有当父母能以积极的态度对待婴儿游泳时，才能真正和自己的孩子一起享受游泳课程的快乐，最终取得课程的成功。因此婴儿游泳起步时机最终应由父母来选择。

如果父母对于水的基本看法不一致，那么即便从表面上看起来一切都是那么的积极，婴儿也仍然能敏锐地感应到不和谐的因子，并很快变得躁动不安起来。这种情形不足为奇，因为在怀孕期间孩子已经会对妈妈的情绪状况做出反应了。如果父母能轻松、积极、自然地对待水，通常会从第一刻起就感染到婴儿。而如果父母的态度较为消极或不确定，那么孩子通常也会做出不安的反应。就此而言，父母需要得到一名优秀游泳教育者的支持。这也是有些婴儿两个月就可以起步，而有些婴儿则可能要到 6~8 个月才能起步的原因。

那些出生在水中的孩子自然可以从第一天起就待在水里[1]。

如果孩子患有严重疾病、早产或者体重不足 4 千克，应该将起步时间向后延迟或与儿科医生进行商讨。4 千克只是一个经验数字，每名孩子的整体状况才是最终的决定因素。当然，经常陪伴在婴儿左右的母亲也必须身体健康。有关婴儿是否可以参与婴儿游泳的其他医学迹象需根据新生儿及婴幼儿的体检结果进行判断。如果在检查中未发现任何异常，那么从健康角度来看，孩子是完全可以参加婴儿游泳的。如果父母还是不太放心，可以与儿科医生面对面探讨婴儿游泳这一话题，另外还可以咨询那些已经带孩子去过婴儿游泳课程的父母。

有关婴儿游泳的其他医学考量参见第 2 章。

5.4 在婴儿第一次游泳之前……

鉴于许多年轻父母对我们在课程开始前密集提供的电话咨询服务和书面资讯服务给予了非常积极的评价，而且这些服务通常被看作是婴儿游泳成功起步的重要基础，因此在这里针对游泳起步的具体准备工作，特向父母提供以下这些最为重要的实用建议：

---

[1] 推荐阅读《水中分娩经历——父母与助产士顾问》(Erlebnis Wassergeburt. Ratgeber für Eltern und Geburtshelfer) 一书中"出生后的水中训练"(Wasser-training nach der Geburt) 一章（VGS 出版社，ISBN 3-8025-1297-9）。

课程开始前

首先，如果您是第一次到场：欢迎参加"婴儿试游课项目"，您可以自愿参加免费的体验课程，在课程开始*前*详细了解将要发生的一切，并获取更多信息。我们将课程设在周末，方便父母双方同时在场，也非常欢迎爷爷奶奶一起加入。这样，在下次拜访儿科医生时，您就可以就具体的医学疑虑提出咨询。

将浴缸作为练习场所

孩子出生不久（通常在肚脐愈合之后），您就可以在家中的浴缸里帮助自己和宝宝进行婴儿游泳前的准备工作（切勿使用皂基的沐浴添加剂）。很快您就会发现，您的宝宝在浴缸里很是享受，并把水当作是一种自然的环境。您还会注意到，小婴儿可以在水中安全自由地运动——根本无须大人一直抓住。您很快就能领会，宝宝什么时候需要您的拥抱，什么时候又想要独立活动。观察您的宝宝，并对*他们的*需求做出反应！

游泳前后均应尽可能和宝宝一起淋浴。在最后时刻将水温变凉，使皮肤毛孔自动闭合，从而使身体温度保持平衡。

另外，为了顾及婴儿安全，大人必须在婴儿游泳过程中佩戴泳帽，以确保宝宝不会误吞您掉落的头发，因此请随时检查浴帽佩戴情况。如果您的泳帽形象在家里就已经成为游泳程式的一部分，那么您的宝宝在游泳池中也能认出您，并且不会再感到害怕，因为在一个陌生环境中，如果您在形象上骤然做出很多改变，宝宝会觉得自己被一个陌生人抱在怀里。在宝宝出现"情绪波动"*前*，您要学会发现，宝宝什么时候累了饿了，什么时候冷了，什么时候应该抱出水池。事实证明，将浴缸水（至少在最后几分钟）逐渐冷却至 32℃ 左右可以更好地为婴儿游泳做准备，因为这与泳池的水温相符。

许多宝宝（以及不少大人）都对游泳后穿衣服感到非常不舒服（因为累、饿、太热等原因）。不妨从一开始就将穿衣服这个步骤变成一个游戏。现在请拥抱亲吻您的宝宝，让他平静下来，观察温差，准备一些喝的。快乐地完成这段水中之旅吧！

现在开始吧

参加您的第一节"婴儿游泳课"时，尽量做到放松、准时、准备充分。

新环境、陌生人、噪声、气味，还有自身紧张的情绪，都会在初次游泳时影响您的宝宝。孩子们需要一个适应环境的过程。因此，大人们应抽出几分钟时间，和孩子们一起"探索"游泳馆里的环境。如果您的孩子对于陌生的环境做出了怒吼生气的反应，请不要吃惊。这与水或游泳本身关系不大。在孩子克服"新环境"障碍时，大人们需要更多耐心，待孩子情绪稳定后再执行下一步，也就是"共同入水"。

入水*前*，请关注普遍适用的安全与卫生问题：

宝宝应穿着一条棉布或毛巾布材质的小裤子，在肚子和腿部缠上与身体贴合的宽束带。原则上应将所有值钱的东西和首饰等留在家中！身上*不得佩戴任何饰品*（特别是*耳钉、项链、带棱戒指*），也不要将更衣柜钥匙等物品随身携带，否则会有受伤或丢失危险！请将用过的尿布包起来，然后带回家处理。

游泳前

前往盥洗室进行一番彻底的淋浴。带上您的宝宝一起淋浴（小心，*应首先调节水温，并测试水流强度！*）为宝宝进行简单快速的淋浴即可，对于还不能上厕所解手的幼儿，最好让其在淋浴时解决，而不要在泳池中小便。

初次入水时，要请课程教练从旁协助（*切勿使用入水阶梯，因为当一个手臂环抱着婴儿时，无法只用另一手攀爬扶梯，也不要过于猛烈地跳入水中*）。

普遍适用的建议

尽量在宝宝状态不错时结束游泳课，而不要等宝宝明确表示厌烦之后才离开水。这样做能使您的宝宝（当然还有您本人）只记住那些积极正面的经历，如果最后一堂课在疲劳、饥饿、压力或沮丧中结束，那么宝宝就会将游泳和这些负面因素联系在一起。

如果您发现宝宝心情低落，可能是存在疾病、牙痛或其他不利于游泳的因素，在这种情况下请立即放弃游泳课。千万不要冒险让不愉快的"消极经历"深深铭刻在宝宝的记忆中，否则一周后宝宝在刚一迈进泳池时就会冒出抵触情绪。

不要将课程教练视为绝对权威。您的宝宝还需要一段时间才可以完全向一个陌生人学习。在较长一段时间里，您本人仍然需要充当老师这个角色，因为您的宝宝只会以您为向导。课程教练会向您提出一些方案与建议，为您提供必要的解释与信息，但是只能由您本人来将其实践应用到宝宝身上。宝宝会用自己的快乐、进步和信任来回报您！

婴儿游泳可以创造出各种深远持久的积极影响，但父母们也要调动自己的所有感官享受当下的乐趣，与孩子共同体验水世界的无限欢乐。全身心沉浸于其中吧！这种与孩子进行亲密接触的机会比您想象得要少得多，通常在孩子学会走路后就不复存在了！只管尽情享受与孩子在一起的时光，不要马上考虑婴儿游泳可能给孩子们带来的直接好处。同样也不要期待孩子能在每堂课时中都掌握一门新本领，这个年龄的孩子通常只能一小步一小步地慢慢学习。

由于幼小的婴儿通常不会"自主运动"，而是必须靠父母"被动运动"，因此正确灵活地"操控"孩子是在水中进行所有集体活动的基础。最开始应由经验丰富的课程教练为您演示并解释必要的托护动作，具体参见下一章节的介绍。

充分利用水的浮力——应尽可能使孩子颈部以下的所有身体部位全部没入水中——同时将自己调整至与孩子眼睛齐平的高度。对于孩子而言，眼神接触意味着安全和信任（屈膝！）。另外，这样做的好处是能够及时发现并避免宝宝吞下泳池中的水。不过少量饮水其实是无害的，有许多婴儿都很热衷于啜饮泳池水。大人们只需对这种现象稍加控制即可，特别是当孩子"呛水"（咳嗽）时应立即施以援救。

切忌在孩子们之间进行攀比！每个孩子都有自己的成长节奏。成长过程极其个性化，孩子与孩子之间千差万别——几乎从来不会是直线、连续或千篇一律。

您应该充分利用在水中与孩子共处的时间，来改进自身水性。您不能只是向孩子教授潜水或跳水技巧，还要与他们共同提高、共同尝试与学习。您不仅要有能力在水中将孩子环在手臂中或背在背上走路前行，还要学会游泳前行。

人们应该做好充足的准备，来克服孩子甚至是父母有时会短暂出现的——或在年龄稍大些后仍会持续发生的——"无兴趣"状态。一种有效的应对方法是：让每周一次的游泳活动像吃饭、睡觉和更换尿布一样成为生活节奏的一部分，不能由人随心所欲地安排。

这样的话，从孩子们的角度出发，困扰他们的便不是"游"还是"不游"这个层面上的问题，而是"如何游"。也就是说，做这件事是天经地义的，需要决定的仅仅是所做的内容。就像上文中已经讲述过的：规律性不仅可以向孩子们传递必要的安全感和信任感，它还可能会拯救一个人的生命。

此外，人们应当明白，孩子也会尝试教导自己的父母。对于毫无经验的父母们来说，这种情况的发生会比预料中要早得多。如果父母在孩子表达了几次不满之后就迅速放弃，那么这样一个不成功的学习过程也将立即被复制到其他方面。比如孩子在发出三次抗议的号哭之后就被失去耐心的父母带离泳池，就会在孩子心里根植下这样一个想法：在其他情况下只要祭出同样一套把戏，那必定也能得逞。一旦父母不断做出让步，恐怕以后在幼儿园或者学校中这样类似的冲突会不断发生。

同时别忘了表面上会持续很久的"学习停滞期"——在儿童心理学上被称为"学习高原期"。在游泳学习中这种现象更加明显，往往会伴随许多孩子直到跨入小学的门槛。由于这种情况主要出现在已度过婴儿时期的孩子身上，因此详细的解释请查阅第3章内容。

另外一个需要从婴儿游泳初期就开始关注的要点在于：参加婴儿游泳的婴儿其实并非真正意义上的泳者，这一点需要由接下来几年有可能会带着孩子游泳的所有成年人牢记于

心。婴儿，至少在两岁以内，往往只有能力在熟悉的环境（如游泳池）中，在成人全神贯注的监管下，"相对"独立地待在水中。正如在其他地方提到过的：

> 那些参加过婴儿游泳课程的孩子恰恰是最容易陷入危险的人群，因为他们对水已经没有了本能的敬畏，会更加肆无忌惮地接近其他未知的水域，因此失足落水的可能性尤为巨大。在婴儿游泳课程中收获的自信心会很容易使他们变得傲慢自大。在孩子们能够正确评估其他环境中的危险，并有能力应对自如前，大人们需要对他们持续监管和深入指导——只有当他们完全掌握了游泳技能之后，才能结束这种形式的监护工作。

不要指望您的孩子会放弃在花园池塘和其他开放水域中做一番冒险的想法。如果您的孩子决定远离您规定的禁区，那您可真是走运。不过千万不可就此大意，因为孩子有可能会突然改变自己的决定。邻居家花园里的游泳池看起来就和熟悉的"婴儿游泳池"一样蓝、一样清澈，想必也一样很安全，这种想法对孩子们的诱惑力是巨大的！

为保护孩子

如果您决定参加婴儿游泳，最好下定决心坚持下去，直到孩子能够独立、安全地游泳并学完所有相关的游泳课程！婴儿游泳和早期游泳之间经常由于轻率的决定而导致出现非常大的缺口，从而引发非常严重的后果，因

此我认为有必要在这里再次做出强调（在引言中已有过说明）。

现在已有许多现代化经营的游泳馆、游泳俱乐部和其他组织通过不同形式参与到婴儿游泳教育中。这固然令人十分欣慰，但人们也了解到，这些地方提供的婴儿游泳教育通常最多只到孩子两岁时。许多机构放弃了两岁以上年龄段的孩子游泳服务。因为孩子们在这时已经学会了走路并变得相当独立，学习游泳对父母和团队教练而言既困难又"不切实际"。但如此一来会让这些孩子处于特别危险的境地！

毫无疑问，为了引导孩子与水亲近，父母需要投入许多时间和精力。之前的游泳课往往是小小游泳家们一周最高兴的事情。爸爸妈妈在游泳池里会全身心投入，眼中只有孩子。没有电话、邮递员和其他外在因素的打扰，只有美好的亲子时光。但是孩子们逐渐会发现自我，具备一定的独立性，自己在陆地以及水中的活动范围一天天扩大。

随着孩子们的成长，许多父母逐渐对婴儿游泳感到费劲，甚至沮丧。孩子们很快就领悟到自己能对成年人产生怎样的影响。孩子们能感受到父母对于自己毫无进步、不合群或者离经叛道的烦恼，当孩子们对父母的要求频繁说"不"父母却无力回应时，他们能体会到父母们的无可奈何，同时感受到自己的力量。突然间，到底是谁在教育谁变得模糊了。事到如今，跟孩子一起游泳已不再是一件可爱有趣的事情。即使父母和教练再心潮澎湃，但承诺或威胁都不能使孩子的学习取得成功。在这件事情上，需要大人们拥有冷静（就算只是强装）、耐心、坚定和创造性等特殊的品质。但大人往往都无法做到这些，因此在这一重要的成长阶段，练习教练和父母的无能为力感加上漫不经心会阻碍孩子们继续追求成功的积极性。大人们会越来越觉得婴儿游泳困难重重，并根据自己的主观臆断认为游泳教育没有成效。而且在这个关键时刻许多课程教练会首先开始动摇，他们与孩子的父母很快开始讨论起游泳学习究竟有没有意义。这样也许就会导致大家由于一时气恼而仓促决定放弃，却将孩子们推向非常危险的地步！

因为突然停止学习的时间，恰巧就是在孩子们正由于自身的探索本能、好奇心和傲慢自大而潜伏着巨大危险的成长阶段。

参加过婴儿游泳课——同时也是一周当中得到父母最多关注的时间——的孩子们，在大约两年的时间里一直以充满信任感和轻松愉快的态度与水进行着亲密的接触，他们肯定不会对有水的环境感到害怕。他们在水中感到安全，并且会自然而然地在水中进行各种运动。他们不会意识到在水中会有任何危险的存在。在水中获得的正面积极的经验已经深深地扎根在脑海中，看到陌生的游泳池和花园池塘也会唤起他们舒适的感觉和记忆。他们当然不会注意到温度、季节和衣物的差异。事实也正是如此：除了极个别例外，两岁的孩子往往不能安全地游泳，也不能独立估计和克服陌生水源带来的危险！由此导致的不幸，人人皆知。因此多年来，我一直认为：

- 对仅参加两年游泳课便中途停止的孩子们来说，家长不负责任的轻率决定会给他们带来一个极大的危险缺口！这个缺口会一直持续到稍后的早期游泳，一直到这时孩子们才有机会学会如何安全地征服水，而早期游泳学习往往要等到 6 岁以后。
- 一旦决定让婴儿开始游泳，就应该一直坚持，直到他们至少能够安全应对日常的水中紧急情况！如果对此负责的专家没有及时明确地向父母们指出实际生活中潜伏的危险，我认为他简直应当受到刑事责任的追究！

万幸的是，绝大多数孩子都会平安无事，灾难大多只存在于新闻和遥远的地方。希望安全事故永远不要发生在我们的身边。

然而，如果一项体育运动打着有益健康的旗号却又缺乏其他运动领域中那种自然而然的无缝衔接和连续性，这对于我来说不啻为一桩丑闻。孩子们在婴儿时期学会的东西都被丢掉了，几年后又得像一个从未下过水的新手那样从头开始学习。这期间许多重要的教育契机都被白白浪费了！另外，不可否认的是，这段时期正是孩子们、父母和课程教练最困难、最尴尬和最敏感的时期。鼓励孩子，帮助孩子，带领孩子勇敢进入 2 ～ 6 岁这个年龄段的游泳真空地带，是我目前工作的重心。

教育游泳学成功地开发了这片真空地带。30 多年间，这个理念已得到了无数次的检验和证明。人们通常需要借助特殊的直觉和技巧、专门的任务设置和辅助工具，以及对儿童个体持续不变的理解和尊重，才能度过这一困难的成长阶段。

6 婴儿潜水

为什么婴儿需要学习潜水？

直到现在仍有许多父母对潜水这个主题持矛盾的看法。一方面，他们自己就不喜欢待在水下，甚至还有很多人无法想象把脸浸到水中。另一方面，他们认为婴儿还没有达到潜水的条件。大多数人对婴儿潜水持有完全错误或根本混乱的看法。

首先，我要解释一下这个概念：婴儿潜水始终仅仅是水中的练习方法之一，我们当然不是指深潜或者长距离潜水，绝大部分情况也同样不会是借助进气管或水肺等技术手段来进行潜水。这些事情对于小婴儿来说根本就是不可想象的。我们所谓的"潜水"仅仅是将孩子短时间整个浸入水中。比如对于出生 1 个月以内的婴儿，将他的脸浸入水中 1 秒，最多 3 秒钟，这就是所谓的"短时间"，千万不要超时。长时间在水中停留毫无意义，因为我们关注的重点仅仅是孩子浸入水中那一刻的行为。孩子们在浸入水中时能出现与生俱来的呼吸保护性反射。呼吸保护性反射原本是胎儿在子宫中防止呼吸道进水的一种本能，但这种本能在婴儿出生 6 个月后便会消失。出生后 3 个月仍拥有这种反射的可能性极大，但出生后 8 个月便很少有孩子保持这种反射了。尽早让婴儿短时间潜水，便可以通过初步的学习将无条件的本能反射转换为条件性的学习反射。通过规律的

毫无压力的重复练习，孩子们就能够保持天生的呼吸保护性反射。这种能力是一项长期的保险，能够保证孩子在日常生活中能够采取安全的行为应对与水有关的不幸和"小灾难"，不至于陷入恐慌和危险。从小适应潜水能让您的孩子拥有无可估量的优势，因为再大一点的孩子是很难学会潜水的（另请参见：婴幼儿游泳的医学说明）！

如果婴儿潜水这个主题让您觉得不可思议，不妨首先回想一下，孩子们在羊水中潜游了 9 个月才来到人世，跟我们"大人"担忧的程度相比，潜水对于他们来说根本就是小菜一碟。

但无论如何，帮助孩子们潜水并且在潜下水后再次将他们提出来的这名大人对于潜水的态度具有决定性的重要意义，因为这个年龄的孩子只能不加过滤地全身心接受所有加诸自己身上的事情。孩子可以感受到父母的任何不安全感和紧张拘束感。如果父母并非轻松自如，而是紧张不安或很害怕地紧抓着孩子，孩子们是能够通过自己的肢体感应到的，自然他们会哭着表示抗议。而如果父母用自己的姿态和面部表情向孩子们传达出"有糟糕的事情将要发生了"，无论是父母还是孩子都没法感到开心。因此，我恳切地要求父母们：在您让孩子进行第一次潜水之

前，认真地反思自己对潜水的看法并尝试以一种积极的态度去完成这件事。我们曾建议父母们先在自己的浴缸中进行一个小小的潜水练习，从中获得正面的体验，这帮助过许多最初持怀疑态度的父母。或者也可以在脑海中反复演练潜水的情形（最好在镜子前）。许多父母会达成一致，让没有疑虑的那一方先尝试帮助孩子潜水。另一方在目睹孩子们轻松随意的行为之后，往往也能随之适应潜水练习。

潜水应当成为婴儿游泳中重要但又平常、自然而然的一小部分。做起来也很简单！只需在婴儿游泳时将孩子的脸短时间浸入水中，便能使孩子们形成一种真正的水下安全感。这并不是一项了不起的本领，但是却为孩子们在日后应对危及生命的危险状况做好充足准备。

在参加婴儿游泳时学习过潜水的孩子会对水下的情形很熟悉，浸入水中时不会惊慌并且能够进行有控制的运动。比如，他们在无人监管的情况下意外跌入水中时，能够做出适当的反应，辨别方向，按照目的地前进，多数情况下都能成功到达一个较近的目标——比如在游泳课上就能到达母亲身边或泳池边。

此外，这种与水的亲密接触也可大大减轻您在日常生活中遇到的难题，比如为孩子洗澡、洗头和洗脸。说到底，潜水仅仅是水中运动的一种方式，如果在其他情况下我都能在水中感到愉悦，为什么不能尝试短暂地浸入水中呢？自始至终，我们追求的仅仅是将孩子稍稍地、短暂地、无危险地浸入水中，而绝非创造潜水纪录！

从水上教育学角度出发，在婴儿时期即进行潜水是大有裨益的。在大多数情况下，孩子们都是首先通过潜水学习游泳。他们会将脸浸入水中然后像"狗刨"那样独立前进。许多孩子在这时便不再屏住呼吸，而是学会了"冒泡"，即将空气吐出来。他们往往无须指导和帮助便可短时间内学会将头抬出或转出水面进行呼吸，并且能够非常快速地独立游出很长一段距离。从运动学和心理学层面上来看，潜水行为成为从婴儿游泳向早期游泳过渡的接口。不过在这个时期，旁观者要么会将您的孩子视为神童，要么会指责您作为父母实在是太过狠，要么您全家都会被游泳救护员赶出泳池。

潜水准备，及测试呼吸保护性反射能力

注意：在潜水准备期间，尤其需要"大人"谨慎行事，要尽量避免不耐烦和鲁莽。在准备阶段您就已经可以试探出孩子对于潜水的各种反应。既要看到积极的，也要看到消极的！因此，在准备阶段，非常重要的一点在于，只有等孩子在没有抵触情绪甚至是高兴的情况下完成前一个练习后，才能继续进行下一个练习！只要父母在这个过程中表现出极大的耐心，那么就极有可能在很短的时间内带着孩子初尝短时潜水的乐趣。

- 首先要向孩子"展示"水，您可以让孩子看到水从一个容器中流出来（黄油罐和酸奶杯可以重复利用且便于存放，非常适合在这里使用）。
- 然后可以让宝宝试着"抓住"水。水会顺着宝宝的小手和胳膊流下。
- 然后让水流过孩子的后脑勺和颈部。
- 现在可以开始检查呼吸保护性反射了，其间尤其要注意观察孩子的反应。在用水淋孩子的头部时，要让一部分水也流到额头和脸上。如果孩子马上就闭上嘴巴并且"屏住呼吸"，那么他的呼吸保护性反射本能就还存在（另请参见：婴幼儿游泳的医学说明）。
- 然后就可以尝试进行第一次潜水了。您可以首先让大量的水流向孩子的额头和脸部，做好心理准备。当水像瀑布一样从孩子头顶流下来时，您便可以根据相应的信号（如，数1、2、3）慢慢将孩子的脸浸入水中。

注意！众所周知，未出世的孩子在所处环境中没办法做出跳水或者快速潜水等举动，他们只是在羊水中稳定地慢慢长大，因此呼吸保护性反射仅仅局限于屏住呼吸。孩子绝不会主动吐气！由此引出以下注意事项：

潜水时的正确身体姿态

将孩子浸入水中时要注意孩子的身体姿态和头部姿势！出生一个月内的孩子应使用俯卧姿势——让脸部水平浸入水中，这样能避免大量的水流进鼻腔。但是如果您采用平常的蹲姿，抓住孩子的双臂，将孩子垂直着浸入水中，水会进到孩子的鼻子里，尤其是当孩子被摇晃着快速浸入水中时。无论如何这都会让孩子很不舒服，并很可能会导致孩子长时间拒绝潜水！以后，除了捏住鼻子或使用鼻夹，便只有在学会主动吐气之后才能忘记这段不愉快甚至厌恶的经历了。想要学会主动吐气，孩子们需要进行反复的练习，才能掌握自主控制呼吸的必要能力。通常这最快也需要大概2年！

一般来讲，这种潜水准备方式不仅适合很小的孩子，也适合年纪稍大、从未潜过水的孩子。不同年龄段的孩子在潜水，或在学习主动屏住呼吸时，会有迥然不同的表现。出生未满6个月的孩子往往可以毫无问题地完成潜水准备练习，而超过6个月的孩子要完成潜水练习则明显需要更长时间。一方面，他们已无法再调用自己的呼吸保护性反射本能，另一方面，有些孩子在这个年纪已经懂得害怕，需要设身处地耐心地帮助他们克服恐惧心理。我们应当给孩子一点时间，不能强迫，而是要去接受他们的个性和他们自己做出的决定！这个年龄还有一个非常宝贵的优势，即父母仍是孩子的榜样，而且能够将孩子天生的好奇心快速调动起来。

如果想让潜水成为宝宝和父母在水中活动中一味不可或缺的调味品，您需要随时注意：

在潜水准备、潜水过程和浮出水面时绝不能出现明显的紧张、不安或匆忙。潜水完成后也不能将孩子大力从水中拽出来。这种姿势象征着："好可怕的水，赶快从那里出来！"孩子们会将其理解为某种援救行为，觉得自己处于巨大的危机中。如此一来，潜水这个主题在孩子的记忆中就成为负面经历，在下次面对潜水时孩子们会出于谨慎而提出拒绝。在均衡稳定的运动结束时，将孩子的头从水中抬起来，整套动作才算大功告成，这时要立即将孩子抱在怀里，并对孩子大力表扬。表扬对年幼的孩子是十分重要的。

目前常见的婴儿潜水方式是单手将孩子轻轻地"向前推"。通常您需要托住孩子的后脑勺，在水下将孩子从一个人手中推向另一个人（见图6.1）。

> 注意：首先需要注意的是，如果宝宝非常年幼，应当"缓慢"地进行练习，并且不要推动孩子的颈部，如果推动颈部，孩子的头部会被水的阻力向后压，导致颈椎被过分拉伸。此外，孩子应该额头向前，从上而下斜向入水，只有这样才能保持鼻腔/咽腔中始终有空气，从而避免在头几次短时潜水中呛水。这种头朝下入水的姿势会使空气向上走，但同时空气流动速度又不会太快，这样就不至于使水进入孩子的鼻腔/咽腔。

经验证明，与孩子一起潜水能获得更多成效，孩子的愉悦感也会多很多。

如前所述，头几次"潜水过程"不能超过2秒，自然就不会造成孩子缺氧。试试孩子到底能够坚持多久可不是一种负责任的行为。只要有规律地开展潜水训练，很快便会初见成效，孩子潜水的时间也会越来越长。

您需要在整个潜水过程中密切关注孩子的情况，不要把期望值设得过高。作为父母和教练，您绝不能以一种争强好胜或野心勃勃的心态将孩子浸入水中。尽管让孩子自然而勇敢地与水相处确实是我们的目标，但是缺乏耐心、要求过高和轻视孩子的需求在很多情况下会导致无法挽回的遗憾。

总是会有很多爱好运动、积极进取的父母迫不及待想要大出风头，却不能清醒地认识到成人运动和孩子们与水简单接触之间的区别。这样的父母往往会面临长时间的失望和沮丧！

潜水实践

- 尽可能始终与孩子一起潜水。一方面，您可以与孩子分享这次经历，另一方面，您也可以改变自己对水的态度。别忘了婴儿游泳是父母和孩子共同参与的活动！
- 请始终发出明确的开始信号，只要发出了开始信号，就一定要果断确实地将孩子短时间浸入水中。

- 将孩子浸入水中时，动作要保持轻柔和缓慢。
- 入水时注意孩子的嘴巴和鼻子，与孩子一起潜水更便于观察和控制。
- 潜水时请拉住孩子并慢慢往后退，此时孩子应保持俯卧姿势并随之被拉动。在发出约定的开始信号后，以流畅的动作将孩子拉入水中并拉向自己，然后将孩子带离水面拉入自己怀里。
- 在延长潜水时间前，应该首先提高潜水的次数。只有不断重复，才能进入适应的过程。
- 等孩子完全适应了潜水之后，再谨慎地延长短时潜水的时间。如果已经自然而然地掌握了潜水的要领，还可以尝试其他形式的潜水。创造性很重要！您可以：
    —— 与孩子一起潜游至某个特定的目的地，如救生台（同伴或者泳池边缘）。
    —— 与孩子一起跳水后潜泳。鉴于以后可能会遇到的危险情况，跳水和潜水往往都是作为不可分割的整体来进行练习的。另外，许多孩子一旦学会了跳水，都能在日后非常顺利地掌握潜水！
    —— 采用不同方式潜入水中，同时尝试改变起跳高度、速度和角度（如从垫子上滚下去，从泳池边缘潜水，借助弯把手头向下扎入水中、从滑梯滑下水等）。
    —— 在水中平放一根"泳池浮条"（泡沫游泳辅助器材），让孩子从这下面潜过去。
    —— 一起在水中寻找目标，游向它，如有可能，抓住并把它拿回地面。
    —— 远离救生台，向远处潜游。

想象力没有边界！重要的是让孩子尽可能多地尝试新任务和各种不同的潜水方式，从而习惯潜水。有些时候，会出现大人一头热而孩子却始终不感兴趣的情况，尝试新的方式也许能找到孩子们的兴趣点，进而取得成功。不过我们必须要承认，在极少数情况下，也有孩子确实找不到理想的潜水方式。这和生活中的其他方面一样：例外是永远存在的——即便只是一群小小的婴儿！

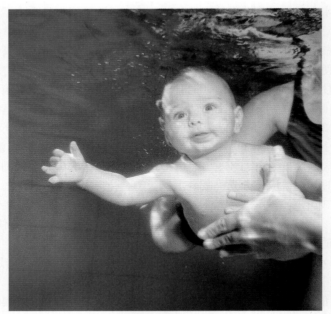

a) 采用向前推动的方式潜水

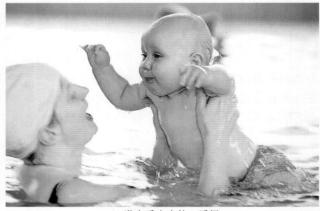

b) 潜水后出水的一瞬间

图 6.1　婴儿潜水

7 儿童在周岁内的发育状况

7.1 运动机能的发育

儿童在发育过程中会经历各种运动阶段。如果遗漏掉某个运动模式，就会带来大问题。比如没有经过爬行阶段的孩子往往会出现平衡感方面的问题。因此在带领周岁以内的宝宝进行婴儿游泳时，我们主要关注的是*头部控制*和*直立*这两种运动过程。

头部控制
头部控制是婴儿出生后 1 个月以内运动机能发育的一个重要目标。

- 只有当头部控制自如后，婴儿才能观察到更远的世界。头部控制是指婴儿在处于任何身体姿势时都能自主保持或摆动头部位置。
- 大多数婴儿在训练得当的颈部肌肉的帮助下，能够独立将头部保持在侧向倾斜位置。但是上下摆动头部是不可能的，因为孩子的头部在这根轴上还很不稳定。
- 侧向头部控制训练可以对肌肉组织起到积极的锻炼效果，从而有助于正向控制的发育。
- 头部控制能力的达成，在很大程度上决定了背部肌肉的发育状况以及坐立和爬行时保持臀部稳定的身体部位的发

育状况，因为颈部肌肉会促进其下方背部肌肉群的发育。

在水下，您可以根据孩子的发育状况通过相应的练习使孩子的肌肉得到训练。但是遵守正确的练习次序也很重要，比如说，如果在孩子的颈椎部位尚不稳定时就训练腰椎部位的肌肉，是毫无意义的。孩子控制头部的方式和方法，是我们选择适当运动练习的决定性因素。

直立
在婴儿能够自如控制头部之后，"直立"便成为运动系统在接下来几个月里的主攻方向：

- 通过坐立和行走，脊柱从完全后凸发展成典型的双 S 型，这一过程在孩子上幼儿园时大概就可以完成。
- 一旦上半身具有了直立起来的能力，孩子们就能从这个世界获得更为丰富、品质更高的感官印象。
- 让孩子们坐直的肌肉群，在下一个运动步骤——爬行中也扮演着重要角色。
- 能够爬行的婴儿已经可以有针对性地探索和发现周围的世界。
- 如果孩子尚不具备爬行的能力，则通常会很晚才能获得"探索和发现周围世

界"的经验，因为爬行是不能在同一时间被步行取代的。

- 爬行是平衡系统的重要推动力，而平衡系统在稍后学习走路时会起到十分重要的作用。帮助孩子学会爬行是十分有意义的。在学习爬行的同时，其他肌肉群也会得到所需的力量练习。
- 我们还可以很早便开始训练对走路起到重要作用的四肢肌肉群，这样孩子们在日后便可以很轻松地学会站立。

7.2 感知的发育

感知是指感官知觉与反应之间的关系。它的发育状况并不局限于单个感觉器官是否运转良好这个层面。

水能够向孩子们传递出各种各样的印象，要求孩子们用不同层面的感知做出反应。单独待在水中对仅几周大的婴儿而言是十分刺激的经历。水从四周涌向孩子的身体，温度也很特别，父母的表现也异乎寻常，从听觉上来说，泳池里也充斥着特殊的氛围。如果我们想要有意识地培养孩子们的感知能力，那么就必须了解感知发育最重要的过程。在水中最重要的感觉系统显然是视觉、触觉和听觉系统。

看，即视觉系统

- 刚生下来几周的婴儿无法将视线聚焦在某一物体上，这种能力需要大约4个星期才能发育完成。

- 再经过4个星期，婴儿便可以用眼睛跟随着物体移动一段距离了。
- 大约3个月后，婴儿能够短时间仔细观察物体，如自己的手。
- 接下来几个月，孩子在各个轴向上跟随物体移动目光的能力会日益增强。在形成用手支撑身体或（稍后）笔直坐立的能力的同时，视觉能力随之也越来越完善，并成为平衡系统的重要组成部分。
- 大约1年后，眼睛结构的发育结束。孩子在这时已能够准确地找到小物体，并且在将眼睛和头部垂直运动到极限时也不会摔倒。

"看"的感知元素开始发挥作用：比如，孩子开始识别不同的形状和颜色，区分不同的方向和距离。

仅仅看到一个球并不是感知，在看到之后还要有目标地去抓住它才是感知。在孩子对距离的感觉还没有发育成熟的情况下便要求孩子去抓住漂浮在30厘米以外的球，这个做法毫无意义。尽管如此，漂浮着的球确实有助于视力调节能力（通过眼睛聚焦看清不同距离的物体）和空间知觉的发育。

触摸，即触觉系统

触觉系统包括触感、疼痛感和温度感。

就婴儿游泳而言，触感和温度感尤为重要。

早在出生几周时，婴儿便能对皮肤刺激做出反应，他们在感受到接触后会缩回手臂或腿。皮肤很早便是传递信息的器官之一。摸索、吮吸和吞咽反射也都是通过皮肤或黏膜接触而触发的。起初，触感能力并不具有明显的多样性。随着中央神经系统的继续发育，宝宝很快便能够用指尖感受到接触。由此使各种各样的手部运动机能得以训练，这些运动机能对于抓取学习的过程十分重要。触觉方面的感知能力随之发育，在此时让孩子接触到多种多样触摸刺激、经常性地抚摸孩子、用各种方式进行触碰是非常重要的。触觉方面的感知能力是肢体和自我意识的开端。

在这个方面，水扮演着特殊角色。游泳时，宝宝被水包围着，他们能感觉到柔软和被环绕。有知觉障碍的孩子在水的不断刺激下也能体会到过度刺激感和不确定感。

而且，宝宝们并不是单独待在水中，而是跟穿得很少的父母在一起。这样宝宝就可以与父母进行大面积的皮肤接触，在很大程度上激发触觉方面的感知发育。

听，即听觉系统
虽然新生儿的感觉器官能够接收到强烈的声波刺激，不过孩子的反应还是基于反射。只有中央神经系统先行发育，才谈得上具有了感知能力。大约出生 3 个月后，婴儿便能够有意识地往声源方向转动头部。这时的他们会对噪声和人声越来越感兴趣。这种倾听对孩子稍后的语言发育有很大帮助（在孩子出生后 4 周时，应在新生儿体检中进行听力测试，从中对可能存在的问题及时采取应对措施，争取使语言发育不受或尽量少受影响）。

接下来的发育过程中，孩子们会学习区分不同的声响并理解单个声响所对应的含义。比如摇动瓶子就意味着要喝水了。而不行或者真乖这种表示指责或者表扬的信号语，对孩子们来说也意义非凡。

有趣的是，看和听的能力是联系在一起的。很小的孩子便能够将钟表指针的转动和发出的滴答声联系在一起。甚至在有些时候，要是能看到指针，他们听到滴答声的概率也更高。孩子们将不同的感觉相互协调，以听知觉为基础发展运动机能行为，从而更好地认识世界。

其他感知能力，如空间知觉和方向辨认能力等，也可以在早期游泳中得到极好的锻炼。

7.3 协调能力

根据 Ernst J. Kiphard (1970) 对运动协调的定义，他认为"协调"即"整理组织"："使肌肉、神经和感官协调并尽可能简约地共同协作，以完成目标明确、均衡可靠的运动行为，并根据环境的不同快速做出反应……"

需要注意的是，协调能力并不是天生的，在出生时这个能力根本没有发育完全，只能随着各种学习过程逐渐完善。就这方面而言，婴儿游泳就正好有助于及早地提高孩子的平衡能力、方向感、反应能力和配合能力。

平衡能力

一旦孩子能够可靠地控制住头部，便可开始使用游泳圈。如果游泳圈不够大，父母或教练需要考虑到孩子在第一次尝试时很可能会向前倾倒，然后脸部浸入水中。但是，只要借助相应的辅助器材进行练习，孩子们很快就能提高自己在某一方面的平衡能力。这通常在他们还不能行走，甚至还不会爬行时便已经实现了。

这对于孩子们来说正是宝贵的运动经验，对于他们稍后在陆地上学习爬行和行走非常有帮助。

方向感

方向感是指孩子能够以环境和时间之间的关系来估计自己所处的位置。这时需要孩子们主动去感觉行为动作的空间条件。孩子们应当能够根据设定的空间（如泳池）或对象（如球）准确调整自身的行动。视知觉对此负主要责任。

在水中，您可以采用多种方式来训练孩子的方向感。经典的范例教学是：将有趣的物体（如球或者会叫的小鸭子）分别放在水中不同地方，然后让孩子去拿到它们。

配合能力

配合能力指的是，根据特定的行动目标在空间、时间和动力上调整肢体各部位的运动，即将不同的运动过程相互结合起来。

在初级练习时，可以让孩子凭借自己的动力（手臂或腿）到达漂浮在水面的球然后抓住那个球。

反应能力

反应能力与方向感是紧密联系在一起的。就反应能力而言，我们不仅仅看重孩子的反应是否快速，他们能否适应环境并针对环境做出适当的反应也至关重要。为了做出快速且正确的反应，孩子们必须首先学会定位。反应的发生往往是基于听觉或视觉信号。因此，孩子们在接收到明确的信号后是否能够做出同样明确、可靠的反应，是十分重要的。

最佳的示范教学是在发出明确信号后潜水或跳水。

协调能力总是相互联系，共同起作用。协调能力的发展自然离不开个体生理的成熟过程、运动行为的程度和质量、训练和教育的方式以及经济和社会的影响。除了单纯的运动练习，一岁以内的孩子也可以通过花样繁多的知觉游戏来影响和提高协调能力。人们往往会发现，经常运动的孩子会表现出更棒的协调能力。由此可见，针对性和多样性的运动刺激有助于这种能力的发育。相反地，缺乏运动刺激和玩耍机会——无论出于何种原因——都会限制协调能力的发育。

在幼儿园和小学里，缺乏运动机能协调能力的孩子会表现出尤为明显的差异：他们的肌肉行为和反应总是让人感觉不相称、不恰当、不实际，要么太弱要么太强，要么太慢要么太快，要么太欠缺要么太过度。这样的孩子总是会显得不聪明，甚至于有些笨拙，因为他们无法目的明确地支配需要使用的肌肉力量。可见，人们现在就应当行动起来，通过尽早的运动刺激，例如通过婴儿游泳对协调能力的发育起到积极的作用。

8 一岁以下

参加婴儿游泳，尽早为"如居水中"做最好的准备

多年来在婴儿游泳教学实践中积累的丰富经验和对儿童发育状况的普遍认知，很早以来就促使我们在教学服务中着重以发育为导向进行课程划分，反而较少关注婴幼儿的年龄。我们必须时刻提醒自己：每个婴儿都是如此地不同，就像随意组合起来的成人群体。只有这样，我们才能适应婴儿们在最初几个月里表现出来的巨大的成长差异，这些差异会随着时间的推移进一步加剧。

尽管如此，在实际工作开始前人们还是必须寻求普遍适用的标准作为指导。这里就向人们阐述了正确的处理方式。

虽然没有人指望课程教练或父母对儿科知识"无所不知"，但是既然身为课程教练，就应该了解儿童的运动模式和行为模式，将其归入儿童相应的发育阶段并做出恰当的反应。为此，课程教练不仅需要一定的观察能力，还需掌握理论基础知识。对于大多数家长来说，具备类似的知识水平也能使孩子们的水中教育乃至生活中的方方面面受益无穷。

8.1 6 个月以下

宝宝在处于这一月龄时，需要大人们在水中一直托护着，运动也只能是"被动的"。这一时期的教学重心如下所述：

- 让宝宝和父母亲近水。
- 熟悉水这一新的运动环境及其特性。
- 了解在地面上和在水中运动的不同。
- 积累丰富的身体经验（比如，在几乎不穿衣服的情况下进行大量的皮肤接触和依偎），培养身体感觉。
- 父母在与孩子打交道的过程中赢得孩子的信赖，成为孩子心目中永久的"安全感依附者"。他们学会处理孩子事物（参见第 8.3 节），使孩子们在新环境下增强对自己的基本信任感。如此才能不断构建父母与孩子之间所必需的信任关系。第一阶段对于进一步与水建立关系至关重要，因此，爱、平和、理解与耐心缺一不可。期待过高或拔苗助长都会永久破坏信任感。
- 父母应介入教师的角色，因为课程教练还不能直接与婴儿交谈。

8.2 7个月至12个月

孩子差不多到了会爬行的年纪，自主活动性增强。他们在这个时候从被动运动变为主动运动。

- 随着活动范围的扩大，他们开始对其他课程参加者产生兴趣。
- （并且）运动技能和平衡感得以发展。"泳池边"成为一个需要重视的话题。因为在岸边滑倒或摔倒的危险随之而来。防滑地板袜在这时可以派上用场。
- 视月龄和发育状况，这时可以开始让孩子进行抓握练习，起初是无意识的，后来变成有意识的，抓住玩具和重新找回玩具成为孩子生命中的一件大事。大人在这时可以开始和孩子们一起玩"给和拿"游戏。
- 重要：课程教练不应错过第一次直接与孩子单独交谈的时间点，因为这也是建立信任感的一个基础！

8.3 操作方法

如果既不想限制孩子们的活动自由，又不想绷紧神经极度紧张，我应该如何在水中正确地托护孩子，同时还必须注意哪些事项？这里最重要的建议是：只在必要的情况下尽可能少地提供帮助！当然，直接的身体接触和熟悉的声音在第一堂课上是非常重要的，尤其对于低月龄的宝宝们来说，能够帮助他们

克服对新环境的困扰（如噪声、气味等）。此时应与孩子的视线齐平，以便持续控制孩子在水中的位置（口/鼻），此外还应通过直接的目光接触传达更多的安全感。

为了让宝宝能够目的明确地使用他们的手臂，在托住孩子身体时应注意为其保留足够的活动空间，不要紧紧夹住其肩膀。

俯卧位时的"胸部托护法"—— 单手或双手
使低月龄的小宝宝处于俯卧位，用一只手的手掌托住宝宝在水里移动。此时手掌与中指构成孩子胸部的支撑面，大拇指和小指位于腋窝之下（放平，切勿插入！），而手指根部明显隆起的位置可以在必要时枕住孩子头部。另一只手可放在孩子背部用于稳定和保护（采取这种手法还可以将孩子安全地转至仰卧位），或者用手沾水润湿颈部区域，这能引发四肢的反射运动，因为神经通络汇聚于颈部区域。

如果宝宝的月龄已经偏大，身手非常敏捷，或者父母的手过小，则可以用双手托护。此时孩子同样卧在双手手掌上，两只手的大拇指构成侧面支撑。双手并拢，让孩子的头部枕在手指根部的隆起部位。

"仰卧托护法"
孩子处于仰卧位时，实际上只需要支撑头部。合理的做法是将孩子的头部直接放在或紧靠在自己的肩膀上（屈膝，使孩子处于水平位置，而不是呈坐姿）。这种姿势的主要优点在于，

父母可贴近孩子耳朵轻声、平静地说话；其次，孩子在受惊时不会将身体突然伸展，因为过度伸展会使水从后方或上方流入鼻腔，让孩子感到非常不舒服。如果孩子已经习惯了新的环境，则可以加大距离，将孩子头部放在一只手（或双手）上，手臂伸开，拉着孩子在水中缓缓穿行。父母也可以将孩子掉过头来，让他躺在自己伸展开的臂弯中，就像躺在篮子里一样，此时孩子的头部搁在父母的双手里，而父母的胸部则支撑着孩子的小脚。这样的姿势能让孩子自然倾斜，对抗水中的阻力（见图 8.1 a、图 8.1 b）。

"浴缸托护法"

这种托护法类似于分娩后医院会向所有父母培训的如何在浴缸里安全托举住孩子的方法。浴缸托护法分为俯卧位和仰卧位两种。在使用这种托护法时，父母可以伸长或弯曲手臂（远近交替）带着孩子做大幅度的圆周运动（见图 8.1 c）。

"腋窝托护法"

这个名称容易引起误解，因为其实并不应该直接用手抓住婴儿腋下。

当宝宝需要在垂直体位下进行练习时，就需要用到这种托护法。此时我们用双手环抱孩子（大拇指在肋骨前），深入腋下，但不应弄痛孩子！每只手的其余四根手指放在孩子背上。只有当孩子们能够完全掌握头部控制技巧时，才能使用这种托护法。否则父母需要将手指稍微向上挪动，以便从侧面支撑过

孩子的头部。

"海豚托护法"

这是一种非常安全的托护手法。孩子以俯卧位趴在成人的前臂上，宝宝靠外那只手臂被牢牢抓住。家长的另一只手臂从孩子靠内那条腿下穿过，然后从上面（掌心在上/大拇指在下）握住孩子靠外的那条大腿。此时家长不仅可以在水中移动孩子，而且还可以瞬间将孩子从水中托起——就这样在水中和水面上交替变换。喜欢并能够安全潜水的孩子可以在做好准备之后从"水上"位置头朝下潜入水中，就像跳跃的小海豚一样（见图 8.1 d、图 8.1 e）！

"双手抓握法"

如果孩子月龄满 6～8 个月，父母就可以握住他们的小手，帮助他们从坐姿或站姿滑入或跳入水中。如果孩子并没有做好准备，显得小心翼翼和犹豫不决，就不要抓住他们的手臂或双手将其拉入水中，因为孩子会不再信任你。将孩子们保持在水面的高度，或在入水之前提供保护，会有帮助得多。但是，如果孩子一定要您抓住，则应该耐心等待孩子的动作，不能违背孩子的意愿强行将其拉入水中，最好托住孩子的身体，通过缓慢且平稳的移动将他抬进水中（见图 8.1 f 至图 8.1 h）。

8.4　课程结构和组织

就课程结构和组织这一主题，在这里简要讲述婴儿游泳时的几个要点。

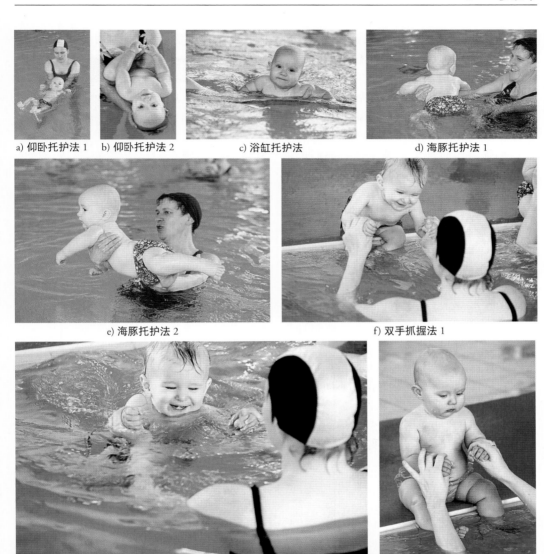

a) 仰卧托护法 1　　b) 仰卧托护法 2　　　　c) 浴缸托护法　　　　　　d) 海豚托护法 1

e) 海豚托护法 2　　　　　　　　　　f) 双手抓握法 1

g) 双手抓握法 2　　　　　　　h) 双手抓握法 3

图 8.1　托护手法

- 首先要决定是参加*固定游泳课*还是*不固定游泳课*。配备固定课程教练的固定游泳课，是水上教育学的重要组成部分，能够积极正面地施展水上教育学的所有内容，实现所有目标。
- *不固定游泳课*的一大优势在于，为父母们提供了时间上的独立性。他们可以根据家庭日程表随时带宝宝探索水的奥妙。不需要被游泳课的时间所约束，也不必为来不及参加的课程买单。不过，不固定游泳课对于孩子来说是弊大于利的，因为像这种随心所欲的戏水，必定会丧失婴儿游泳的许多益处。
- 团队成员的多少主要取决于泳池大小，不过，为了一目了然，更好地照管学员，最好不要超过 8～12 人。在较大的泳池内，人数也可以相应地增加。
- 根据课时和课程持续时间的不同，切合实际地规定课程内容和目标。
- 在制定教学方案时，还要考虑到循序渐进地安排课程，从而实现安全游泳的长远目标。

更多相关信息参见第 21 章。

婴儿游泳的课时表

应以 45 分钟为一个练习单元。所有数据均为粗略估计，可随着课时的推进不断变化，具体视婴儿月龄、当天的状况和当时的时机而定。表 8.1 提供了一份课程计划表的概览。

表 8.1　　　婴儿游泳课时表

持续时间	练习单元
5 分钟	**入水：**问候，唱欢迎歌，有时可能还需介绍新学员。简短介绍课程重点
10 分钟	**教学套路和复习：**"热身游泳阶段"，复习和尝试已经学过的内容。在这段时间里，课程教练要获取有关学员的简要信息（当天的状况，可能存在的问题）并思考每个人个性化的练习方式
5～10 分钟	**个性化练习阶段：**自由玩耍，探索新动作，练习新学到的内容。课程教练单独指导并提供详尽的帮助
5～10 分钟	**放松：**视需求而定，自由玩耍或共同游戏，如转圈游戏
5 分钟	**结束课程：**唱结束歌或围成圆圈告别，学员之间交流信息

对教学安排的建议

- 课程安排应依据固定的模板，每堂课都按照类似的方式进行，为婴儿提供指导方向和安全感。
- 45 分钟的练习时间已经足够了。不过，一个月左右的小婴儿通常仅需 20 ～ 30 分钟！
- 每节练习课均应包含一个用于调动情绪的开场和一个结束课程的告别。
- 内容设计要富于变化，安静与运动密集

的教学阶段应交替出现，从而获得休养生息的契机。

- 任务的难易程度应根据能力选择并循序渐进地提高，系统性地安排练习顺序，细化分步教学，既不能要求过高，也不能要求过低！
- 以学过的内容为基础来学习新内容。
- 尽可能多地变换练习内容，让全身都运动起来。
- 在圆满结束练习之前，提供大量的机会供孩子尝试。在此期间尽可能不要纠正或提供主动肢体帮助。在主动引导之前，先认真观察。
- 对于月龄较大的婴儿，应鼓励其独立找到运动解决方案。
- 将运动任务"植入"游戏中，鼓励婴儿尝试和参与。婴儿会以自发的运动作为响应。
- 游戏器械可以作为运动诱因，刺激孩子做出运动行为，但在不需要的时候不要将游戏器械放在水中或岸边，因为许多小孩会因此而分心。
- 开放式运动任务有利于激发创造力。因此应在课程表中安排足够的自由玩耍时间！
- 考虑到婴儿的专注时间比较短，每个学习流程持续 5 分钟（最多 8 分钟）已足够，对于有些婴儿来说，5 分钟都已经太长了！
- 各项练习常常需要重复足够多的次数才能达成稳定的学习效果。通常应重复至少 3～6 次！

- 在婴儿觉得无聊之前，及时改变练习内容！
- 在适当的时候，慢慢地减少婴儿与父母的身体接触，同时加强婴儿与其余团队成员和课程教练之间的接触。

8.5　教学的组织形式

围成一个圆圈
- 在课程开始和结束时。
- 作为"共同体验"的信号。
- 向团队发布各种通知。
- 体操练习。
- 唱歌。

面对面
- 合作游戏。
- 搭档练习。
- "镜子游戏和练习"。

搭档练习
- 进行困难的练习，如交换婴儿。
- 用于营造特别专注的氛围。

循环训练
- 可替代普通的课程安排。
- 在扩展的探索阶段作为"主线"练习。
- 当团队成员较多时，所有孩子都有大把的时间可以运动，而无须浪费太多等待时间。

单独练习

- 借助游泳辅助工具练习时，特别是在第一个学习阶段。
- 练习较难的托护方式时。
- 在团队练习之间用来放松。

泳池边

- 跳跃和攀爬。
- 抓扶。
- "学会等待"。
- 作为"跑过垫子"练习的起点。
- 抓住边缘双手交替向前移动。
- 休息。

自由玩耍

- 每节课结束时。
- 自行探索。
- 放松休息。

根据组织形式安排练习的范例

围成一个圆圈

- 所有人托住孩子的臀部，将孩子正面向前推到圆圈中央，然后再向后拉回。重复数次！
- 所有人将孩子举在空中并带到圆圈中央。在中间位置将孩子慢慢降低使其浸入水中，然后再向后拉回。重复数次！
- 将装有小球的桶在圆圈中央倒空。所有人都应留神，不要让小球从圆圈中漂走。

- 先用双手来回推一个大韵律球，然后用双脚来回踢。

面对面

- 两名孩子来回推一个健身球。
- 同时举高两名孩子，左右推，或前后推。
- 所有人面对面站成两排，相互走近和走远。其间应完成不同的任务（蹦跳、爬行等）。

循环训练

最早在婴儿 7～12 个月的时候即可进行。在一组动作中设立多个练习站，如跳跃、爬行、跑动、保持平衡和攀爬等，然后依次完成各站规定的练习内容。在开始练习时，一组动作只需包括三个练习站，可如下设计：

1. 孩子坐在泳池边，收到信号后跳入水中。如果是小婴儿，应小心地将其拉入水中。

2. 在水中放两块垫子。孩子在课程教练的帮助下从一侧爬上垫子，然后从另一侧爬向母亲。

3. 父母站在距离泳池边大约两米的地方，在接到孩子后将他推向泳池边。孩子在到达泳池边时应抓牢泳池边、双手交替向前移动或爬出泳池。

一组动作应循环两到三次，才能达到既定的学习效果。想象力不受限制，但请结合孩子自身的发育水平！

单独练习

- 使用游泳圈进行平衡训练，稍后改用充气手臂圈或游泳浮棒。父母应试着减少对孩子的扶持，只在必要时伸手帮忙。
- 父母要尝试让孩子自行爬上泳池边。不用直接把孩子抱出去，只需要从旁确保安全并提供少许帮助。单独练习是非常有意义的，因为一开始每个人都有自己的节奏。
- 紧张的练习之后，不要忘了给孩子一个大大的拥抱！

泳池边

- 孩子在收到信号后跳入水中，或被轻轻地拉入水中。
- 孩子独立爬上泳池边。已经学会爬行的孩子应独立在泳池边继续爬行一段距离！
- 孩子坐在泳池边，等待开始信号（从大约一岁开始）。

自由玩耍

人们也喜欢称其为探索。除了极少数的例外情况，我们认为不要使自由玩耍占据一堂课的太多时间。注意：在一个空空的游泳池里，探索的意义不大。想让婴儿自行踏上探索之旅，那就必须让他真正发现点什么。这时需要大人们发挥创造力。

8.6　一岁以下的动作练习

体操

父母帮助孩子变换各种体位，采用不断变化的节奏和不一样的托护手法，领着孩子向不同方向在水里移动，这种被动的动作练习能够以温和的方式活动孩子的关节和脊柱。宝宝无论怎样被托护，各个身体部分都会或多或少承受负荷。

通过各种托护手法，孩子们的躯干肌和臀部肌肉能得到有效的锻炼。参加婴儿游泳，能使孩子们在人生早期便开展有针对性的动作练习。这里有几个练习示例。

放松/调动

用双手托住宝宝上身，将宝宝来回摆动。其间保持孩子身体垂直，将其浸入水中直至肩膀。由于水的阻力，双手托护位置以下的身体部分会向一侧弯曲。可以通过摆动的速度、摆动的频率和摆动的幅度使训练内容富于变化。此外也可以变换托护手法。父母可以托住宝宝的腰椎部分，按照刚才所述进行练习，这样就能使托护位置以上区域活动起来，即胸部和颈椎。

重复练习两至三次，每次持续大约30秒钟。在每次练习期间别忘了将孩子抱进怀里。

强健肩颈肌肉

用双手托护宝宝上身，先慢慢地向一侧，然后向另一侧倾斜宝宝。此时宝宝会控制住自己的头部，将其保持在某个位置。即便是新生儿也掌握了在侧向倾斜位置控制头部的能力。因此这项练习可以由所有宝宝共同参与。

强健前面和后面的躯干肌

仅适用于已经可以朝各个方向扭头的宝宝。用双手托护宝宝上身，将宝宝仰面放在水面上。此时宝宝整个身体是露出水面的，背部稍微浸入水中即可。进行这项练习时，宝宝的头部不应向后仰，而是应该保持下巴紧贴胸口的姿势。关键是要慢慢地进行练习。然后小心翼翼地从仰卧位变为俯卧位。此时宝宝会反方向移动头部，即将头向后靠。重复练习多次，间歇时将宝宝搂进怀里以资鼓励。

强健肩部肌肉

抓住宝宝的小手（宝宝的小手要握住自己的大拇指），小心地将其拉入水中。此时宝宝应保持手臂弯曲，这就需要用到肌肉。如果宝宝还没办法使手臂弯曲，要么家长从下方用膝盖稍稍将宝宝抬高，要么中断练习。不过，许多非常年幼的宝宝也具有肌肉张紧的能力，从而掌握这项练习。担心宝宝的关节负荷过大是没有根据的，因为水的浮力能够最大限度抵消孩子的体重。

婴儿游泳最重要的游戏器材

- 牢固的厚垫子和/或可以随意移动的薄垫（孔垫等）。
- 泳池边。
- 不同大小和性质的球。

- 浮棒。
- 毛巾。
- 小工具和玩具，如塑料玩具、动物玩具和碗等。
- 浮板和浮浆（一种中间横杆两头浮块的游泳辅助器材）。

8.7 游泳辅助器材

游泳辅助器材是指在游泳时能够支撑人体漂浮的辅助工具，市面上的游泳辅助器材种类繁多，我们推荐使用游泳圈，之后再使用充气手臂圈，因为它们易于操作，特别安全。练习示例见图 8.2。

游泳圈

正确使用游泳圈，能最大限度地帮助孩子积累平衡与空间定位方面的经验。此外，它也有利于强健躯干肌和肩部肌肉。由于游泳圈具有不稳定性，因此也是进行平衡训练的最佳工具。许多孩子在首次游泳时都把自己"挂"在游泳圈里，他们最初在平衡方面会存在许多问题，因此很容易将游泳圈弄翻。

大多数父母都会对此感到急不可耐，他们试图特别用力地托住孩子，帮助其不再"倾翻"。但是，这样做也剥夺了孩子学习的机会。这里需要再次强调，只有适当的帮助才能帮助孩子取得成功。只需将孩子的身体姿势稍加调整，就可以在相对较短的时间内教会孩子如何独自安全地待在游泳圈里并向前移动。

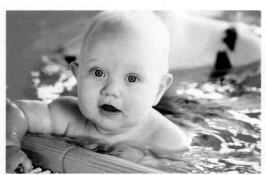

a) 在泳池边

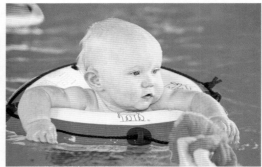

b) 在游泳圈里

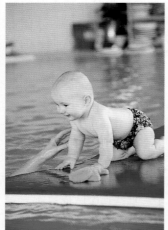

c) 在垫子上

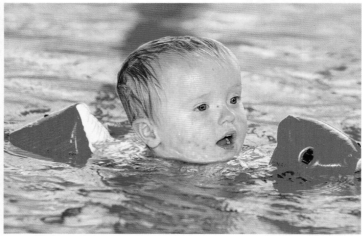

d) 充气手臂圈

图 8.2　练习示例

充气手臂圈

对于一岁以下的孩子，只有当背部和肩部肌肉经过训练足够强健时，才可以使用充气手臂圈。事先可以将充气手臂圈作为游戏器械供孩子探索和接触，以免他们抵触。

在孩子们进入第二个年头后，充气手臂圈才会表现出越来越重要的作用。孩子们在充气手臂圈的帮助下，可以离开父母的钳制，独立对周围的世界展开小小的探索。他们很快就学会享受这全新的自由体验。在孩子一岁至两岁这个阶段，充气手臂圈的主要作用是支持孩子的探索行为。尽管如此，也不能长期依赖于充气手臂圈。如果孩子们在一整节游泳课上都穿着充气手臂圈，那么就会错失那些不使用游泳辅助器材（或使用其他游泳辅助器材）才能获得的宝贵的运动体验。对于游泳课而言，多样性是非常重要的。为什么不穿十分钟的充气手臂圈、十分钟的游泳圈，然后使用十分钟的浮棒呢？从全面发展运动机能的角度来看，只有多样性才能取得成功。不过，我们也十分反对这样一种趋势：父母任由孩子三心二意，任何事情都半途而废。

认生阶段

一旦孩子们意识到自己是一个独立的存在，并不是监护人的一部分时，他们会感到不安，而且需要时间来消化这种全新的认知。这种情况通常发生在孩子大约7～8个月大的时候。此时孩子通常会第一次出现"认生"现象。他们消极应对与最亲密监护

人的分离，同时非常强烈地将熟悉的和不那么熟悉的人区分开来。这个阶段在成长过程中非常突出，通常表现为拒绝陌生人。有些孩子会经历多个认生阶段，在大约12～14个月时最为典型。大人们一定要明白，所有孩子都会经历这样的阶段，但

- 并非所有孩子都在同一时间出现"认生"现象。
- 并非所有孩子持续的时间和认生的强度都一样。

认生阶段是儿童发育过程中决定性的一步，无法避免。课程教练常常要耗费大量的精力，鼓励父母坚持下去。特别是第一次做母亲或父亲的那些家长，课程教练应向他们解释，该阶段并非仅仅发生在水中。对父母来说，认生的现象在游泳课上非常突出，他们往往会误以为孩子在拒绝水。

我们发现，让当事人在练习课程时根据自己的意愿离开团队，是很有帮助的。当小孩子意识到没有人接近自己时，他们通常会在很短的时间之后自己走近其他团队成员。

婴儿哭闹

造成这一月龄段的婴儿哭闹的原因多种多样，因为他们还不能以其他方式交流。就算成人通常也需要很长时间才能闹明白这种行为的原因，但是哭泣或吵闹在极少数的情况下才与水相关。

以下哭闹原因更为常见：

- 饿了。
- 尿布湿了（在水中极为少见）。
- 太热或太冷了。
- 需要身体接触了。
- 经历太多，累了困了。
- 潜伏着某种儿科疾病。
- 身体不适，疼痛（例如长了一颗新牙）。

- 以上都不是，这只是婴儿独特的交流方式！

一岁以下的婴儿在学习游泳时经历的各个阶段

在表 8.2 和表 8.3 中再次总结了一岁以下的孩子在参加婴儿游泳时需要经历的几个重要的实质性阶段。

表8.2　6个月以下的婴儿学习游泳需经历的各个阶段

练习	目标/效果
在家里第一次洗澡	通过在浴盆中的第一次共同洗澡进行身体接触并建立信任
在家里第一次淋浴	淋浴对于孩子们来说并不轻松。异常声音、异常操作、温度波动以及水滴在皮肤上发出的奇怪的咖嗒咖嗒声，会让一部分婴儿深感不安
第一次光临游泳池	充分做好准备（参见"婴儿游泳基本知识"）非常重要。尽管如此也不要低估外部环境给孩子们带来的干扰（噪声、气味、温度和家长的紧张情绪）
第一节课	第一节课的关注重点不仅是身体方面的成长，更多应该是让孩子以谨慎的态度去亲近水，只要家长坚持"训练"，锲而不舍，只需短短几周就能让宝宝适应水这一环境，并高兴地坚持上完一整节课
第一次与父母潜水闭上嘴巴！在游泳和潜水时做到不呛水	通常在最初的几节课上就能成功，阻碍通常源自父母的心态。几节课后宝宝们就会懂得在做某些动作时应该闭上嘴巴，不管游泳池水多么有诱惑力
体验仰卧位	父母用手托住宝宝的肩膀或后脑勺，或者用肩膀支撑住宝宝的头部，带领宝宝在水中向后穿行。让宝宝在仰卧位时通常非常放松和享受！低月龄的宝宝们躺在孔垫上，就如同在摇篮里一样，在水里摇晃。
第一次"单独"躺在孔垫上	"放开"垫子是成人必须迈出的重要一步

表8.3　7～12个月的婴儿学习游泳需经历的各个阶段

练习	目标/效果
"识别"信号	例如：1……2……3……潜水！从一开始就如此练习，让婴儿有意识地识别信号并有意识地做出反应（也有一些孩子目前还未能掌握，但成功指日可待）
单独待在游泳圈里	可锻炼平衡感，当大人想要"放手"时，孩子必须具备平衡感
穿上充气手臂游泳圈独自以俯卧位和仰卧位游泳	这时孩子们可以表得第一枚游泳奖章——象征着游泳能力的"金色充气手臂圈"！
独自在浮条上漂浮	一段摇摇晃晃的经历，可培养平衡能力和协调性！
独自坐在坐垫上	婴儿应保持平衡坐在垫子上，通过养有意识的"下水"和无意识的"滑落水中"，学会快速定位
一起聚集在大垫子上	婴儿应保持平衡坐在垫子上，通过有意识的"下水"，学会快速定位。能接纳其他孩子进入极其狭窄的空间同样也是非常重要的。良好的平衡感也不可少。父母必须忍受宝宝不小心从小垫上滑下来这种"风险"，但在宝宝需要帮助的时候，又要迅速就位
仰卧位	相对来说，许多较大月龄的婴儿此时已经很难做到仰卧位游泳了。他们不再觉得自己只是妈妈的一个附属，而渴望和他们的小"同学"们一起玩。如果大人让他们仰卧躺下，他们会蹬着双手双脚地反抗，因为对于他们来说，好奇心远比起放松来得重要。由于耳朵浸在水里，眼睛看着天花板，他们没法接触其他宝宝。这也是他们反抗的原因。不过，由于仰卧位是放松学习中必不可少的一部分，因此大人们应细心周到地鼓励宝宝们继续练习，直到宝宝放松下来并愿意仰卧躺下
抓住池边、挂在池边（抓稳），爬出泳池	在漂浮物（大垫子）上，和其他孩子一起唱歌和围成圆圈做游戏
在泳池边坐着并蹬腿	泳池边作为训练工具和"自救"场所变得越来越重要
向水中吐气——"冒泡泡"	第一次意识到"陆地"和"水中"运动的区别
在父母的陪伴下或独立游过一小段路程	对于潜水时的呼吸控制至关重要
小组练习	在水面和水下获悉方位，平静且安全

8.8 对课程教练的特别要求

在婴儿游泳中，学员的任何进步从一开头就在很大程度上取决于课程教练的能力。课程教练应该推动教学进度并为学员创造必要的条件，此外还要能掌握全方位的任务要求，这就需要他具备全面的能力。课程教练应该：

- 组织整个课程和每节教学课。
- 依据可靠的结构和套路保持计划内的教学流程，但也应根据当前需要灵活处理。
- 以亲切友好、真诚坦率和乐于助人的态度对待每一名团队成员。
- 在行为举止中展现能力、传递安全感，尽可能从一开始就获得父母和孩子的信赖，不过同时也要树立权威人士的形象。了解父母们各种各样的期望。父母希望得到帮助，同时又想要享有自己的行动自由。因此课程教练应向他们解释清楚教学的目标、背景、关联和变化。
- 支持和鼓励父母，帮助他们了解孩子的行为和能力。如果孩子的行为令父母感到紧张，要对父母进行安慰，表示理解和同情（认生和哭闹时）。
- 将整个团队聚在一起，寻求团队共性，

引导团队成员的所思所感，帮助团队成员相互了解，打破可能存在的顾虑，鼓励互助。在出现问题和不安定因素时，即使超出了游泳范畴，也要提供帮助。
- 记住父母和孩子的名字，要能够单独打招呼。
- 采取安全措施，注意遵守安全规定，并在必要时进行干预。
- （像父母一样）在水中与孩子们的视线齐平，方便触碰、倾听和感受，即便这对于月龄较小的孩子还起不到直接的作用。
- 准备教具和器材，并灵活运用。
- 在所有人都集中注意力后再宣布任务，使用简洁明了的指令传递给团队中的所有成员，首先是让父母明白，后期要让小朋友们也了解你的意图。
- 做口头指导或亲自示范，纠正错误动作，必要时将任务拆分成单个步骤。
- 在练习之前给孩子提供足够的时间研究需要用到的器材。
- 婴儿月龄越小，关注力就越弱，体质也越差。因此要调整练习持续时间和强度，以及说明和等待的时间。教学内容可以不必多，但应重复练习并注意富于变化，这样才能巩固托护手法，练好基本功。

9 一岁至两岁

9.1 情感表达的特点

到了这个年纪的孩子，通常还是应该继续与父母一起参加亲子游泳课。由于刚满一岁的孩子在地面上和在水里都已经能够独立前行，并且想要尽情享受这种全新的自由，因此这一阶段常常会令大人们绷紧神经。不过，这个年纪的孩子也非常需要父母的关照。

小家伙们的情感发育在这一阶段以内心冲突为主：他们一方面由于活动能力变强开始从空间上远离看护人，但是另一方面他又因为远离看护人而感到不安！一旦看护人离开了他们的视线范围，或一个人无法成功实现某个意图时，他们就会寻求保护。既渴望活动自由和独立自主，又想寻求亲近和保护，这两种情感相互交织。

类似的心情也发生在父母身上：孩子已经变得强壮结实，父母一方面想要满足他们的愿望，另一方面又深知危险无处不在，所以试图阻止他们——这有时也是令孩子们感到懊恼的原因（他们也许打算站在高脚椅中踮起脚尖从高处欣赏美景呢），所以，父母与孩子之间冲突频发。

与此同时，父母也开始越来越多地扮演玩伴的角色。在这里要注意的是，随着自主性的不断发展，孩子们越来越喜欢尝试挑战既定规则，虽然家长要用爱和耐心理解这样的行为，但同时也要坚持原则。孩子需要边界限制行为，但是大人们首先要给予他们机会，允许他们探究这些边界！

另外要让家长们明白，孩子们在一岁之前的"飞跃式成长"，在一到两岁之间将无法重现。许多家长甚至会认为孩子的成长停滞了，其实他们不知道的是，孩子需要利用一段时间精炼之前学到的东西，并将它们内化于心。比起运动机能，孩子们在其他方面，如语言和社会行为方面将取得更大进步，只是这些进步对于父母来说不是太明显。

此外，孩子们在这段时间会变得非常黏人，害怕一个人被丢下。在这个分离焦虑阶段，孩子开始被视为一个独立的人，而不是其看护人的附属。因此，孩子们在一岁至两岁时常常会喜怒无常，乱发脾气，因为家长很难通过孩子的肢体语言来判断他们的需求以及与自主性之间的矛盾。

稍后，通常在 17～20 个月大的时候，孩子们已经学会吸引父母的注意，并试图通过积极或消极的想法来控制大人。这个早期的反抗期需要父母充分运用教育技巧来应对。此时可为孩子提供极具创造性的学习激励手段，找到他们的兴趣所在，同时督促他们自己寻找解决方案。

在快满两岁的时候，孩子通常更加自信了。他们变得非常活泼好动，想要尝试一切，想要得到一切。因此，追求独立自主的小孩子与设立边界的父母之间开始产生更频繁、更激烈的冲突。孩子们拒绝合作，开始反抗，进入所谓的反抗期。虽然此时还没办法流畅地用语言交流，但父母应耐心地疏导，消除其心理障碍，或者做出让步。

如果给予孩子积极的帮助，而不是强迫他完成任务，孩子就能体会到自己是被需要的，在这样的包容下，孩子们会主动贡献自己的力量。从教育学角度看，最有效的帮助就是赞赏和认可，当然在必要时也应该指出不足之处。

同时，在这段时间内，孩子们的成长水平会表现出巨大的差异，即便是那些一起参加婴儿游泳几个月之久的孩子。不要过于直白地指出这种成长上的差异，并要求所有家长，特别是那些自己孩子貌似落后于其他孩子的家长接受这一现实，谨防他们现在就将孩子划入永远的落后者之列。其实这类孩子在稍后的时间里说不定很快就能迎头赶上并将之前的所有佼佼者甩在身后，他们已经无数地带给我这样的惊喜。

耐心、理解、信任、创造力以及与其他父母的不断交流，有助于父母们共同度过这个让人想起来就头疼不已的学习和成长阶段，这个阶段往往一直延续到四岁之前。看似毫无缘由的"情绪困扰"、反抗、长新牙、与妈妈的权力之争、对独立的向往、对课程的厌倦、"潜伏"的疾病和其他无数干扰因素，交织成混沌的一片，令父母感到绝望。当家长集体表示无奈时，就会影响某节课甚至整个课程。

但是，只要课程教练做好了充分的准备，就能立刻察觉到这种日常生活中的常见困扰，并知道如何应对，从而胸有成竹地介入教育工作的决定性阶段。只要课程教练早就与自己的团队建立起良好的关系，只要课程教练能够探讨问题而非置之不理，就能足够冷静下来应对这样的挑战（而且不局限于水里）。另外家长也有机会将某些激励手段和实践经验带回家，因为在家里也可能面临类似的问题。

9.2 玩耍和学习行为

通过模仿和尝试掌握动作要领

玩耍和学习在这一年龄段是相辅相成的。每一种运动和每一个动作在这个阶段都是一项挑战，大多与某个学习过程相关联，而这个学习过程反过来又能促进自身行为能力的拓展。也就是说，任何一种活动，无论是玩耍还是学习，都是身体和智力发育必不可少的。

一岁至两岁的幼儿在运动机能方面的学习主要基于模仿的欲望，以及对视觉能力的探索（视知觉）。这是"存在"与"理解"的时期——脑力劳动变得越来越多。

接着在年满两岁之后，孩子开始区分数量、大小、重量并认识空间，他们学会整理物品或者将物品转移，还会拿着玩偶或者动物玩具进行角色扮演游戏。许多孩子会试着接近其他孩子，不过在玩耍时也喜欢被动地看着别人（各玩各的）。因此，学习始终是一个基于相互交流的社交过程。

课程教练在这里面临特别的挑战。除了上章描述的各项期望以外，他们还必须拥有其他的能力，包括：

- 在为这一阶段的孩子改变熟悉的教学结构时，一定要慎之又慎，并尽可能帮助孩子了解教学流程。
- 鉴于孩子的机动性日益增强，需采取适当的预防性安全措施，并注意遵守安全规则。如果必要：进行干预！
- 继续将团队凝聚在一起，消除最近存在的顾虑，并不断推动互助。
- 对各式各样的教育问题表示理解和同情，并找出合适的解决方案。在不断支持、鼓励和安抚家长的过程中，许多课程教练都成长为资深的教育顾问。
- 与父母一起，和孩子的视线齐平。孩子在水中越独立，与其保持同一高度的重要性就越大。
- 当所有人都注意听讲时，才继续宣布任务。考虑到宝宝所掌握的词汇，应使用通俗易懂且简洁明了的指令。
- 一如既往地给予孩子足够的时间，让他们深入研究所使用的器具和器材，必要时可在实际练习开始之前就进行这一步。
- 确保根据孩子的需求，在"全神贯注的练习"和自由玩耍之间灵活变换。孩子越小，就应越频繁地重复练习。鉴于孩子们的专注力还比较差，应尽可能缩短"等待时间"。
- 还应充分重视孩子们的体力，即身体耐力。低月龄的婴儿很快就会感到疲乏。另外，他们恢复起来也出奇的快，也就是说时间短、频率高的间歇训练是他们的首选。
- 只有从整体来看动作完全出错时，才需要纠正，可以采用适当的方式帮助其运动，也可以提出专门的、易于理解的建议。将任务拆分成多个小步骤，通常有助于更快取得成功。
- 提早让孩子加入教学设计当中来，比如共同决定任务顺序或共同选择下一个任务。之后可以让孩子帮忙搬运和挑选教学器材或简单的安全装置。
- 记住每名孩子的名字并和他们打招呼。课程教练要想成为孩子生命中另一位看护人，这点至关重要。

如果课程教练希望在婴儿游泳方面成为真正的专家，就应继续加强自己的专业知识。为此应

- 有能力评估每一名孩子的发育状况，判断出每名孩子与标准发育水平的偏差，并根据发育状况相应修改练习项目。
- 向家长解释课程重点、当前目标、可能出现的偏差以及课程中会用到的一般教育方法。透明才能产生信任！另外，虽然超出了当前课程范围，但同样应该通俗易懂地向家长解释整体教学方案及目标。
- 帮助家长了解其孩子的能力和局限。
- 调整游戏规则，如有必要，重新制定规则，并向孩子和家长灌输其正当性。
- 判断合理的要求并把握好度，不要过高要求，也不应过低要求。

9.3　一岁至两岁幼儿的身体发育

一岁至两岁幼儿的身体发育主要以"运动/前进"为指导，特别是在垂直方向上。

实用的生活技能，如爬楼梯、奔跑、独自用勺子吃饭以及从杯子里喝水，都发展迅速。

就游泳而言，孩子们越来越理解到地面运动和水中运动的差异。孩子会尝试将地面上积累的运动经验运用在水中，或将水中的经验运用到地面上，如此不断尝试和重复，从中便能领会到二者存在的差异。不过，只有家长愿意"放手"并且给予孩子足够的时间和空间，他们才能在试验中积累到这些经验。孩子越来越活泼好动，想要在看护人附近展开小小的探索之旅。因此，可以在此时逐渐引入游泳辅助器材来达成他们的愿望。在辅助器材的帮助下，孩子们便可以独立且目标明确地迅速行动起来。

一岁至两岁的孩子应该做到以下事项：

- 获得独立行动的运动技能。
- 第一次以运动方式深入探索客观环境和社会环境。
- 在"以运动方式深入探索"的过程中，游戏是最重要的方式，特别是所谓的功能性游戏，如搬运物品、打包/拆包等，更是在运动能力的发育中占据着重要的地位。
- 将地面上行之有效的运动形式带入水中。其中包括走、登高、保持平衡、上下跳跃、跑、蹦跳、爬行、翻滚、滚动、推、拉、攀爬、滑行、悬挂、摇摆、负重、拙劣的追逐和各种形式的抛扔。

一岁至两岁幼儿游泳的一般目标

- 借助或无须游泳辅助器材主动在水里移动/前进，第一次有针对性地完成大致的游泳动作。
- 考虑到自救的可能性，独自爬上爬下泳池边。
- 先是从坐姿跳入水中，尔后是从站姿跳入水中。此时应注意提供有效的帮助！
- 内容丰富且目标明确地玩耍，在水边获

得愉悦之感。

- 掌握在水里和在水边必要的行为准则。
- 自愿且独立潜水。

更高的目标包括

- 提早促进运动能力的发育。
- 丰富运动经验。
- 培养运动实践能力和运动多样性。
- 促进运动学习。
- 唤醒和激发运动乐趣。

一岁至两岁幼儿的具体目标还有

- 积累空间经验（上方、下方、进去、出来）。
- 做注水游戏。
- 做膝盖骑马游戏、手指游戏、圆圈游戏。
- 借助看护人的身体与看护人一起进行体操练习。
- 做搬运和功能游戏。
- 知觉游戏（听觉、视觉、触觉）。
- 模仿父母、课程教练或其他孩子。

更高的运动机能目标在于

- 改善孩子的协调性。
- 培养与月龄相符的灵活度。
- 塑造并改善平衡感。
- 训练身体姿态。
- 帮助强健体魄。
- 训练知觉（感觉运动机能）。
- 有针对性地为掌握水性和学会游泳做好准备。

在一岁至两岁期间参加婴儿游泳，能够使孩子掌握运动和协调方面的能力，从而提高其对水的安全感。提早自主运用前进技巧是实现独立游泳的第一步。孩子们在此期间拥有了社交能力、专注能力和接受能力，学会遵守纪律，自主解决问题的能力得以提高，并进一步被激发出对水和学习的兴趣。此外，这种形式的早期体育教育还可有效预防不良姿势和肥胖，它也常被用作辅助治疗手段。孩子们通过婴儿游泳中的适度锻炼更加健康，养成早期的独立性，总体而言有利于稳定情绪，改善睡眠质量。

9.4 孩子与课程教练之间的困扰与问题

孩子是且始终是婴儿游泳的核心人物！孩子的行为都有自己的理由！孩子拒绝的原因有很多，大人往往没办法立即琢磨清楚并消除孩子的心理障碍。在大多数情况下，"原因探究"是一个相当烦琐的过程。孩子的心理障碍通常源于生活中的其他方面，跟游泳或水没有直接关系。下面列举了一些可能的动因：

- 当天状态不佳。
- 冬季是"室内时间"。在这时身体缺乏平衡感，出现所谓的"星期一综合征"，特别是在周末结束之后，常会表现为难以集中精力。
- 处于反抗期。
- 出于恐惧而拒绝。

- 由于父母想要将行为模式"强加"给自己而拒绝。
- 因为必须扮演某个"角色"而拒绝。应该给予每个孩子足够的时间，让他们怀揣着"可靠感"参与到发生的事件当中，有些时候他们可能显得形单影只，但其实也满怀好奇默默关注着发生的一切。小孩子同样很在乎脸面！没有人——即便是小孩子——愿意被当作是一个"不中用的人"，更不用说当他们认识到自己的行为相当不得体时。

应该始终认真对待孩子拒绝的原因！利用权威管束或"嘲笑"孩子，都是完全错误的。我们应该一如既往地做到：不要对孩子说"必须"，而是说"可以"！心甘情愿才是取得成功和找到学习乐趣的前提。通过巧妙的激励可以最大程度地唤醒孩子的自发意识！

表 9.1、图 9.1 再次总结了孩子在一岁至两岁期间需要经历的最为重要的实质性阶段。

表 9.1 在一岁至两岁期间学习游泳需经历的各个阶段

练习	目的/效果
识别信号和遵守规则	最晚应于现在开始订立以安全为导向的制约条件！
有针对性地追随玩具	目标明确地主动前进
独立爬出泳池	安全，身体控制，自救
独立完成（从站姿）跳入水中	有意识地跳跃（脚趾抓住泳池边，并非在走动或跑动中顺势跳下，而是在收到熟悉的信号后起跳！）
在垫子上爬行，爬回水里或朝着妈妈跳过去	平衡，安全，信任，因为妈妈在障碍物的另一侧
滑滑梯	第一次滑滑梯时，小朋友们需要小小的勇气和信心
从挑高的边缘跳下	从站姿起跳，脚趾抓住边缘起跳，收到信号后起跳
目标明确地独立潜水	例如，朝着某人或朝着泳池边潜游。可以在水下辨别方向并目标明确地前进。距离感在这里还不起作用
跑过垫子然后入水	平衡、专注、安全、信任，因为妈妈在垫子的另一侧
穿过爬行隧道后爬入水中	爬入"看不见的地方"需要极大的克制力和信任感
向游泳浮棒跳下并抓牢（在垫子上/从垫子上）	从泳池边朝着被推远的浮棒跳过去，找准时机抓牢，这需要经验和勇气
从泳池边/跳台跨过障碍物跳入水中	必须跃过浮棒、浮杆或游泳圈，因此起跳必须有爆发力且目标明确

续表

练习	目的/效果
从泳池边/跳台跳入水中，然后朝着妈妈或课程教练潜游	安全感、方向感，通过变换路径实现有针对性地潜游
与妈妈/爸爸一起潜入池底	在水下有针对性地向着目标潜游
独立沿着刚才游过的路径返回，例如朝着泳池边缘/某人/某个目标	根据能力和偏好，可选择以俯卧位或仰卧位潜游或浮游，不过要做到目标明确
越过水中的障碍物	在没有帮助的情况下，越过漂浮的横挡、浮棒、垫子和树干
循环训练或跑酷训练	将多个简单的练习步骤组合在一起，由孩子按顺序完成
第一次没有父母陪伴练习，为"企鹅"游泳课阶段做准备	孩子与课程教练一起玩熟悉的游戏或进行学过动作的练习，在此期间家长暂时退出水里的活动

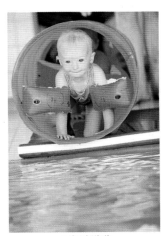

a) 爬过隧道

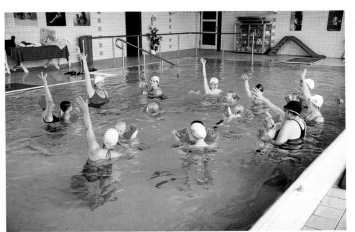

b) 模仿游戏

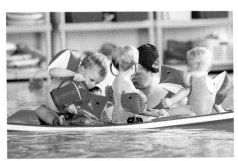

c) 聚集在垫子上

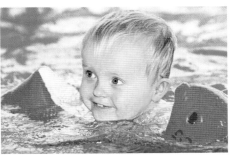

d) 游泳练习

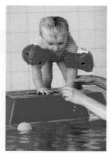

e) 爬行跳水

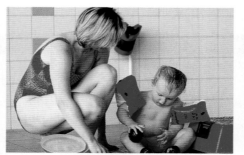

f) 一起待在泳池边

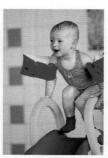

g) 滑滑梯

图 9.1　一岁至两岁的宝宝游泳练习

10 两岁至三岁

10.1 企鹅游泳课：从婴儿游泳过渡到幼儿游泳

孩子到了一两岁的时候，父母们往往会产生这样的疑虑：自己的孩子到底有没有在游泳课上学到真正的东西。但很多人都不知道，两岁的孩子除非拥有罕见的天赋，否则是没办法真正学会游泳的。不过，孩子们虽然只是以一种游戏的心态来对待这件事，但他们已经学会如何目标明确地完成任务，从而为独立游泳打下坚实基础。

早在 20 世纪 70 年代，让 3 岁的幼儿熟悉游泳就已经是习以为常的事情。对孩子们而言，最晚到这一年龄段就应该具备将"陌生人"视为看护人的能力。许多孩子在这时已经参加了游戏小组或进入幼儿园，在这里，他们学会与之前的看护人分开一段时间，并将自己托付给新的看护人。

从中我们已经能够清楚地意识到，这个年龄段的孩子应该得到异乎寻常的对待，因为孩子在 1～3 周岁时大多处于一个困难重重的发育阶段，在水中自然也需要课程教练的更多投入。自 1992 年 3 月起，我们完全拥有了一间可以全天候提供游泳教学服务的理想泳池，因此我们开始大规模地将 3 岁的孩子纳入游泳教育当中，从一开头我们就动用了最好的、经验最丰富的也是最为可靠的师资力量。他们能够妥善地对待幼儿和那些往往非常敏感的年轻父母，这些家长通常是第一次将自己的孩子递到"陌生人的手中"。

在和孩子们一起走到这一步之前，家长必须明白，他们在 40 分钟的课程里必须将自己的权威和信任全部转移到课程教练身上。

一般来说：在没有把握的情况下，父母们更宁愿待在亲子游泳课里，享受和孩子共处的时间。这极有可能是他们与孩子肌肤相亲、倾情共度的最后几个 40 分钟。父母与孩子共同活动的机会在不知不觉间会变得相当罕见。

在参加了两年多的亲子课程之后，孩子的游泳技能突飞猛进，而社交能力——无论在地面上还是在水中——却依然相当落后。信任之前的课程教练，遵循其提出的忠告，对于开启下一步人生起着非常重要的作用。

关键在于：孩子不应感到自己是"被赶走"的！由于家长继续参与共同游泳的意愿降低了，就让孩子进入"无家长"的后续课程，这显然非常不妥当。

1992 年，我们在过渡时机这个问题上取得了一些经验，但仍面临新的问题。当时我们接触了许多这个年龄段的孩子，他们几乎全部拒绝父母的善意劝告，以一种执拗的反抗态度参加游泳。但是，即便孩子们在水中对妈妈嚷着"妈妈走开，我要自己来！"，也并不意味着一周后妈妈就可以在隔壁房间透过玻璃窗远远观望。我们必须要承认，从共同参与的亲子课程直接过渡到没有母亲陪伴的纯粹的幼儿组课程，即便是对于勇敢的小冒失鬼们来说，在身体上和情感上都显得过于极端了。

很多人成功地帮助孩子建立起了对水的安全感，却在母亲与孩子之间尚未结束的第二次"剪脐带"过程中遭到失败。这里并不只是要解决孩子方面的问题。许多家长同样很难放手，特别是晚来得子的父母与他们的第一条血脉。同时，我们也常常会发现，这个年纪的小孩子已经能够非常成功地将自己父母"玩弄于股掌之间"，而且他们在实践中越来越深刻地意识到，教育在大多数情况下是相互的。如果将这些家庭内部的"权力之争"带到每周的游泳课上，那么游泳课的进度肯定会大受影响。

是在亲子课程中耐心地等待这个阶段结束，还是理智地相信孩子有能力在变化调整的情况下继续取得进步，学会独立游泳？

我们团队的意见是：顺其自然——不过必须为此找到适当的教学方式。

因此，我们于 1992 年秋季开设了企鹅游泳课，和之前所有课程一样，企鹅游泳课也是每周一次。时至今日，企鹅游泳课已经被证明是一种行之有效的教学方法，而且成为我们游泳教学的一大亮点。

10.2　幼儿进入企鹅游泳课的前提条件

孩子们在之前的亲子游泳课中已经学会了*心甘情愿*独自一人与课程教练一起短时间入水，并且明白自己并不是被父母弃之于不顾，而是出于自身的*意愿*发出了"独立的宣言"。孩子们最早在两岁时就能适应这一点，不过主要还是取决于家庭教育方式。

此外，孩子们应该能够穿着充气手臂圈安全地游泳，单独进入水中并重新游回来，而且"听话"，即能够理解和遵从课程教练的简单指令。

最为重要的前提，比如游泳的技能、"听话"以及在团队中的行为方式，都应该在亲子游泳课中就打好基础。

然而，基础教育以及成长中必须经历的"剪脐带"过程，必须要在家里做好准备并顺利完成。这绝不是通过每周一次的游泳课就可以做到的。

我们的游泳培训团队长年积累的经验清楚表明：如果出于父母极强的虚荣心（要尽早独立，尽早游泳）而过早或选择在不适宜的时间点开始参加幼儿游泳，会对宝宝的自信心以及他对父母和教练的信任产生负面影响——这样的影响不仅局限于在水中。

因此家长和教练都需要耐心。课程教练应在孩子们进入企鹅游泳课之*前*花时间与父母讨论课程的目标和步骤。

教练的耐心，再加上家长获得的全面认知和对课程教练资质能力的认可，构成了父母（以及孩子）对课程教练的信任感。如果想要放手让孩子"独立"，一定要确保满足了*所有*前提条件。

课程应根据事先共同制定的"教学计划"进行，即便在最初几周仍然呈现出"标准婴儿游泳"的状态，但从第一节课起就已经开始从时间和空间上不断拉大孩子与父母之间的距离。随后家长不再和孩子们一起游泳，而只是安静地坐在游泳池边的观众席上，仅仅通过到场来给予孩子以支持，之后甚至待在隔壁房间的玻璃后面观看。到最后，家长只需要在最后几分钟到达游泳馆，等着看小家伙们的成果就行了。孩子们一下子长大了，他们已经能够独当一面！

对父母们来说，要学会克制自己，不要跳出来试图帮助孩子或课程教练，也不要小声提示或从外面干预教学。这种行为会让孩子很难相信课程教练的地位和父母的意愿，从而使成功遥遥无期。

企鹅课程是从"单纯的"亲子课程到后期海豚儿童课程的重要的过渡阶段，在亲子课程中孩子的全部注意力都集中在父母身上，课程的目标在于培养信任感、灵活性和安全感，而在海豚儿童课程中，他们只会把注意力集中在游泳教练和游泳学习上。

孩子们将会从企鹅课程中得知，自己的游泳能力是靠自己掌握的，并非绑定在母亲或父亲身上。他们对父母让自己放手一搏的态度更有信心，对课程管理更有信心，对水也更有信心，最重要的是，他们对*自己*也更有信心了！

因此课程教练在这里并不能简单地接手家长的角色，因为这样做只会转移孩子的依赖性。最主要的目标是，帮助孩子掌握在团队中必要的自律行为，鼓励他们独立评估和证明自己的能力。

企鹅课程阶段非常短暂，在此期间培养的独立性是孩子后期参加海豚儿童课程的前提条件。

我们在企鹅游泳课中长年累月积累的教学经验表明，要评估某个孩子究竟在什么时候能成为一只小企鹅并非易事。即使是教学服务时间极长的课程教练也无法为这个敏感的时限设定一个强制性的年龄要求。有时候大人们不得不承认自己的评估是错误的，独立的时机*尚未*到来。尽管在此之前已经对孩子和家长进行了非常仔细地观察，人们还是应该深入研究可能出现的问题，采取措施加以克服，并与课程教练深入交换意见。

在这种情况下，适合相应年龄的亲子课程随时欢迎你，走这一步并非倒退，更不是失败。

我们团队内部一直以来都有多种意见相互碰撞，同时我们也与许多家长就他们的孩子加入企鹅游泳课的时机进行了深入探讨，我们越来越清楚地看出，这个问题其实关系到整个游泳培训行业内部的一个根本性"症结"。大家所从事的是一个最为有趣的行业，可同时也是一个最为棘手的行业：成功和失败有时非常接近，令人措手不及。

在起步阶段必须给孩子足够的耐心，赢得他们信任并成为水中新的看护人（课程教练）。这个过程所耗费的时间各有不同。但是只要获得了这种信任，许多家长都会惊讶于他们孩子的长足进步。这里还需要简单地说明一下：这个年龄的孩子通常仍然被自己的父母"看得紧紧的"。在此期间，小家伙们已经相当清楚应该如何来表达自己的愿望或不满。课程教练虽然不是魔法师，但在大多数情况下并不会受此类"攻击"的影响。当课程教练树立起新

的权威时，孩子们通常根本不会试图进行毫不起眼的反抗，如果他们冲撞了课程教练，但却没有激发出他们习以为常的反应，那么他们就会迅速停止。课程教练只需充满爱心却又坚持原则地对待他们即可。

在很多情况下，家长本身也是一个亟待解决的问题。尽管他们从主观上不希望再和孩子们一起入水，但却很难做到情感上的割舍。他们必须学会相信自己的孩子，给孩子独立的空间。因此，企鹅游泳课的课程需要所有参与者最大限度地洞察他人心态，体贴他人并相互谅解，信任当然也是尤为重要的一分子。作为课程教练，最好在课程进行过程中不断寻求与家长对话，特别是在需要找出某种突发行为的原因时。此外，在共同制定前文所述的行为准则时，必须对没有遵守游戏规则而损害整个团队利益时应当承担的后果作出规定。这点特别适用于不愿放手和/或完全不相信自己孩子的母亲。在某些极罕见的情况下人们不得不出手干预父母的不当行为，这显然是一项非常不讨好的工作，但却具有极端的重要性。

从透明教学的角度看，对泳池中的情况建立持续全面的了解对于这种课程形式来说是非常有帮助的。它提供了家长所需的透明度，让孩子与家长之间能够随时保持视线交流，不过这也存在影响教学的风险。家长不要在玻璃后面做鬼脸、招手或用其他方式分散孩

子的注意力，以至于影响到教学流程。由于可以相互观察，企鹅教学成为体育运动教育学中一个特别敏感的领域。

从外面人们看的是：快乐、运动、唱歌、入水、出水、跳跃、滑滑梯等。但孩子们在里面却无时无刻不在挑战着自己的极限。他们了解并相信自己的能力之所在，并且会运用各种各样的方法去实施自己的能力。只有具备了主动性，才能从尝试当中获得乐趣。孩子们几乎可以独立将学习成果融会贯通，他们能够将跳跃、潜水或滑滑梯等已经学会的要素转变为完全不同的形式，并在游戏中运用自如。当然，企鹅游泳课的每一节课都有一个主题，但具体的实施情况主要取决于小家伙们当天的状况。

如果是固定的课程结构，孩子们在这一年龄段无法遏制的探索欲望以及极不稳定的注意力和身体条件可能会被极大地忽略。就此而言，企鹅课首先是"试验时间"。此时孩子虽然已经长大了一些，但却仍然只是一个小孩子！也就是说：孩子们需要在游戏中学习——由此引申出课程教练的任务：沿着所期望的方向引导孩子做游戏。

这也是这个年龄段的孩子尤其喜欢参加集体练习的原因。因为"胆小鬼"和犹豫不决的孩子会被"小冒失鬼"们的勇气所带动，而冒失鬼们也能提早学会体谅那些特别小心谨慎的小朋友。在优秀的课程教练

的帮助下，"第二次剪断脐带"的过程会在不知不觉之中进行，在周密的前期准备工作下，通常都会顺利完成，不会出现什么重大的纰漏。

在这个过程中，运动技能显得微不足道，孩子稳定的心理状态才至关重要。

如果课程训练的安排在此期间混沌无序，孩子们在新环境（比如游泳环境）下就极有可能出现心理障碍。令人惊奇的是，即便是年龄更大的孩子也同样如此。

如果孩子们在40分钟的教学时间里积极参与游戏并保持心情愉悦，即便略微超时也欣然接受，与此同时还明显在寻求新的挑战，如果孩子们变得更加勇敢，甚至有时会有点自负，并且有能力在40分钟的教学过程中将自己的注意力集中在课程教练身上，这就意味着企鹅游泳课可以顺利结束了。图10.1展示了两至三岁孩子的游泳练习。

从企鹅游泳课过渡到海豚游泳课也有明确的前提条件，在做出这一决定之前，请与企鹅游泳课教练协商，并向海豚游泳课的教练预约一节体验课。

经过几番尝试之后，再由家长和教练共同决定孩子何时从企鹅游泳课过渡到海豚游泳课。更多相关信息参见第17章。

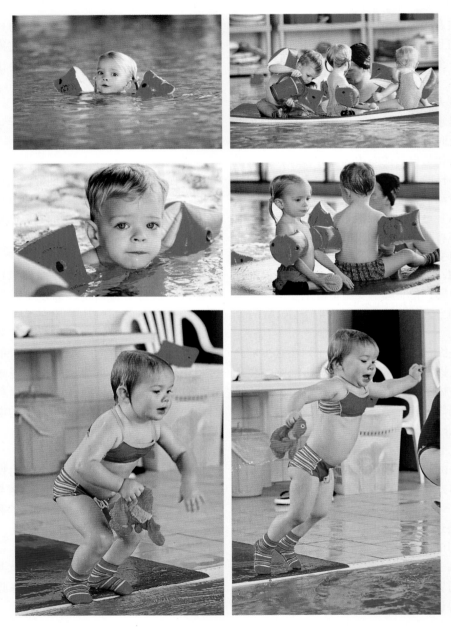

图 10.1　两岁至三岁的孩子

第三部分

学习游泳

11 应该由谁来授课?

首先需要明确的是：家长应该尽可能不要让这项工作落入他人之手！

他们应该与孩子一起体验学习游泳的过程，让这段经历成为大家心底共同珍藏的美好回忆。如果父母希望与自己的孩子建立起一段稳定而亲密的信任关系，这无疑是最好的契机。在爸爸妈妈的悉心照料下，孩子们初尝水的滋味，谨慎探索水的奥秘，之后掌握征服水的能力，在水中感到平静舒适，在任何情境下都能"如居水中"，拥有这样的过程对于父母与孩子双方而言无疑都是宝贵的财富。特别是对于年满3～5岁，没有过游泳经验的孩子，这样的经历前所未有，如同敞开了新世界的大门。不需要多么高超的游泳技术，不需要证书、奖牌和游泳奖章，不需要特殊的集训，只要您经过仔细的考虑、认真负责、有远见又充满爱心——只要您是一名普普通通的家长，都可以选择加入我们！

勇敢地迈出第一步吧：
如果您希望带领小孩与水亲密接触，不妨事先搜寻适当的练习场所，取得儿科医生的同意，只要做好了充分的个人准备，在前往水的道路上就不会再有阻碍了（参见"婴儿游泳基础知识"一章）。所谓"个人准备"，除了通常意义上对教学组织形式进行思考以外，家长还需要用一段安静的时间反省自

身，即站在"孩子们信任的人士"或"权威人士"的角度，反思自己的能力和特点、之前用过的教育方式以及孩子对自己的接受程度。在这时，以自己和孩子的视角在脑海中过一遍那些全新的、紧要的甚至是危险的，但在日常生活中又常常会遇到的情境，对于教授游泳而言是非常有帮助的。

您可能会对自己的能力持严重的怀疑态度，但千万不要就此放弃。不妨稍微延缓开始的时间，并利用这段时间与专家集中交换意见。如此即可反复体会并把握住游泳教学中的重点，试着慢慢冷静下来，以合情合理、符合儿童利益又切实有效的方式应对今后可能面临的冲突。如果您仍然感到不安，也不必感到绝望。如今您已经对孩子们的游泳课程有了深入的认识，比任何人都了解自己的孩子，因此也有能力为孩子提供更为周全的游泳起步方案，这些都是您莫大的优势。我深信，所有有责任心的家长，只要行事冷静、信念坚定并且热衷与孩子进行直接的身体接触，即使偶尔欠缺专业知识，但比起所有缺乏动机、没有利害关系的所谓的专业人士来说，仍是更好的老师。

虽然我本人也非常偏爱这种家庭式的教学（并希望能够在这项工作上给予家长尽可能多的支持），但我同时也是一名现实主义者，我

非常清楚光有美好的愿望是远远不够的，很多人并没有足够的能力来达成预期的目标。无数美好的愿望常常被日常生活中的重重阻碍消磨殆尽。

许多家长出于各种原因没办法陪伴孩子共同走过这段意义非凡的人生，在意识到这一点之后，他们自然而然地做出了一个责任重大的决定：寻找适当的游泳课程，将自己的孩子托付给他们人生当中第一个"陌生人"！如果能在其他家长的推荐下找到合适的课程，无疑是一件非常幸运的事情。然后只需要把握住教学过程中最为重要的关键点，就可以极其显著地节约调查时间。

游泳入门教学时课程教练应尽的职责

- 能够准确评估孩子的发育水平，并随时安排适合当前发育水平的练习内容。
- 识别每名孩子的发育偏差（如知觉障碍），并根据不同的发育阶段个性化调整练习内容。
- 领导和激励学习小组，确定基本目标并形成长期有效的教学理念。
- 在撰写课时重点、做出必要改动时，既能符合孩子的利益，又能获得家长的认可。
- 制定必要的行为准则，自觉遵守并以身作则，向孩子们传递出安全感。
- 判断出过高要求和过低要求的界限并善加利用，迎合孩子们当前的需求。

- 倾听孩子的各种问题，充当调解人的角色。

选择游泳课程是一项影响终身的决定，这个决定不仅关系到孩子们对游泳本身的态度，更会影响其日后的体育活动行为，形成健康有益的生活方式，因此我们建议要对游泳课进行彻底的考察，并事先参观游泳设施，以消除疑虑。

但是，我如何判断哪家游泳课程对于我的孩子来说更为合适，哪家泳池最好还是放弃呢？如果您生活在郊区而附近只有一家泳池，显然这个问题对于您来说根本就是多余的。

不过，有了游泳池，并不意味着就会有游泳教学方面的服务。在大部分游泳池中，除了泳池指导员以外，往往有多家体育和游泳协会、德国水上救生协会 (DLRG)、水上救援服务组织或业余大学在瓜分游泳教学这块蛋糕。如果您生活在大都市，总能在附近林林总总的游泳池中找到一个相对大型的游泳课程，当然还有不胜枚举的私人游泳学校。为此，下面几点将有助于您做出进一步的决定：

接待人员应将您视为潜在的客户，像其他任何一个服务行业一样，礼貌接待并给出专业意见。如果他们将您作为恼人的捣乱者来对待，那么您的孩子也将遭受同等的待遇。

如果课程准入条件没有严格的年龄限制，反而更看中孩子目前的发育水平，您就算找对地方了，如果他们让您观察授课情况，而不担心会因此干扰练习，那更是锦上添花！这说明那里的人对自己的工作非常有信心。

如果做不到上述要求，只允许您参观教学的硬件条件，但不许您考察授课情况，这就需要小心了。您应该尽可能仔细审视练习设施、教员/课程教练，尤其是那些小小的学员们：孩子们在水里和地面上活动时，是平静放松愉悦，还是明显的紧张不安？

学员们是迫不及待地争相练习，还是三三两两站在一起，耸着肩膀交叉着胳膊，全身瑟瑟发抖并极力抑制着自己的恐惧？如果您还有一些时间，请注意观察教练是否能及时提出新的任务以避免课程单调乏味，也就是说，教练是否能充分考虑到孩子们受年龄限制而极其有限的专注力，不让孩子觉得过于疲劳。您尤其要注意衡量教员/课程教练与孩子们打交道的水平。只有得到孩子们全部信任的"大人"，才能让课程有条不紊地进行下去！如果您的孩子胆小内向，您需要知道，困扰他们的因素主要在于水温、氛围，其实和教员的干系并不是很大。

但是您要搞清楚，孩子们是不是固定由一名看护人授课。如果看护人频繁更换或采用轮班制，许多小朋友都很难接受，因为这样做会让他们不知所措，破坏他们对教练必要的

信任感，从而明显打乱他们的学习节奏。

询问正在游泳的孩子的家长，了解教练在最初几节课时是否会和孩子一起入水，是否会特别关照胆小的小朋友。如果他们在一开课时就强迫孩子鼓起勇气跳水和潜水，就要特别当心了！胆小的孩子往往会在心理上不堪重负。请事先准确评估您的孩子！

此外，在课程进行到后期时，"远远地"站在泳池边的教练也不一定就是个"懒鬼"。在上方人们可以获得更好的视角，从而更好地观察到水下发生的重要事件的细枝末节。另外，虽然孩子们在游泳课上是以独立游泳为目标。但您必须要确认，教练要始终自觉自愿、准备充分地对孩子们提供直接的帮助，并且在任何时候都能保证他们的安全。

有些家长自己在水里就非常胆怯或害怕，他们的孩子很可能在潜意识里已经受到这种情绪的影响，这些家长尤其希望孩子能克服这样的恐惧，表现得比自己更好。因此，他们在选择游泳课时要特别仔细地了解，找到一个（几乎）完全符合以下预期的游泳课程：工作人员在第一次咨询时就给予足够的时间，理解家长的诸多条件和担忧并认真对待，鼓励家长并留给家长值得信赖的印象，让家长相信，工作人员在纯粹的游泳之外还会充分理解和考虑孩子们的综合发育和心理状态。此外，工作人员还会向家长提供在家里为孩子做准备的建议，并同意父母出现在观众席上。

工作人员会让家长明白，他们自己的问题并不是个例，虽然他们有时并不能立即处理，但是在任何情况下都会用耐心来解决。工作人员会向家长提供资料，邀请家长参加课前家长准备会，或者提供一节免费的试游课，然后再讨论接下来的事情。

我们游泳学校提供的试游课（见第 12 章）一般为 20 分钟，优势在于：

- 家长和孩子与教练有机会相互了解，并在达成有约束力的决定之前，判断这项决定是否正确。
- 如果在体验课中获得积极正面的印象，那么在"真正开课"时会使双方更加轻松随意。特别是胆小怕生的孩子，会由此卸下不少负担。
- 如果试游课进展不顺利，通常表现为"妈妈必须陪着我！"这类分离困难的态度，那么就要针对个人情况，及时考虑参加准备课程。我们推荐的准备课程主要是指家庭游泳课或母子游泳课，这类课程可以帮助孩子适应环境，从而有针对性地推进问题的解决。

练习设施和辅助工具

可以在多个游泳池中进行选择的幸运儿应注意以下事项：诚然，人们在各种水域条件中都能学会游泳，即使是因纽特人也能掌握这项技能。但在我们看来，对孩子好就不要让孩子们在紧张激烈的环境中受挫，而是寻找一个泳池让孩子们接受"适合儿童"的游泳

训练。这意味着，比起大型游泳中心或水上乐园，人们首选的泳池要一览无余、和谐宁静，更重要的是水和空气要温暖宜人。

大型泳池十分喧嚣，背景声音震耳欲聋，而且充斥着各种令人不舒服的新气味，接近全裸的陌生人比肩接踵，这种如同火车站一般的氛围会导致许多孩子惶恐不安。再加上温度也比平时低，不少家长都会发现，自己平日里胆大包天的孩子，在水的面前突然胆小如鼠。

而选择一个一览无余、不受打扰的游泳空间，让孩子们感到"舒适而安全"，这非常有利于胆小迟疑的孩子顺利开启自己的水上之旅。

在其他方面表现抢眼却在水的世界里变成"胆小鬼"的孩子们，在我们学校舒适愉快、适宜儿童的环境中能够迅速成长为一名小小的游泳健将，这在父母们眼中简直堪称奇迹。一方面，这无疑是游泳学校的活广告，另一方面，从长远角度来看，这些喜人的成果也可以在家庭生活的其他方面得以延续。

剩下的评判标准通常只能在课程进行过程中慢慢摸索。自然，价格也是一个重要的衡量因素。在考虑是否物有所值时，除了直接收益以外，还要充分考虑到后续可能带来的好处（业余活动、生活品质）。

商业性质的私人游泳学校每堂课收费比公共

泳池高昂很多，但您要知道，价格上的差异可能并不是源于服务水平或课程质量的不同，而是因为私人游泳学校无法享受巨额的税收补贴。

表11.1是水上教育学与传统早期游泳教学之间的示范性类比，供您在寻找最佳游泳教学场所时用作额外的参考。众所周知，除了水上教育学与传统游泳教学，还有许多将各项特征集于一身的教学形式，但为了便于您的理解，我们有意使上述二者呈现出两极对立的态势。

表11.1 　　　　　　　　　　水上教育学与传统游泳教学的类比

水上教育学	传统方法
前期的试游课帮助孩子、家长和教练做出正确的选择，及时消除孩子可能的忧虑，使其高高兴兴地开启水中之旅	试游课不常见，特别胆小恐慌的孩子会觉得自己正面对一个未知的、可怕的"大怪兽"，因此在课程开始时就因为心理障碍而止步不前的情况并不在少数
孩子们可以在幼儿园阶段，即3岁左右起就开始学习游泳，比同龄人更早"如居水中"	孩子们到了小学阶段才开始学习游泳，最早也要年满6岁，通常要等到8~9岁
成功的基础源于孩子对教练的信任。这种信任主要通过教练在水中提供的直接帮助而形成。在孩子们需要的时候，教练就应该责无旁贷。孩子们将对教练的信任带到水中，然后慢慢拥有健康的自信心态	教练站在泳池边，用一根铝杆"遥控"孩子。孩子们感觉自己就像个无助的指令接收器。从孩子的角度来看，教练是一个在水和自己视线范围外传递指令、几乎无法建立任何信任感的旁观者
全面的教育方法，首要考虑每名孩子的发育状况。孩子们根据自己的能力学习，不必恪守呆板的教学计划，只需按照个人的运动机能安排学习进度。结论：成绩压力更小，受挫概率更低	教学计划一成不变。通常不考虑每名孩子的发育状况和运动机能发育成熟度。孩子们更容易深陷成绩压力之下，承受受挫和心理障碍的危害
在独立游泳的关键阶段采用密集"项目教学法"，每周授课3天达到快速学习的目的：遗忘所学内容或加深恐惧的概率明显降低。日后在安全的教室中试图向孩子们传授的一切，孩子们只有在亲自征服一个前所未有的陌生元素时才能真正领悟	每周授课一次。由于授课单元之间的间隔时间长，孩子们很快就会遗忘学过的内容，潜伏的恐惧感越来越强。这也就是众所周知的"走两步，退一步"的学习过程
惊吓反射逆转和被动游泳（见第14章）是在水中必备的核心技能，孩子们从一开始就能理解和体会，并集中应对。结果：迅速熟悉水，从容应对日常生活中的阻碍和逆境	两种技能的极端重要性在这里鲜少涉及，或者仅仅在少数地方担当配角。教学重点通常放在具体的动作技术要领上，因而往往会忽视对于任何年龄段都必不可少的安全性问题
要求孩子们自愿学习，在看似"无序"的游泳课程中通过在短道上频繁游动实现高强度的练习。在课程进行过程中，孩子们会自愿进行大约500次有控制的跳水和超过1000次有意识的潜水尝试	表面上特别井然有序的课程安排会影响到练习的强度。需要勇气的跳水和潜水行为几乎见不到。结果：孩子们可以"浮在水面"，但是却没有具备足够的水性，因此在不熟悉的情境下仍然容易受到伤害

续表

水上教育学	传统方法
通过灵活多样的运动和情境任务建立安全感。孩子们以自然的、适合儿童的方式学习。特别难以掌握、在短时间内无法驾驭的蛙泳目前只是游泳教学中的一个小配角！	传统教学法主要面向整个游泳运动中要求最高的一种泳姿：蛙泳。这对于处于幼儿园阶段的孩子来说过于苛刻
为了表彰集体活动中的表现优异者，可以让孩子们穿上"较为轻便"的充气手臂圈深深地潜入水中或者在课程结束时从泳池边畅快地来一场"飞翔"游戏。这样做能够建立激励机制，消除孩子恐惧并激发其安全感和自信心	使用"我们现在要……"或"你现在必须……"这样的指令，较大的和强壮的孩子往往都能应付。但小心谨慎和胆小害怕的孩子则会被视为"怕水的失败者"，从而非常迅速地结束学习。甚至还会导致他们终其一生都会对体育运动抱以消极的态度
连续性带来安全感。连续性是指看护人保持不变、团队成员的组成保持不变、时间上的执行情况保持不变	轮班制或者成员频繁更换的"开放式学习团队"，会妨碍孩子们建立必要的信任感，尤其是年纪较小的孩子
适合儿童的教学环境有助于获得积极的效果。如果水温、室内温度和装备适宜，那么学习氛围也会恰到好处	水温和室内温度往往过低。孩子可能觉得不舒服，因此也没法放松和集中注意力学习
让孩子们顺其自然且坚持不懈地熟悉和掌握在水边和在水里的行为准则，同时在教学中弥漫着欢乐的气氛。孩子们通过在团队学习中收获的重要经验，在刚进入学校时，即可顺利掌握社交技巧。这往往会对幼儿园和学校生活产生积极的影响	照本宣科让孩子们鲜有机会体验游戏规则。"死记硬背式"的学习成果只在与情境完全相符的情况下才能派上用场
奖章仅仅是一种积极的辅助手段。共同掌握各项技能并且通过水中丰富多彩的活动享受到喜悦和快乐才是水上教育学的重点	往往过分强调赢得奖章的重要性，却很少提及安全感和真正的才能
透明教学。如果条件允许，家长可以观看教学区，从外面密切注视发生的一切。他们以这种方式始终跟随教学进度，从而建立信任感。家长会将对于教练的这种信任感重新传递给自己的孩子	教学情况对家长而言往往并不透明，他们在紧锁的大门后面进行授课。家长根本不可能从远处观看并陪伴孩子们度过那些重要的学习阶段
从集中的早期授课（通常以获得海马奖章结束），到每周一次的高级课程，直至竞技游泳入门，孩子们不断巩固和增强已掌握的技能	通常没有后续课程，或者只针对有天赋的学员提供后续课程。结论： ● 新掌握的技能很容易就会被荒废。无论孩子还是监护人，都很快地对孩子已经具备的技能做出过于乐观的估计，不幸的是，这种心态往往会酿成大祸 ● 犹豫不决的和发育较晚的孩子也可能在游泳运动方面拥有很大的潜能，但却被埋没了
那些在其他方面被视为"失败者"或"怕水的胆小鬼"的孩子，随着游泳学习的顺利进行，很快也会建立起自信心和信任感	如果在孩子年幼的时候就用过分的勇气测试来要求他们，往往会导致负面的后果——他们将终其一生对这项运动和所有运动行为持消极态度

12 试游课

"入门级试游课"及早向人们提供了有关游泳课程的重要认知。早在课程开始之前，各方（孩子、家长和教练）都已胸有成竹，建立起最基本的信赖。此外，教练也可以将各方面素质相当的学员归为一组，让他们共同学习。经过试游课之后，孩子会急不可耐地盼望着游泳课的正式开始，这样的心态一定好过从妈妈那里惊悉："下月底我给你报了游泳课哦！"后一种做法有可能会让孩子们陷入无止境的想象，最终在游泳课正式开始之前演变成一个重大的心理问题。

为了能让 3～5 岁的孩子顺利开启游泳生涯，我们的游泳学校为他们提供了一堂简短而免费的试游课。即便是已经参加过前期课程（婴幼儿游泳），并且被课程教练评价为"适合游泳"的小朋友，也不妨前来参加。通过试游课，孩子们可以在白天的其他时间段里，与新认识的其他小朋友一起，在全然陌生的课程教练的带领下，体验面向大孩子的游泳课程。尽管试游课上的许多做法对于真正的大孩子而言并不适用，但是试游课的作用依然不可估量。

无论在前期的试游课中，还是在第一节正式的游泳课上，我们该如何塑造第一次接触时的形象呢？

如何从更衣室打招呼开始，就将整个课程引入正轨，这需要教练敏锐的观察力。胆小的孩子坐在一旁紧紧搂住妈妈的脖子，而胆大的孩子在桌椅间恣意妄为搞得一片狼藉。应对的技巧在于，保持平和的语气、冷静的头脑和得体的言行举止，消除胆小者的恐惧，而对于小冒失鬼们，则应言词清晰地明确告诉他们这里的规矩，要求他们予以遵守。原则上，所有教育从业者都应具备冷静和理性处理问题的能力，特别是游泳教练，只有保持始终如一的态度，以身作则，言传身教，才能使那些犹豫不决的孩子小心翼翼地释放自己的焦虑情绪，从而逐步建立必要的信任感。换句话说：任何时候都泰然自若的教练，会把他这种内心的平静传递给学生，因此工作起来也就更加轻松！这样的教练也鲜少与极度焦虑的家长产生冲突，更加受到学生和家长的尊重。大家都会对他非常有信心，并且放心地把孩子托付给他。特别是那些忧心忡忡的家长，他们本身就是胆小的不会游泳的人，放手让孩子进入一个令人恐惧的水世界里对于他们来说需要无比强大的内心力量，所需的勇气不容小视。这时，教练一定要用泰然自若、沉着冷静的态度帮助他们最终下定决心。做决定时请务必越快越好，因为只有这样孩子们才能从父母那里感受到真正的支持，而不会因为父母的犹豫不决而更加加重心理负担。

如果教练心神不定、大声嚷嚷甚至歇斯底里，那他根本无法激励一个胆小的孩子，反而会加剧家长的这种不安全感，然后家长在家里又会将他们的不安全感传递给孩子。

前来试游的孩子与家长在我妻子的迎接下前去更衣，此时我通常还在游泳池里忙于教授别的团队。在孩子们更衣的时候，妻子走向游泳池告诉我最为重要的情况，但不会对孩子做出预判。

然后我来到更衣室，亲自与那些或多或少有些紧张甚至焦急的孩子和家长见面，我会表现出大吃一惊的样子：原来大家都是大孩子了，我本来以为会小得多呢！这样的把戏总是让大部分孩子的精神明显为之一振，但总有焦急的家长会赶紧强调说：其实我家孩子才……岁啦！此时我心里已经清楚，在带领孩子们与父母告别前往泳池的时候，我应该主动去握住哪些孩子的手。那些相关的家长在我一再地暗示下也终会明白，我比他们想象得要更为理解他们的心情，也更为了解他们孩子的状况。如果身边有真正的"胆小鬼"，在这时要再三强调，我们今天真的只是去做一件非常非常简单的事情，是所有的孩子都肯定可以完成的。在刚开始的时候，我们肯定不会去尝试那些困难的任务。过于紧张不安的孩子可以带一名家长一起前去泳池，但家长应尽可能表现得低调而被动。

在走向泳池的最后一刻，我会"突然想到"大人们在游泳前可都是要淋浴的，然后我会用没什么把握的表情环顾着周围的小家伙们，询问这些"大孩子"是否也能够淋浴。如果谁可以，那就给大家示范一下，其他人也都可以认真地试一试，而不想尝试的人当然可以不必尝试。没有人是生来就会的。

当然，我会对这么多出色的"淋浴专家"感到惊讶，集合在这里的果然都是真正的"大孩子"呢！所有人都会倍感鼓舞，接着就会毫不犹豫地走向游泳池，穿上充气手臂圈，此时要求他们"坐在泳池边上，把双脚放在水里"也不会有人抗拒。如果有人不愿意呢？也没关系。他可以坐在椅子上，观看其他孩子的一举一动。

所有人坐在泳池边上，大家相互认识，也就是说，教练自我介绍，然后每个孩子告诉他自己的名字。在单独的对话中，孩子和教练变得亲近，并最终叫得出对方的名字，这表示朝着建立信任的方向迈进了最初的一小步。如果某个孩子参加过前期的课程，我会惊讶地告诉这个孩子：昨天晚上你以前的课程教练在跟我打电话时提到了你呢，他说，你是他教过最棒的孩子之一，要我事后一定给他回电话，因为他很想知道这次试游的结果。

然后就是决定性的一步：教练要安排所有孩子依次入水，并观察他们的能力。"现在每个人都可以展示自己。不过别忘了，今天只需要做一件非常非常简单的事情就行了！"

但是，谁先来呢？爱出风头的孩子？拼命举手嚷嚷着"我我我"的孩子？如果让他们先来，教练就丢掉了手中的三张王牌：

- 冒失鬼们虽然大出风头，但却剥夺了胆小的孩子略微谦逊的表现欲望和接受大家赞誉的机会。

- 胆小的孩子在看到其他孩子"梦幻般"的演出之后自惭形秽，为了避免意料之中的尴尬情形，他们完全不想再做任何展示，彻底出现心理障碍。

- 错失让尖子生学会收起锋芒的最佳时机。爱出风头的孩子从一开始就应该安排在最后！

此时非常重要的一点在于，教练要正确了解孩子的性格，并且在水中更加关注那些明显感到害怕的孩子。即使他们在水中只是紧缩成一团并屏住呼吸，但当他们在几秒钟之后重新坐在泳池边时也要向他们提出表扬，让他们通过教练的一举一动深刻感受到：果然一切都很简单呢。

在下一次练习时出于同样的原因依然让这些孩子优先尝试，给予他们适当程度的支持和赞美，这样一来，教练和他们之间的配合很快就能渐入佳境。他们学会了无所畏惧，知道大家都会相信自己。如果有孩子依然在水中紧缩成一团，教练应该用毋庸置疑的声音清楚告知他们，"我帮不了你，就算搂住你的脖子，或拉住你的手也没用。"

在试游课接近尾声时，教练应允许那些有强烈表现欲的孩子再表演一次特别成功的跳水，并告诉他们，自己从来没有见过像他们那样优秀的大孩子。因此，教练希望他们

> "在正式开始游泳课时能够帮帮教练，如果他们能将自己擅长的一切展示给那些还不是太能干的孩子，帮助他们更快地学会游泳，那可真是帮了大忙。"

在试游结束之后，孩子们会得到一个玩游戏的机会作为表现良好的奖励。这个游戏叫作"浇花"，所有孩子共同进入淋浴室，就像花瓶中的鲜花一样接受水的浇灌，直到全部"花朵"都茁壮成长。

"浇花"游戏的结果让某些家长惊讶地合不拢嘴。在一个半小时之前他们的孩子还在习惯性地抗拒淋浴，可看看现在！是教练给孩子们施了魔法吗？当然不是，我们所做的，只不过是为相互信任奠定了基石。

长此以往，教练就可以在 20 分钟的试游课上从容对付更多孩子了。

13　终于开课啦！

第一节正式的教学课在开始的时候通常是复习试游课的内容。碰到已经认识的教练，首先面对已经熟悉的任务，对畏缩不前的孩子而言，是一个极大的安慰。

教练可以再次安排孩子们学习如何借助泳池边、台阶或梯子爬进爬出，温习跳水的诀窍。孩子们会始终记得，跳水时首先要用所有脚趾牢牢抓住泳池边缘，听到教练下令时才能起跳。如果孩子已经可以单独跳水，那么就要求他们在起跳前"再次回忆所有动作要领，并仔细观察周围是否有足够的跳水空间。"

但是，如果发现有孩子坐在椅子上拒绝合作，或者固执地紧紧拉着大人的手臂，必须集中精力处理这些孩子的问题。为了让他们迅速明白其他孩子根本不会在水中遭到不幸，我通常会用以下方式来转移他们的注意力：

> "帮老师一起照看其他小朋友好不好？你可以抓着我的手臂，然后你看这边，我看那边，看看其他小朋友是不是全部都做对了！"

这种做法也被称为单纯的"突袭策略"，即通过让孩子负责一项任务传达出我对他

的信任，而我也希望他能信心满满地予以回应。

但要注意：虽然上课的过程对于孩子们来说非常轻松随意，但在教练和旁观的家长看来，却是对耐心的极大考验，这个考验漫长而艰辛，有时甚至会持续多个练习课时。如果所有大人都能足够地体谅和坚持，没有一个孩子会一直反抗。但如果家长过早放弃，那么教练所做的一切努力都白费了。

在上完第一堂正规的游泳课后，孩子们会这样向您描述上课的情形：

在最开始跳了几次水之后，教练示范了在呛水或眼睛进水后聪明的孩子该怎么做。同时，他还示范了"小懒虫"或"笨蛋"在这种时候是怎么做的。

我很清楚，这种教学方法肯定得不到业内人士的一致认可。但在对 3～5 岁的孩子做了无数次试验之后，我坚信，努力不做"傻事"的心态是每个孩子都具备的，在这样的场合下，这种心态会发挥出一种巨大的激励作用。而且，"愚蠢的行为"在水中会给人们带来真正危险，像我这样直接指出的做法显然有助于规避危险。另外孩子们会注意到，

自己这个团队的同学们最多只是"忘记做某些事"，而那些老师编出来的"蠢蛋"总是出现在其他团队里，因此，这种隐晦而理论化的说教其实并不会造成什么危害。总的来说，我认为这种做法是非常有益的！

如果在一个教学环境中，几乎所有危险都被排除在外，时间充裕，目标轻而易举就能完成，这样的教学根本没有任何意义。

不管怎样，从我们这里走出来的孩子，至少每个人都能做到以成熟而懂事的大孩子自居，并且都能信守承诺：尽可能不要忘记任何注意事项，在每次起跳和游泳之前完整地想一遍动作要领，从而能够真正正确地游泳。

此外，我们的孩子都知道，梯子和台阶仅供小宝宝和老人使用，懂事的大孩子总是借助泳池边缘爬出泳池！当然，如果游泳池的边缘又破又高，那也不能过分苛求孩子。其实有些小婴儿不靠梯子也可以爬出水面，因此：何不鼓励孩子努力从小婴儿中脱颖而出呢？！实际上，借助泳池边缘爬出泳池有以下三点优势：

- 在失足落水时通常找不到任何可供爬出水面的扶梯，人们不得不费劲地向岸边攀爬，一旦不成功便只能以悲剧收尾。
- 游泳时需要强壮的手臂，因此不断爬出泳池是一种理想的力量训练方式。

- 这种爬出方式节约了许多时间，因为当很多孩子聚集在一起时，每一个狭窄的出口前面都一直存在拥堵的危险，孩子们相互推搡，造成不必要的时间浪费。

在跳入水中之后，让孩子们或多或少地单独前行一小段路程。然后让他们在水中央像个陀螺一样相当迅速地旋转。这个过程非常累人，之后他们可以在水里仰躺着休息，就像躺在家里的床上一样。所有孩子现在都已知道，休息时鼻子必须朝着天花板，否则水会流入鼻腔，令人不舒服。耳朵应该在水中，而肚子看起来应稍微浮出水面。大拇指放在腿边，同时双脚必须并拢。休息时不要鼾声如雷。如果休息好了，可以让他们试着蹬蹬双腿，学会正确的前行。然后孩子们就可以自然而然学会仰泳。结束时，由于大家都像大孩子一样表现得非常好，还可以获得一次奖励！教练宣布，"现在每个人还可以再玩一次'飞翔'游戏"。

"飞翔"游戏对于我们的教学来说非常重要，需要我们着重为您说明："作为我们未来的客户，您随时都可以前来参观。公开课对我们来说是一件非常自然的事情。但是，如果您的孩子非常胆小，那么当学员们在课程结束前到大海豚下方集合时，您最好把孩子从玻璃窗前抱走，否则他可能会尖叫着跑掉！"——这是我们办公室在接受电话咨询时的标准用语。

这源于我们游泳学校在第一年教学中发生的情形，毫无准备的观众透过玻璃密切注视着游泳课发生的一切，结束时的一幕惊得他们目瞪口呆，随后便传出了这样的说法：在教练示范了小鸟一样的飞翔姿势之后，我们的孩子随着一条高高的弧线被扔进了水里。"这太不像话！我决不允许这样的事情发生在自己孩子身上！"

在这里我首先想以食指为例，食指是我们手势语言中最重要的部分，用食指在额头上轻敲意味着：注意、留心、仔细考虑、集中注意力！诸如用手指捏住鼻子，将手指放在耳边，或用手指在肚子上轻敲等手势，意思单纯，不会引起误解。但是将食指放在额头上却有着另外一层侮辱性的含义。同样，尽管看起来都差不多，但就像我们绝对不会侮辱孩子一样，我们也绝对不会把孩子"扔进"水里。家长们看到的，其实只是我们的"飞翔"游戏。在每一节课上，飞翔都是对认真用心和积极参与的孩子最好的奖励。

更何况，"飞翔"游戏是按照孩子的愿望进行的，也就是说，每个孩子会在开始上课之前告诉教练，他是想要做一次"小飞翔"还是一次"大飞翔"，是想"旋转着飞翔"还是"不旋转飞翔"。而教练会有意识地忽略掉孩子们"飞还是不飞"这个层面上的问题！因此，即便是"胆小鬼"们也会被高高举起然后"放"入水中——这当然也算是"飞翔"（如果教练在此时将目光投向一旁的等待室，便可以立刻辨认出这个孩子的家长，同时明白为什么这个孩子会有如此表现）。结实健壮的孩子希望来一次大大的飞翔，而他本人也确实有能力完成。小冒失鬼们当然也能得到他们希望的"带着旋转的大大的飞翔"（视体重而定），又高又远地飞出两米开外，在着陆时溅起一大片水花！这在外行人看来是"扔进水里"，不过，孩子们感觉棒极了！在家里他们也会炫耀自己这种英雄般的"飞翔"冒险，可千万不要对此表示轻视。

此外，当不专心的小冒失鬼们由于注意力不集中而失去又高又远的奖励飞翔，仅仅得到一次小小的飞翔体验时，他们会下定决心在下一节课上好好表现！

有些时候，教练可以假装"忘记"补做上节课由于时间仓促而取消的飞翔游戏，孩子们会及时提出急切的提醒。但千万不要忘记对表现优异者的奖励。飞翔始终是最大的奖励，即使它最初会引起心跳加速！

所有人在第一节课后都会产生这样的感觉：自己凭借勇气克服了一个巨大的障碍，并相信自己在这里能够完成任何任务。孩子们受到教练的交口称赞，相信自己现在已经属于聪明能干的大孩子之列，获准并且有能力完成大量困难的新练习。只要别忘了动作要领，就不会有水会灌进鼻子！

由此可见：成功是一气呵成的！只要教练能够帮助孩子们取得成功，并在孩子自己仍感觉忐忑不安时表现出"你肯定能做到"的信赖态度，只要教练坚定地认为孩子们已经是成熟懂事的大孩子，但是在他们需要帮助的时候又总是能及时伸出援手，那么孩子自然也会对教练报以充分的信任。

在道别时，所有孩子都会承诺牢记所有知识要点并在下次上课时好好表现。

14　从游泳的能力说起

"游泳"一般来说是指：在具有一定深度的水中用相应的换气法从 A 地独立向前移动到 B 地。游泳有无数种方式，开始参加游泳课程之前应先搞清楚自己对"游泳能力"的理解。参加游泳课究竟是要达到怎样的目标呢？许多家长将水视为一个给孩子带来危险的来源，而将游泳视为遭遇事故时成功自救的一个工具。对他们而言，游泳主要是一种求生练习。

而与孩子一起生活在水边的人就会知道，几乎没有任何人对落入溪流或池塘做足了准备，没有人会在深思熟虑、专心致志且穿戴整齐的情况下落入水中。在绝大多数情况下，落水后也不会有合适的台阶或梯子供您爬上岸。我们自然而然地得出这样的结论：在紧急情况下，在熟悉的游泳池中驾轻就熟的"浮于水面"之技能根本没有任何用处。因为在这时，我们需要的是从不计其数的跳水、潜水尝试、攀爬动作，当然还有安全游泳中积累到的经验。

不过，就算孩子们在熟悉的泳池中能够身着普通外出服从容应对（游戏般的）危险情境，完成杂技般的潜水和惊心动魄的跳水，而且还能坚持长时间安全游泳，也无法保证百分之百的水中安全。不要忘了，突然落入阴暗冰冷的池塘中，即便是最为胆大妄为的小冒失鬼也可能会瞬间变成一个完全不会游泳的人，因为焦虑和恐慌会让他完全想不到平日里掌握的游泳技能。

毫无疑问，3～5 岁的孩子在自己熟悉的环境中几乎都能百分之百地做到安全行事，甚至可以从容应对最糟糕的情境。不过，就算坚持训练直到 10 岁，也不能完全肯定什么事也不会发生——即便是在自己的游泳池里！为此我们一再给所有家长提出这样（略显夸张但却万分真诚）的忠告："只有当你们的孩子成家立业了，你们才可能没有牵挂地真正放手。"

家长应该不厌其烦地关照自己的孩子，或者让孩子们待在自己的视线范围内。只要稍有不慎，悲剧就有可能发生！在不熟悉的环境中，这种看管自然更加重要，因为经常可能发生完全无法预料的事情。

这里有一个具体的案例：

我的长女在 13 岁时赢得了汉堡中学生游泳竞赛的冠军，她熟练掌握各种泳姿，从两个月时起她就参加了早期游泳启蒙并不间断地持续练习，最终成为一名强壮而稳健的泳者。在某年暑假时，她和我一起前往丹麦的里米弗德 (Limfjord) 学习风帆冲浪。在练习期间的无数次落水中，她都能快如闪电般地重新回到帆板上，因为暗黑色的海水太让人恶心了！终于她做到独自一人滑行相当长的一段距离，并且没有落水——看起来棒极了！在头几股风浪中，她成功地经受住了考验，因为她用体重控制住了风帆。但随之几股风过后，我的女儿不见了。她落在了破旧、黑暗并且只有一个小视窗的风帆下方。她立即陷入了恐慌，因为周围漆黑一片，伸手不见五指，她开始呼救并拼命游。如果她的头脑足够清醒，她其实可以从帆下潜游出来，但当时她的脑子完全短路了。于是她不停地挣扎，风帆盖在她身上，漂浮的桅杆顶在额头，她采用了最累人的蛙泳姿势，被帆索牵绊着，围着帆板直打转。这个场面共计持续了最多一分钟，在此期间我已经站到了自己的帆板上，在她身边不断要求她，要么从帆下潜水出来，要么迅速抬起较轻的帆具重新脱身。但是没有成功：处于一片恐慌之中的她根本没有反应过来。她只是继续呼救，如果我没有朝着她跳入水中的话，她可能还得滑稽地来回转上几圈。这里有两个事实让我震惊：首先，水仅仅齐腰深，其次，我女儿在帆下采取的那些行动证明她至少在心理上已经完全崩溃。结果就是：此后多年她都失去了对冲浪的兴趣。从那以后，我一直要求所有冲浪的中学生在正式开始冲浪之前，先完成密集的帆下潜水训练。而且我在游泳学校的早期教学阶段纳入了更多安全和应急演习内容。

这样的事情往往会给当事人带来难以言喻的心理创伤，类似事件我在叙尔特岛 (Sylt) 担任救生员时曾多次经历过。

叙尔特岛是著名的度假胜地，阳光、海风和海浪吸引了不计其数的夏日游客，他们在浪花飞溅的海滨浴场尽情游泳。我们这一代人大都极其小心谨慎，大家对自己的游泳能力心知肚明，能在及膝或最多齐腰深的海水中游泳就已经很满足了。但是，密集的暗流却在意想不到的地方潜伏着，人们一不小心就会被拽入水下，在几秒之内像启动了脱水程序一般急速旋转。咳嗽、气喘、窒息，眼前只有一波又一波的巨浪铺天盖地地打来，海水、沙滩和空气交织在一起，令人从内心深处痛苦不堪。人们突然变得如此孤单无助，迷失了方向，脑海里面一片混乱，只有恐慌是真真切切感受到的。

人们根本不可能在一浪高过一浪的情况下迅速地认清方向。而且，就算人们明白应该顺着浪的方向游动，但在极度恐慌的情况下，清醒地思考已经被抛到了九霄云外！人们总是徒劳地对抗着激流，却无法在几米开外登岸。因此，就算一次又一次绝望而徒劳地探出水面寻找救援，沙滩上的人却常常会误以为这是在友好地打招呼。如果不施以迅速有效的救助，最好的下场也会是濒临溺亡。这是我们不希望的！

另外，几乎没有人愿意反复讲述自己的无助感或极端恐惧感。因为在大多数情况下，这种事情都发生在看起来足以应对日常状况的正经泳者身上。毫无准备地从主动变成被动，从一切尽在掌握的熟练泳者变成水中的傀儡，对于大多数人来说都是一个巨大的冲击。

14.1 惊吓反射

"惊吓一下子蹿进了我的四肢"，这种说法在很多种情形下都可以感受得到。

无论是夜里驾车时一只小鹿突然蹿到前方，还是凌晨三点被电话从深度睡眠中惊醒，抑或是站在旅行社的橱窗前幻想自己正在北海沙滩享受日光浴，突然有熟人拍你一下让你从美梦中醒来，这些惊吓都会导致肢体僵硬，在一瞬间无法采取任何行动。

众所周知，业内人士将这样的瞬间称为"惊吓反应瞬间"。比如在路面交通中遇到迫在眉睫的事故时，人们一时会感到不知所措，这同样也属于"惊吓反应瞬间"，这种情况尤其容易发生在毫无经验的新手和驾驶机会比较少的司机身上。

上述说法同样适用于游泳初学者和缺乏安全感的浅水泳者。对他们而言，正是这样的瞬间导致大祸临头。由于事件的突发性，由于他们本人通常缺乏准备，这种可怕的惊吓会令他们在关键时刻浑身瘫软，妨碍他们在第一时间开展最为重要的自救行为。

亲爱的读者，请您花一点时间，最好闭上眼睛，再次回想一下您最近经历的惊吓事件。倾听和感觉你的内心在危机时刻的感受，描述您当时的身体反应。

停，还不到一分钟！请不要遗漏任何一点细节！

我几乎和每一名研讨会参与者都做过这个游戏。得到的答案通常是：手臂和双腿不听使唤，大脑一片空白，全身僵硬，手掌打开，嘴巴张开，两眼圆睁。

据我所知，人们往往还会觉得自己屏住了呼吸。如果在地面上，这倒是一种无关紧要的副作用，因为人们并不会因为几分钟的呼吸停滞而受到伤害。但水具有自己的规则，如果惊吓发生在水中，我们就需要重新审视这种有关呼吸受阻的说法了。

如果要求参与者在回想受惊细节时特别注意自己的呼吸状况，他们会第一次惊奇地发现，屏住呼吸其实是受惊时呼吸步骤的第二步。

在屏住呼吸之前，人们在激动之下无法避免小幅而急促的吸气。这会影响到中央第一反射区，在紧急情况下往往会导致灾难性后果！在岸上时，这完全无关紧要，因为吸气在任何情况下都不会酿成任何后果，倒是呼吸受阻在紧急情况下会成为一个大问题。

但是在水里受到惊吓时，屏息并不是问题，屏息前的吸气——虽然在岸上无关紧要——才是唯一的问题！这种吸气才是导致生疏的泳者出现事故的罪魁祸首！

在出其不意的情况下口鼻被迅速淹入水中，尤其会受到吸气反应的危害。无论是被朋友出于好玩拉入水下，还是在及膝深的造浪池中由于水的回流而失去重心，或者是在游泳时吸气的瞬间被浪头突然击中，抑或是从气垫、小艇或跳板上掉下，由于落水时间非常短，人们通常来不及反应，当头部已经在水下浸了一小会儿后，人们仍会由于受到惊吓而吸气！孩子由于个头小，落水速度显然更加迅速。如果落水前的空中坠落时间较长，在水中不会由于急促的吸气而将水吸入呼吸道，但由于惊吓而张开的嘴巴同样会使过量的水流进口腔、咽喉、鼻腔和嗓子。无论如何，在入水的那一瞬间，任何清晰的思维和所有理论知识都会飞到九霄云外！人们不会记得，其实在正常情况下，只需几秒钟就可以重新浮出水面！

不会有人愿意去回想这种可怕的经历。所有当事人都证实，在那一瞬间自己完全被恐慌包围，由此引发的心理创伤在很长时间里都难以平复。即便是竞技游泳运动员和水球选手，也会无法抑制地咳嗽和喘息，不再去想计时或球门。瞬间被水淹没的体验是令人不适甚至充满痛苦的，是人类所遭受的最恐怖的经历。如果有当事人痛苦不堪地声称水灌进了自己的支气管，你却站在病理学专家的角度上告诉他这从生理学角度上看是不可能的，这种做法一点也不安慰人。那种时刻的痛苦，只有经历过的人才懂，他人很难真正体会到他们的感受。经历过溺水的人就能理解为什么在某些集权国家里会将"水刑"视为最严厉的酷刑，即便是最不共戴天的仇人，他们也不忍将这种事情加诸到对方身上。早在叙尔特岛上担任救生员时，我在每次救援之后都会争取向那些刚刚获救的受害人打听他们经历不幸时的感受。人们大多声称，在刚刚浸入水中那一瞬间会立即引发出无穷无尽的恐慌感。之后我还询问了教练、教员、活跃的游泳者、水球员和不同景区的度假者，他们所描述的经历大都十分相似。

惊吓反射的详细过程我早已了然于胸，因此从担任早期游泳教练的第一天起，我就致力于让孩子们尽早学会处理这种惊吓情况。正确的做法是：思考恰当的对策，不要产生恐惧或恐慌的情绪。如何能在寓教于乐中轻松教会孩子们这一点呢？解决方案乍看上去非常简单。在经过数千千米的练习之后，我已经非常清楚在哪种情况下即便是熟练的泳者也会呼吸失控，而人们应该采取何种方式来保护自己。其实人们要做的很简单：只需在入水的瞬间闭上嘴巴，用鼻子呼气，就不会有水流入了。尽管我已经想不起自己是在何时、由谁教导、采用哪些指令和辅助手段学会这种保护机制的，但这种做法确实很管用。

就这个问题而言，面向第一批孩子的实际教学工作给我带来了很大的帮助。在与 60 多名孩子打了几周交道之后，我清楚地发现：要教会小家伙们只通过鼻子用力吹气、出气或呼气是一件非常费时费力的事情，而且结果往往并不能令人满意。许多孩子完成起来极其困难，因此总是会伴以不适甚至痛苦的强烈咳嗽。后来我降低了要求，孩子们在每次下潜和跳水时只需用力吹气即可，而不刻意强调是用嘴巴还是用鼻子，这样才算基本解决了这个问题。用力吹气显然会在整个口腔、鼻腔和咽腔产生足够的反压力，有效防止水的灌入。至于准确的生理学原理，则是值得医学专家们研究的一个课题。很快，我便对这项练习任务进行了更加细致的规定：

"在空中的时候开始呼气，直到头

发没入水中时再结束。"

由于缓冲时间够长，因此应该在整个下潜过程中保持吹气。

可以通过以下几点对吹气情况进行多重检查：

- 由教练或孩子们自己来倾听、观察和感觉吹气吹得好不好。
- 孩子们完全没入水面并在水里吹泡泡。
- 教练在孩子吹气之后检查他们的头发有没有"完全浸湿"。
- 如果练习失败，突然间只能"用滑稽的声音说话"（请捏住鼻子模仿），则说明这个人忘记呼气了。这时至少要记住在咳嗽来袭时迅速躺倒，直到咳嗽结束平静下来。下一次练习时一定要更加仔细地回想所有动作要领！
- 能够牢牢记住所有动作要领并呼气的人——也就是能够咕噜咕噜吐泡泡而且头发湿透的孩子，就是一个成熟的大孩子了，他们应该得到相应的奖励——在游泳时穿上更为轻便的充气手臂圈。

我们的目标非常明确：用充足的耐心和不懈的努力，最大限度地不断重复练习，最终成功"逆转"，即改变惊吓反射。多年来我们在这一点上做得非常成功，因为这个目标实际上是我们游泳教学的首要目标。在实现这一目标的道路上，愚蠢呆板、喋喋不休的说教是没有用的，只有结合游泳、跳水和潜水任务进行频繁的练习，才能最终取得长久的成功。在家里把洗脸盆放满水练习几百遍吐气当时也不能说是完全错误的做法，但是这个动作绝对不会发生在真正的游泳情境中，因此无法起到结合真实场景进行学习的目的！

有时我们也会请旁观的家长帮忙计数。在他们的见证下，我们在为期 7 周的初学者课程中会让 3～5 岁的孩子进行大约 1500 次自主、有意识且自我控制的潜水尝试，从而使孩子们在水这种典型情境中可靠地逆转惊吓反射。逐渐的，孩子们会认为吹气只是每次跳水时一个理所当然的组成部分。此外，当他们在泳池中央以及在爬出泳池之前再次将头埋入水下时，他们也会自然地吹气！

惊吓反射逆转

为了能够在水中确保安全，摆脱危险状况，呼吸练习起着至关重要的作用，成为我们游泳初学者课程中的核心内容。

重申一次：每次下潜时下意识呼气是在水中确保安全的关键。我们借助惊吓反射逆转帮助孩子们掌握第二种呼吸保护反射的方法，这种方法和早期婴儿游泳中与生俱来的呼吸保护性反射一样，对于日后养成水中安全感意义重大。换句话说：如果说在任何一辆高科技的汽车当中，安全气囊都承担了重要的保护功能，那么水中的惊吓反射逆转就是游泳的安全气囊（见图 14.1）。

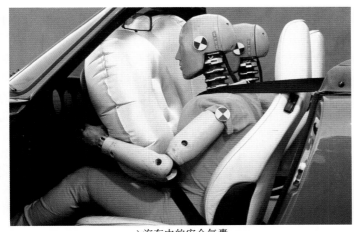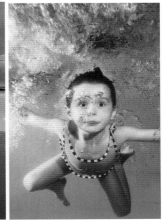

a) 汽车中的安全气囊　　　　　　　　　　b) 游泳时的"安全气囊"

感谢保时捷 (Porsche) 公司的大力支持。斯图加特，1991 年。

图 14.1　安全气囊

尽管逆转惊吓反射的方法表述起来看似相当简单，但是必须强调的是，相同的一段学习经历，对于年龄稍大的孩子乃至成人而言，可能是一次枯燥乏味、令人讨厌的旅途。长期感到害怕的人、考虑太多的人、在水中就浑身不自在的人，没办法一下子克服自己与生俱来的恐惧感，并立即做到在水中吐气。在逆转惊吓反射的过程中，"学习"只占很小的部分，而更多需要耐心和领悟能力。越胆小的学生，年龄越大的学生，就越需要耐心和领悟能力！在图 14.2 中详细说明了这项练习的各个步骤。

14.2　被动游泳

即使惊吓反射逆转避免了大部分的游泳和泳池灾难；但如果偶有差池，人们也要清楚该如何应对！地面上的所有活动都会有放慢节奏、平静下来、保持消极状态的机会，直到人们重新积聚起新的干劲，继续前进。但在水中——这种危险状况千钧一发的地方，初学者们迄今为止还没有学习过类似的救生方法！

而这种疏忽有时会带来灾难性的后果！

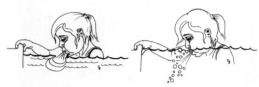

a) 把水面吹出一个小坑　　　　　b) 只用嘴巴在水里吹气

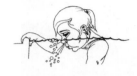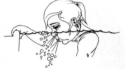

c) 仅用鼻子向水里吹气　　　　　d) 下潜时用鼻子，然后用嘴巴吹气

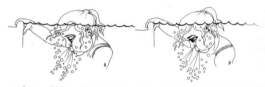

e) 和 d) 类似，把耳朵埋　　f) 和 e) 类似，观察吹出的
进水里听吹泡泡的声音　　　　泡泡

图 14.2　吹气的练习顺序

因此，我们把"在水中休息"放在了和"惊吓反射逆转"差不多相同的优先级行列。这里讲述的内容主要是指日常突发小状况后应该采取的正确行为，同时也涉及尽早掌握被动游泳的必要性。早在最初几个学时内，我们就向小初学者们传授了这方面的技巧，这些技巧能够帮助他们在类似的情形下保持镇定，即在水里休养生息，在必要时能以最低的体能消耗产生向前的推进力。换句话说：我们教会他们，在必要情况下被动但安全地游泳。这项技巧堪称游泳中的"安全带"（见图14.3）。

采用俯卧姿势的初学者很难领会到被动游泳的意义（详细说明请见"先学哪一种泳姿"一章）。而许多专业人士则认为处于该年龄段的儿童很难掌握仰泳。如果专家口中的仰泳，是指让初学者们在没有任何辅助工具的情况下单独一人背对着令人害怕的新元

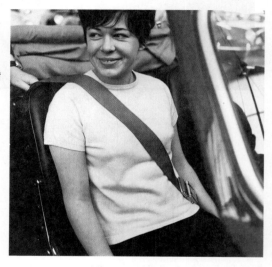

图 14.3　安全带

感谢保时捷 (Porsche) 公司的大力支持。斯图加特，1962 年。

素——水，那我也非常赞同专家的观点，因为这对于孩子们来说显然是要求过高！让学员们相互协助练习仰泳显然也是不恰当的。如果孩子们信赖的老师出于各种原因没有与他们一起下水，孩子们就基本不可能学会以仰卧姿势在水中休息。

只有让一名已经与孩子建立了信任基础的人员为孩子提供可靠直接的身体协助，学习才能取得成功。因此，我们的课程教练至少要在最初几个学时中一直在水里陪着孩子，直到最后一名胆小者确信自己做好了准备。我们的原则是：在开始的阶段，大人要尽可能陪着孩子在水里待久一点，而在后期则应尽可能短。显然从泳池外能够拥有更好的视野，但建立信任才是教学开头时的重中之重，这点毋庸置疑！

> 惊吓反射逆转和被动游泳这两个重点是其他教学内容的基础。这二者有利于迅速获得安全感，是信任感发展过程中最重要的步骤，构成了早期游泳生命安全的基石。而且二者无须花费专门的时间，随意整合在任意训练项目中即可，可以说是零成本，高收益！

我们将"吹气"和"休息"自然而然地融入游泳、跳水和潜水等各项运动任务当中，在刚开始练习这两项内容时，我们几乎全盘接受那些看起来很奇怪的个人特质。基于安全压倒一切的信念，我们明确反对向竞技游泳看齐，不强调动作要领的正确性和精细调整的协调性。对我们而言，水中的安全性比所谓经济性、效率、节奏和美感要重要得多。

"惊吓反射逆转"和"被动游泳"不应只是游泳运动的自动机制，而应该成为一种基础性的技能，人们只能在不知不觉间顺带掌握这些技能，但是却无法有针对性地传授给下一代泳者。是时候让所有游泳机构的专业人士了解这些教学内容的必要性了，只有这样，初学者们才能从一开头就轻轻松松获得生命保障。

我希望游泳教育事业在经过多年的发展之后，能有越来越多的专业人士在实践过程中也发现相同的问题，并从中得出类似的教学结论。

在某些讲述如何掌握水性的出版物中我们已经能找到一系列针对安全呼吸的准备性练习，这些练习与"水中闭气"基本练习有一定关联。但正如上文提到过的，人们总是忽略一个问题，即这里涉及的情境大多是指"突然掉进水里"，而非"置身水下"。另外，他们通常只介绍狭义的任务（如在洗脸盆里吹气），而不会与游泳、跳水或潜水组合起来。在浅水中，这些狭义的任务通常自成一体，属于"特殊的主任务"之列，孩子们在完成这些任务时会花很长时间去准备并保持高度的注意力，而无法将它们融入复杂训练流程当中。因此，孩子们的大脑会将这些任务作为一个一个的重点保存在单独的运动记忆中。自然他们做不到融会贯通，也就是说，在危险情况下他们无法自动启动救援保护机制。长久以来，在孩子们的大脑里，动作和情境之间无法永久建立必要的联系。我们的信条永远是：情境即任务——动作乃解决方案！也就是说，只有设置全面多样的任务，才能帮助孩子将具体的情境与复杂的动作要领联系起来！只有将不同的情境与相应的动作要领联系起来，孩子们才能建立相关性并形成反射性的动作模式。如果人们没有帮助他们建立这种关联，那么游泳就是支离破碎的（天赋异禀的人例外），他们努力多年，在面对水时仍然没有安全感，总是将自己置于危险却不自知。

我们总是在公共泳池中遇到不少这样的成年人：他们大多上了岁数，孩子们的一举一动似乎都没办法让他们感到称心。他们总是从头到尾牢骚满腹，把泳池管理人员指挥得团团转，孩子们常常称其为"愤怒的老古董"。导致这种行为的原因往往是相同的：

他们都曾按照传统模式学习过游泳，只要一切按照他们所熟悉的程序进行，他们就能凑合着浮在水面上。发型或眼睛可不能被弄湿。潜水或跳水？根本没想过！为什么要这样做？！因此我们可以想象，这些人由于自身的不安全感甚至是恐惧感，在目睹孩子们嬉戏打闹时会陷入恐慌当中，并试图通过攻击性或类似抵抗行为掩盖自己的恐慌。因此，这类缺乏安全感的准泳者最好还是待在他们熟悉的环境里。他们应该清楚，自己在岌岌可危的时刻特别容易陷入恐慌中。每个惊慌失措的人，不管是哪个年龄段，都是一个无法预计的巨大危险，有些时候甚至会危及前来营救的救生人员。

所以，人们对"游泳能力"有着完全不同的解释，有些人可以在安静的环境中勉勉强强不自然地浮在水面，无法有意图地变换方位，但他们会声称："我会游泳了！"与之相反，人们有时也会从与自己最佳成绩仅有几秒之差的国家队游泳队员那里听到："我今天根本不会游泳！"

我们尊重这些对游泳能力的不同界定，但我们依然会极力争取让孩子们尽早掌握水性。一般来说，至少要达到让孩子们"如居水中"的程度！无论是浮在水面上还是潜入水底，孩子们都能从容不迫地应对各种不熟悉甚至棘手的情境，而大部分已成年的日常游泳者在面对这些情境时往往都会惨败收场。如居水中，就是指无论采用何种动作，无论面临何种情境，都能全面、愉快又持久地游泳、跳水和潜水！我们的工作是在游泳当中帮助孩子们掌握对付各种危险情况的方法，当然不会将孩子们真正置于险境。

最终，让孩子们能够将这些在熟悉的泳池中获得的技能（视年龄或发育情况而定）运用到陌生的新环境中，并能够根据情境举一反三。这将开启无数体育运动的大门，让他们在其他相关领域也能得心应手。

练习教练、训练员、游泳教师以及体育教师中那些一叶障目的蛙泳至上者和美学狂热者，都不应将所有这些目光短浅、唯成绩论看待游泳的人的观点强加在初学者身上！他们的所作所为，只是将游泳入门推迟到了小学低年级。

不幸的是，我们至今仍无法阻止这些专家将我们的孩子视为"不合格的游泳者"，因为我们只追求"自然的游泳"，很多孩子在日后遭遇僵化的运动模式时都会不知所措。而且我也很快地意识到，我们的孩子常常被这类教练草率地称为"生物力学的灾难"，在天才筛选中这些孩子会在第一批时就被淘汰。只不过我深信，孩子们拥有参与正规游泳教学的正当权利，同时应该得到机会，以自己的方式积累积极正面的经验，培养起积极投身体育运动的生活态度。但是也有不少人认为，这种以公益为导向的游泳运动虽然旗帜鲜明，但在许多方面远离现实，不切实际。

家长可以自行决定：
是希望自己的孩子在幼年时期就对学习游泳拥有极大的自主性和喜悦之情，能以俯卧位和仰卧位自然而然地游动、跳水和潜水，也许起初姿势并不完美，甚至是难看的"狗刨式"，但在水里无所畏惧、充满自信，在小小年纪就具备高度的水中安全感，不至于被小小的浪花所惊吓，瞬间就能重新从水里冒出来？

还是……
希望孩子能以符合体育运动要求的方式正确地摆动手臂和腿，将头部高高抬起保持在水面之上，只将跳水和潜水作为难得的勇气测试，而且不希望在水里面临不熟悉的情境，从而在游泳时始终对入水保持一份恐惧？

在第 11 章结尾处附有传统方法与水上教育学理念的对比表格，可以帮助家长进行进一步的抉择。

15 先学哪一种泳姿？

这是个老掉牙的问题，大概从游泳运动开端时起就一直争论至今：是根据约定俗成的古老传统选择蛙泳？还是像许多国家（如美国和澳大利亚）那样选择爬泳？抑或选择仰泳？

无数的游泳专家对此各执己见。不过他们的关注重点往往是年龄明显偏大、更加成熟的年龄组，而我们这里着重探讨 3~5 岁的儿童。此外，除了年龄问题外，家长在做出决策时还应考虑以下几个方面：

- 孩子们自身的经验如何？他们有没有做好充足的准备？
- 有多少时间可供学习？
- 游泳班人数是多少？同学之间水平差距大不大？
- 具备哪些空间条件（位置、水深、温度、干扰/注意力不集中）？
- 要达到怎样的目标？

在通常情况下，以最快速度获得奖章既是儿童的目标，也是家长和教练的目标。孩子们在自己的团队中不甘落于人后，希望通过这枚象征荣耀的奖章小小卖弄一番。家长们则被各种官方声明、证明、证书和奖章冲昏了头脑，误以为他们的孩子只要怀揣一枚小海马奖章就可以四处安全地游泳。某些业内人

士也目光短浅地瞄准奖章，因为这样才能在与其他供应商的竞争中拥有统计上的优势，或者保障学员们在练习课上的权益。但值得人们扪心自问的是，教育工作的质量为什么不能充分加强自我价值观呢？

15.1 将多样性作为水中安全感的真正保障

无论决定采取哪种泳姿：严格的泳姿教学法都是以牺牲多样性，乃至牺牲真正的水中安全感为代价的，往往还会失去体验水中乐趣的机会。毫无疑问，这个不足之处也可能在稍后得到弥补，因为反正对于"小冒失鬼"来说要完成教练的要求简直易如反掌。但是，我们的游泳班里是否都是这样的小冒失鬼和小天才呢？体育教育从业者长年累月对我们孩子日益缺乏运动机能经验的控诉是否有违公正？孩子们由于缺乏运动经验而造成发育迟缓并由此导致的对未知状况的恐慌，是否只在新的元素——水中才会表现尤甚？当小学体育老师在体育馆里下达"前滚翻"的任务时诙谐地说：请大家在兜里预备好救援直升机的电话号码，这难道真的只是幽默的场面话吗？答案是否定的，就帮助孩子掌握运动技能，积累早期基本运动经验而言，我们做得确实很不够。只有认识到这一点，我们才能做出坚定一贯的应对措施！但不要

像文化部长一样，在写字台上方悬挂一副可笑的"国家运动健身情况地图"，以为这样就可以将全国各地体育教师的能力不足问题尽收眼底。对游戏和运动活动，对日常体育课，对课间休息时的运动项目，对幼儿园、小学和城市规划中其他促进运动的创意提出更加切实的要求，显然要有意义得多。你们是想以政府般的工作速度，秉持官僚主义作风，等待那遥不可及的转变和漫长的影响吗？你们就不担心如今那些正在借助学步车蹒跚学步的孩子们，一直要等到退休时才能亲眼目睹这些努力的成果？你们还是和往常一样正襟危坐、抱怨连连、坐等问题自己解决？

如此一来的危险在于，我们的许多孩子会将面对水的消极态度带入生活中的其他方面。就如他们所说："浮在水面上倒是没问题，但是我并不喜欢游泳。"今后他们总是待在岸边，当其他人在水里嬉戏打闹时，他们却在照看着大家的衣物。对他们而言，安全又放松的游泳如此陌生。那些被人们嘲讽为"泳池雕像"和"发型保护狂人"的新一代直立游泳者正逐步占据主流。真正有才干的人不断面对各种冷言冷语，这更加深了他们埋藏心底的自卑感，从而放弃努力。

*这显然不是我们想要的结果：我们必须公平地对待我们的孩子，根据他们的能力和需求进行调整，帮助他们与水亲近，让他们能够尽早如居水中。我们应该早在幼儿园时期就帮助他们为今后参加多种多样的水上体育运动（比如竞技游泳和水上救护游泳）打好基*础，同时让他们学到各项体育运动的基本行为准则。

在硬件设施到位的地方都应该开展这样的教育活动。在我们的联合会中，我们应该像往常一样指出外部弊端。但前提是我们事先已经深刻自省，"上层人士"也应做好准备，不要把我们的诉求当作耳旁风。

在日常教学中，我们的第一要务是要求学校和协会中的实践者、游泳教练、水上救生员，以及所有以泳池为家的从业人员，充分考虑目前的形势，全力以赴——设计出最佳教学方案并物尽其用！到目前为止，我们依然任重而道远！

15.2　头部大小对游泳的影响

很早以前我们就得出了这方面的结论。我们的基础课程主要面向 3～5 岁的幼儿，在我们这里并不是非黑即白，也没有蛙泳还是仰泳的顾虑，孩子只需在俯卧位与仰卧位之间不断变换即可。为此我们的课堂安排了大量的跳水、潜水和滑水练习，同时还穿插着许多任务，通过各种各样的情境给孩子提供全面的运动体验。

我们会先根据 3～5 岁儿童的发育状况做出意识形态上的决策，然后再考虑如何开展实际的教学措施：

对生物学略有了解的人都知道，婴儿的头部

占到了整个身高的1/4，而成年人的头部只有身高的1/8左右（见图15.1）。

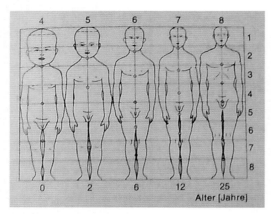

图15.1　头部与身体之间视年龄而定的比例
注：上方的数字表示头部占整个身高的几分之一。

当然，头身比的变化是一个循序渐进的过程，可不是按一下按键这么简单，刚才提到的3～5岁年龄段的孩子，他们的比例显然更接近婴儿。

这就意味着，与他们的身体相比，这个发育阶段的孩子仍然有一颗硕大而沉重的头颅。在日常生活中，他们可以轻松持久地维持脑袋在脖子上的平衡。但是当小肚子朝下以俯卧姿态趴在水中（如蛙泳）时，他们就只能在很短的时间里把头举过身体的水平面（即举过水面）。由于颈部较短，脖子和肩膀的肌肉也太弱，他们还不足以长时间支撑这样的动作，而且手臂的杠杆比例不佳也使他们难以为继。

顺便一提，成人如果想要体验孩子们的心情，不妨将电视机放在柜子上尽可能高的地方，然后腹部向下趴在沙发上，抬起头看上一段时间的电视新闻。大部分人会觉得自己的脖子快被扭断了。这种不利情况源自灵长类动物直立行走的习性，其他哺乳动物都四脚着地，因此从一开始就可以把面部浮在水面上游泳。另外众所周知的一点在于，蛙泳时背部需要承受特别巨大的负荷。因此人们不禁要怀疑，那些对抗游泳背痛的大幅止痛药广告，大概都是专为蛙泳而准备的吧！不过在德国游泳协会（DSV）杂志swim&more中，目前通常的做法还是将蛙泳作为早期游泳的首选泳姿，而且往往也是唯一的一种泳姿。

15.3　爬泳简介

是否采用爬泳要取决于孩子们目前的水平。如果人们在孩子们的婴儿时期就帮助他们进行过包括潜水在内的预备游泳练习，那孩子就有很大的机会在这个时期学会爬泳。这些孩子很早就可以在水面上像"狗刨"那样前进很长一段距离——腹部向下，脸部浸入水中，天才儿童在一岁左右就可以做到了！其间他们在水下用"吐泡泡"的方式呼气，然后要么侧向转身同时迅速抬头，要么稍微抬起脖子并向后仰头，在水面上吸取新鲜空气。

我们完全可以在稍后的课程中向掌握了上述技能的小家伙们传授粗略的爬泳技巧。首先让他们挥动双臂，像"风车"那样画圈。成功做到这一点之后，接下来就可以教他们"如何正确使用双手用力划水"。此时，双手应伸直到最前方，然后将水向后拉动和推动，直到大拇指碰到相应一侧的腿部，同时保持头部位置，使得眼睛几乎在水中，而头发都在水面上。

为了进行这些练习，我们的泳池中设置有 6 米横向泳道，孩子们可以在呼吸起来毫不费劲的情况下轻松游过这段距离，不会因为喘息而影响动作的连续性或者中断运动。随后就可以在 12.5 米长的纵向泳道上采用"爬行"的方式屏息游泳，同时也训练到了潜游的能力。通过这些练习，孩子们就能逐渐掌握爬泳的大致形态，做到动作均衡而流畅。在孩子们已经具备了安全感、专注力和运动感觉之后，就可以引入换气技巧。某些孩子到 5 岁左右已经能够掌握这项困难的任务。

我非常重视对双侧呼吸这种能力的培养。以双侧呼吸为基础，孩子们能够更加轻松地掌握"三划一换"呼吸法，也就是说，每划臂三次换气一次，每次换气左右方向互换。首先，我会站在窗边下达这样的任务：

> "无论你们向哪边游，都只能朝着
> 窗户这边（即朝着教练）换气！"

也就是说，孩子们在游过去的时候在左侧换气，而游回来的时候在右侧换气。这样，我便能一直与孩子们保持视线接触，有机会通过手语纠正他们的动作，帮助他们扬长避

短。不过我们也不应自欺欺人：在 5 岁的幼儿中，只有精挑细选的天才才能达到这个水平，绝大多数孩子都要等上相当长的一段时间。

无论如何，这是一个漫长的过程，需要极大的耐心和规律的练习，而且尽可能要从婴儿时期就起步。在游泳时，水温适宜，毛孔张开，水中含有的氯成分乘虚而入，会造成有些小孩儿出现眼睛发红的困扰。

这种以爬泳为开端的游泳课程虽然在专攻婴幼儿游泳的机构中并不常见，但作为一种例外现象依然值得我们进一步关注。

15.4　蛙泳的问题区

在正常情况下，人们面对的都是能力还远远不到位的孩子。对大部分"正常"发育的孩子来说，即便是穿上大大的充气手臂圈或其他辅助器材，由于软弱无力的颈部肌肉，他们也只能在非常短的时间内保持俯卧位。很快他们就会觉得头重脚轻，再加上不愿意没完没了地吞咽池水，因此他们会缩回脖子，以期保持平衡。但是，这样做就没办法保持整条脊柱完全拉伸（=脊柱前凸位），更何况孩子们也做不到长时间坚持拉伸。

由此造成的结果就是：孩子们在很短的时间之后就会处于一种颈部肌肉最不需要用力的姿态：如同"站立"在水中一般！

这种姿态与蛙泳完全无关，在处于这种姿势时，只有双臂才能产生向前的推动力，而双腿主要向上推举着身体，几乎不会向前。孩子们在水里直立必须克服高出水平滑行时许多倍的阻力，实际上会消耗大量的力气，很快就会感到筋疲力尽。

即便是少数已经学会蹬腿的孩子，也只能做到以这种姿势"上蹿下跳"，因为在采取这种身体姿势时，所期望的"推力"只能向上推，根本无法向前推。随着力气越来越弱，如果没有游泳辅助器材保护他们，孩子们就会越来越深地沉入水中。

对几乎所有初学者而言，蹬腿都是一大难点所在：这种运动模式对孩子们来说完全是非自然的，在陆地上根本没有一种类似的运动模式可供参照。在如何蹬腿的问题上，美国人亚斯特列姆斯基 (Jastremski) 在 20 世纪 60 年代运用"活塞式蹬腿"这项新技术打破了蛙泳世界纪录，对传统的"篱式蹬腿"造成了极大的冲击。人们只在足球运动员罗伯特·卡洛斯 (à la Roberto Carlos) 或举重运动员身上看到过像他那样强壮的双腿。这位顶尖运动员成功地做到了将自己的膝关节从自然的重叠屈戌关节转换成一个可以在很大程度上进行旋转的球窝关节。而与之相反的是，在篱式蹬腿中，双膝或多或少地蜷曲和打开，同时双脚外翻，然后并拢的双腿和双脚通过腿部三角区挤出的水，产生所需的反冲力或向前的推动力。这个动作的难点在于使两腿直至脚趾的动作都要保持均衡对称。

活塞式蹬腿只允许膝盖最小限度地蜷曲和打开。双脚和小腿以膝关节为轴心做画圈运动，此时小腿和双脚以类似于鞭打的动作产生推力，相当接近海豚式打腿动作。其动作频率明显快于篱式蹬腿。

多年来，孩子们早在学习和练习阶段就需要应付这些不自然的膝关节旋转动作。只要人们能尊重个性化的运动需求，不要太过于循规蹈矩，这样的动作要求也是可以接受的。人们大可不必过于紧张焦虑，从内心深处认定小小的初学者们简直是在搏命做这些动作。不过，任何教练都不应该用这些高难度的复杂动作向孩子们提出过高要求，并因此给孩子们贴上"非天才"的标签。任何教练也不应该为了增强孩子们膝关节的转向能力，要求身体上尚未受过训练的孩子在大腿之间固定泡沫垫，或者甚至用带子绑住双腿！这些做法都很可能在疏忽大意下导致孩子身体遭到伤害。

在任何情况下，"蹬腿"对于幼儿来说都是一项需要超高身体协调性和灵敏度的任务。除了极少数例外情况，处于这个年龄段的孩子尚不具备这种协调能力。他们正着重发展双手的精细动作技能，对双腿和双脚的配合运用尚处于无意识的本能活动阶段。要掌握这样一套高难度的复杂运动，其结果注定会以失败收场。

因此，您只能通过非常漫长乏味、消磨意志的练习单元不断对孩子们进行灌输，以一种"填鸭式"的方式进行教学。如果让孩子们以俯卧位而非仰卧位开始学习游泳，会使孩子们对自己的动作产生一种完全的失控感，因为受发育程度的限制，3～5岁的孩子没办法掌握视线范围之外，即身后区域的情况。孩子们必须看到自己的躯干，才能控制自己的动作！违背了这一规律的教学内容，都是不利于儿童成长的，会让孩子们产生不快或者更糟糕的情绪。

所以有些年轻的竞技游泳运动员在日后参加他们最初的比赛时经常会被取消比赛资格。原因就在于他们在早期训练中片面地瞄准蛙泳，因而只能驾驭一种不对称的"剪式打腿动作"，而这种动作严重限制了他们的发挥。

其实蹬腿对于任何一个年龄段的游泳者来说都是一个巨大的障碍，这主要归结于人体的构造。众所周知，背部是最容易出现病症的位置，而在蛙泳时，脊柱几乎得不到放松，因为大多数人在游泳时头部始终保持在水面上，因而会绷紧整个颈部，达不到理想的放松效果。另外，头部抬高也会迫使身体处于"脊柱前凸位"。腿部动作对称的人，也就是左右动作幅度完全相同的人，在蛙泳时占据优势。如果能在正确的动作阶段正确地用力，那么每做一次腿部动作都能获得明显的向前推进力。但这种冲击式的向前推动力随后会准确作用于腰椎，本来腰椎就是最容易出现健康问题的区域，在蛙泳时更是承受着极大的负荷。

而对于那些无法做出对称的腿部动作，只能采用所谓"剪式动作"来游泳的人而言，情况更是雪上加霜。最直接的一大危害在于：在学校的下一节游泳课中，他就可能由于"剪式动作"而获得不合格的分数，即使他只是有一只脚的灵敏度稍有不足！就连那些长期致力于在小学推行同等对待左撇子观念的教育从业者，也常常在这件事情上被蒙蔽了双眼。而另一大危害在于：向前的推动力大幅减小，髋关节会在剪式运动的带动下或多或少地发生转动，再加上由于蹬腿引发的规律性震动，共同加重腰椎的负担，这非常不利于健康！不少医生会要求自己的患者参加游泳锻炼，以消除背部病症，但不久之后他们就会发现，这种泳姿不仅不会缓解膝盖和髋部问题，甚至还会加重疼痛或者引起新的背部疾病。

在蛙泳时能将头埋入水中呼气的人，倒是能放松颈部，减轻上背部的负荷，但是腰椎依然会不可避免地由于规律的蹬腿动作而受到挤压。

因此我常常略带挑衅地将蛙泳夸大为外科医生在穷困潦倒时为了招揽生意的发明。

15.5 仰泳的优势

由于海豚泳（爬泳的发展形式，需要极佳的协调能力和极大的力量）的难度系数最大，从一开始就将初学者拒之门外。现在我们就只剩下仰泳了。仰泳对于婴幼儿来说有着决定性的优势，原因如下：

- 学习仰泳相对简单快速。
- 仰泳可以使孩子在水中有极高程度的安全感。
- 仰泳时几乎不存在任何呼吸问题，也就是说，游泳者可以根据需要呼吸，而非根据动作调整呼吸。
- 不需要使尽全力。
- 具有恢复功能，可以被动游泳。
- 与其他泳姿相比，仰泳更适合矫正姿态，缓解背部问题。

与优点相比，仰泳的缺点几乎微不足道：开始时，很多孩子抗拒这种仰卧位，因为他们向上看时什么也看不到。他们不能向前张望，看不到自己的运动方向，因此可以说是在"未知"地游泳。但是，有许多有效的教学方法和手段可以快速可靠地消除这种心理障碍。

15.6 四个教学小案例

在教授 3～5 岁年龄段的孩子时，尤其要注意遵循最重要的体育教学原则：

> 从熟悉、娴熟到陌生；从易到难；对于这个年龄段而言尤其重要的是，从不成形的动作到连贯的成套动作，也就是说，从适合儿童完成的动作粗略形式到年纪稍长之后的精准形式。

具体来说，为了能让孩子们第一次做出粗略的动作，首先应鼓励孩子们简单地试一试，告诉孩子说：

> "能做多少，就做多少。"

然后再耐心地改进略显笨拙的动作，这样才能使孩子逐步完成精确协调的动作。

对于有运动天赋且年纪稍长的高中生、体育特长生或年轻的专业运动员来说，用相反的方式自然也能取得成功。教练只需在岸上向他们说明接下来的任务，然后大多数人就可以迅速掌握要领。但是这种方法对于天赋一般的婴幼儿来说显然是行不通的。

在某些情况下，教练会要求初学者做一些动作，而这些动作在日后的竞技游泳中会被视为是错误的，或者是有妨碍的，在此举出以下四例进行说明：

仰卧位

教孩子游泳时，首先要对孩子采取直接的肢体协助，在此期间建立的信任关系能帮助孩子克服对仰卧位的恐惧，然后再教会孩子们以伸直的仰卧位浮在水面上。此时要注意，头部作为支配、控制和命令中心不仅要从内而外地参与游泳过程，还要在没有安全感的阶段始终引导每一个动作，从而在根本上确定身体的整体姿态。也就是说，只有事先摆正头部姿态，才能使身体处于所需的位置。或者也可以说：如果头部姿态不正确，是无法单独纠正身体姿态的。

只有建立起水中的安全感，有能力专注于各项分步动作时，才能有针对性地克服人体在自动机制下的本能动作。比如在仰泳时，很多孩子都不愿将耳朵浸入水中，因此他们会本能地采用坐姿、蹲姿或胎儿姿势，如果不成功地纠正头部姿态，根本无法解决这一问题。因此，首先应该耐心地帮助孩子将头部浸入水中，直到水没过耳朵，同时鼻子向上。

有经验的体育教师会采用这种教学方式，避免初学者本能地采用坐姿，但这种方式从竞技体育的角度来说是完全错误的。在竞技游泳，即快速仰泳时，如果头在水中的位置过低，脸部就会一直受到所谓"顶头波"的阻力，为了避免这种情况，正确的做法应该是抬高头部，使下巴稍稍靠近颈部，由此实现理想的滑行体位，但这种体位只在达到一定速度时才有意义——这种速度对于婴幼儿来说是绝对不现实的。

爬泳划臂

在学习和练习爬泳划臂时，首先要教会孩子将手从最前方直线摆动到最后方，以实现持久高效的拉水和推水过程。我之所以选择这种貌似极端的划臂动作，是为了帮助孩子提前了解正确动作的最大难点，有助于他们稳健地发展成符合竞技体育要求的精准形式。孩子们面临着未来数年的生长发育阶段，可以不断优化自己已经掌握的动作。当然：对

于"完美的"爬泳来说，手臂在运动时要始终呈 S 形——绝非直线形！我们必须要明白，孩子们力气尚小，无法完成从前到后完整的划臂动作。他们必须要或多或少地回避水的阻力。回避阻力的方法有用手刃"切水"、缩短（推动前进的）拉水或推水阶段、采用 S 形回避动作，后者对于初学者而言常常意味着幅度过大的手臂"蛇形"运动。

爬式仰泳划臂

与仰泳的手臂动作相似。任何一名有经验的教练，如果不知道目标群体的年龄，在听到我们对孩子下达的指示时，一定会双手合十，或者冒出想要干掉我们的念头！该种泳姿的动作模式种类不多，它们可以演化成高效的泳姿——但这只是对最顶尖选手的要求！普通人即便没有掌握最精准的动作形式也足以应付游泳所需。对于初学者而言，漂亮的泳姿不是靠填鸭式教学就可以解决的问题，是一种过度要求。

对此我们建议，在孩子学会平静地仰躺于水面并且可以顺利踩水前进后，告诉他们将一只手放在头前方（稍后尝试双手），这样做能避免小脑袋撞到墙上。

随后他们自己就能感觉到，手臂使劲伸直、紧贴身体、盖住耳朵可以更好地前进，加上手臂动作，甚至可以游过相当长的一段距离。教练们可以用每个孩子（至少是德国北部的孩子）都知道的风车为例，向孩子们提

出以下问题：

> "你们知道为什么风车的胳膊又长、又直、转起来又快吗？哪条胳膊在何时何地会暂停一下？风车在微风或强风下是怎样旋转的？"

孩子们通常能立刻回答出来，在接下来的练习中他们会一直想着风车！这样就能在短时间内取得巨大的进步，游起泳来就像是真正的爬式仰泳。即便是在起步时面临严重的困难，孩子们也能在游泳中理解教练无声的暗示，明白还有哪些地方需要改进。

爬式打腿

在孩子们处于仰卧位时，我们总是先教会他们进行爬式打腿，这个动作在专业游泳运动员的角度来看，几乎是大错特错的。德国游泳协会根据对世界级运动员的认知和动作分析，在多年来的训练中要求运动员的腿部在上下运动中发力。在竞技游泳中这样做毫无疑问，但对于初学者来说却极不合理。他们不仅力气小，脚腕活动也并不灵活。因此我们对孩子仅仅提出了这样一个要求：用脚背从下向上交替踢水，将水花踢得尽可能高，脚趾稍微露出水面就行，然后放下双腿。

很快孩子们就能体会到绷紧与松弛交替，用力与放松交替的感觉，这对于持久性来说是非常有必要的。

用竞技体育中完美的动作形式来要求初学者，尤其是要求这些 3～5 岁的小孩，究竟有什么意义，这个问题值得教练们认真反思。就这点而言，我完全相信我的教学经验，因为从中我一次次见证了体育教育学基本原则的胜利。

有人断言，这些错误的动作会根深蒂固，在日后加以改正时需要付出极大的努力，但其实，从动作的粗略形式（初学阶段）到精准形式（符合竞技游泳的规定）有很长的路要走，除非在关键的要点上发生失误，否则是不会出现这种问题的。如果真的出现问题，要么是因为教练没有认识到孩子们的运动机能发育尚不完善，因而没有搞清楚教学的逻辑步骤；要么是因为人们在学生阶段长时间停留在现有水平，以致日后无法重新起步。如果能够将游泳能力不断地扩展、细化和重组，不在某一阶段停滞，让孩子在不断的学习中感受到乐趣，激起他们对于正确泳姿的进取心，错误的动作模式是绝对可以避免的。承担起教育重任的成年人必须要掌握最新的游泳技术，动用必要的教学工具，这样就必定能够带领孩子们在正确的道路上前进。

无论如何，有一点是确定的：剪式打腿动作，即蛙泳时腿部动作严重不对称，是游泳动作中最常见的错误，往往根深蒂固，不易改正，被教练们称为：生物力学的灾难。造成这个动作的原因，恰恰是墨守成规的教学旧习。

15.7　结论

我们对初学者首选泳姿的答案是：对于 3～5 岁的孩子们来说，仰泳是最适合长距离和长时间游泳、被动游泳和休息放松的泳姿。

在定向学习阶段可以或多或少地保留俯卧位游泳。在俯卧位时，手臂动作近乎蛙泳，但腿部动作更接近踢或跑，还有点类似爬泳的打腿动作，是一种符合年龄的自然的混合形式。

在我们的基础课程成功结束后，孩子的胸前会挂上象征着游泳能力的海马奖章，但是如果前往公共游泳池，那里的专业人员——泳池指导员、练习教练和体育教师——还是会认为孩子不会游泳，强迫他们留在婴儿水池中。在这些人看来，"狗刨式"游泳的小孩子散发出非常危险的信号。不符合正确动作模式的人是没有资格游泳的！在这里必须进行正式的蛙泳，必须要利落地蹬腿且抬高头部；如果动作不正确，就是不会游泳，更不能在这里游泳！这就是这里的规矩！

不幸的是，德国这种唯蛙泳论的心态在今天依然普遍存在于许多游泳池、协会和学校，即便家长出面试着解释，也注定会遭到失败。

要转变人们的观念还有很长的路要走，这绝非一朝一夕就可以改变的。

16   有哪些适合的游泳辅助器材?

如果独自一人在适合游泳的水深中教十名 3～5 岁的孩子游泳，就不可避免地要用到能够绝对保障安全的游泳辅助器材。从第一节课到最后一节课，辅助器材的应用应当灵活多变，以免妨碍运动机能的发展。只有保证了充分的动作灵活性，不会对孩子造成明显的束缚，有助于信任建立过程和游泳学习过程，游泳辅助器材才真正算得上物尽其用。

16.1   充气手臂圈

充气手臂圈是帮助孩子们初尝水中乐趣的理想伴侣。它可以提高孩子们在水上和水中的信任感和安全感。全世界数以百万计的孩子靠充气手臂圈与水亲密接触。近几十年来，各大洲的人们都将充气手臂圈视为现代游泳课上安全可靠、灵活轻便的最佳"工具"。

头部附近区域是在水中遇险时最需要帮助的位置，充气手臂圈便正好在这个位置上对身体起到了支撑作用。现代的救生衣都配有极为宽大的衣领，即便失去知觉，也可以确保头部位于水面之上。但在学习游泳时，这种领子过于夸张，而且会对行动造成妨碍。充气手臂圈有不同的尺寸，可以确保所有人的安全——无论是蹒跚学步的小孩子，还是大腹便便的成年人。另外，无论人们采用哪种泳姿，充气手臂圈都不会对动作的灵活度造成任何限制，即便在跳水时也同样如此。

我们的游泳学校只使用两种最小尺寸的充气手臂圈，因为大号充气手臂圈是为"大号"风浪准备的。所有体重较轻、心态轻松、没有恐惧心理的孩子一开始都使用最小号的婴儿充气手臂圈。幸好他们不认识充气手臂圈上的"婴儿"标识！而体型较大、体重较重以及明显的"胆小鬼"会使用稍大一号的规格。

在充气手臂圈的帮助下，孩子们无论采用哪种泳姿都可以将面部安全地保持在水面之上。此外，充气手臂圈还可以在跳水时防止面部与水发生不必要的接触。

大概从第 7 节课起，教练在对孩子的表现提出表扬之后，可以让他们用"更薄"的充气手臂圈游泳，"更薄"是指将充气手臂圈两个气囊中的一个注满空气，另一个则不要完全注满。然后在接下来的练习课上，所有没有忘记任何要领，出色完成全部任务的孩子，都可以让教练把自己充气手臂圈变得更薄，这样孩子们就会陷入激烈的竞争中，竞相攀比谁的充气手臂圈更薄。对于少数忘性大的孩子，最严重的惩罚是必须戴着最厚的充气手臂圈游泳，直到教练认为他们顺利完成了所有任务。但是在每节课结束之前，不要忘了向这些孩子给出积极的反馈，并将充气手臂圈调薄，这样才能避免孩子沮丧地回家，甚至宣告自己受到了侮辱，不愿再继续游泳。

我们已经清楚地告诉了孩子们，虽然充气手臂圈在陆地上会滑下胳膊，但是在水里会径直浮起来。但是如果忘了将这一点告知旁观的父母，他们很快就会从刚开始的轻松愉快变得紧张不安，甚至会危及我们的授课进度。

多年前，一名母亲被我们的授课情形所震惊，她救儿心切，急急忙忙冲过更衣室和淋浴间，在池边目睹自己的孩子又一次跳入水中后，她穿着厚重的冬衣也一并跳了进去，在这之后的整堂课上，我们再也没办法让孩子们冷静下来，继续理智地学习。同样，我们还让孩子们明白：不能让充气手臂圈在水里漂来漂去。也就是说，孩子们不仅要正确行动、周全考虑，还要注意不要把充气手臂圈弄丢。就在昨天，卡斯滕又一次忘记了充气手臂圈的存在并弄丢了一只。他并没有试着将充气手臂圈取回来，而是开始号啕大哭，完全忘记了应该躺在水面上让自己平静下来！由于卡斯滕以目前的状态是不能获准独自游泳了，因此教练跳进水中抓住了他，并重新给他戴上了厚厚的充气手臂圈！教练应该告诉孩子们：

"你们已经是聪明懂事的大孩子了。你们怎么会不明白正确的做

法呢！？"

这句话不仅会使孩子频频点头，还会让孩子在水中保持高度的注意力。

如果又一次出错怎么办？孩子们通常会看向教练，教练应该平静地站在水边，通过手势进行必要的指导。

如果情况变得更加严重，则必须加以干涉：首先要共同寻找错误的原因。如果在孩子们已经感到忧虑不安时，还把责任归结到他们身上，很容易打击到他们刚刚萌生的自信心。因此在绝大多数水中小事故中，我都会告诉孩子们说：

"我清清楚楚看到刚才打了一个浪，现在已经顺着排水沟流走了！"

浪头已经过去，你就不需要害怕了，再和教练一起练习个两分钟，确定一切都已步入正轨——孩子们很快就会忘记之前的事故！

到了最后，充气手臂圈几乎不再含有空气，变成干瘪的塑料膜，它已经无法产生真正的浮力，反而还会起到严重的阻碍作用。被套在充气手臂圈中的手臂可以完全自由地活动，得不到真正意义上的支撑。从根本上说，此时的充气手臂圈就仿佛是两个小海锚将孩子们向后拉——就像在做小型的附加力量训练！所以，与已经不需要辅助器材游泳

的同龄人相比，穿着充气手臂圈反而需要消耗更大的力量。

但是，充气手臂圈在这个年龄段依然起着十分重要的作用。对于对自己能力缺乏自信的孩子来说，充气手臂圈就仿佛是一个理想的"精神支柱"。就算胳膊上捆着砖头也能游泳，但这些孩子依然不愿与他们的"翅膀"分开——就像一开头不愿与他们的父母分开一样。不过我们也常常会遇到一些耐性差、虚荣心强的父母。对于这些父母来说，孩子们穿着充气手臂圈游泳会刺伤他们的自尊心。但这毫无益处：游泳需要耐心！每个充气手臂圈终将会被遗弃在某个角落里。

也有一些孩子不愿意穿着充气手臂圈游泳，这从理论上来说是可行的，但是时机其实远未成熟，因为他们还不能很好地完成潜水等重要任务。也就是说，只有当孩子们掌握了包括潜水在内的初级游泳能力，并获得海马奖章之后，才能脱掉充气手臂圈！综上所述，充气手臂圈在我们的课堂上常常发挥重要的心理辅助功能，在促进孩子们的学习热情方面不可替代。

只有小婴儿才需要父母伸出援助之手。在孩子们能够安全持久地控制自己的头部之后，就可以谨慎尝试使用充气手臂圈了。这一过程中，孩子们需要您极大的耐心。

其他固定在身体上的游泳辅助器材，通常会在重心附近产生强大的浮力，造成初学者的

面部与水面过于接近。所以他们理所当然地担心自己会向前倾斜——屁股向上，鼻子栽在水中——这对于初学者来说无疑为一场灾难。他们会感到无助和恐惧，一旦不慎呛水，第一次剧烈咳嗽的经验很快就会让他们忘记学习游泳的乐趣。

我拥有 30 多年的实际教学生涯，应付过所有年龄段的孩子，在选用游泳辅助器材方面积累了丰富的经验，我认为：

> "充气手臂圈对于所有初学者来说都是最为理想的辅助器材！"

无论是在适合游泳的水深中带领庞大的团队，还是课程单元之间没有时间缓冲，任何情况下充气手臂圈都不会给教学造成任何不利影响。当然，人们也可以为初学者选用其他辅助器材。比如在浅水中、在家中、在人数较少的游泳课上、在没有时间限制的情况下，游泳条件发生变化，辅助器材自然也可以随之变化：比如绑在上臂的泡沫膨胀浮块或系在一起的泡沫浮板。但是它们都无法做到快速、精准——甚至不被孩子察觉地——调整浮力（见图 16.1）。

学会独立游泳

我们的建议是，在与孩子"达成一致"后，由教练抓住充气手臂圈并向孩子们演示，自己可以拉着充气手臂圈将孩子带离水面，非常安全。然后在实际操作中，教练与充气手臂圈只有轻微的接触，也就是说，教练把手

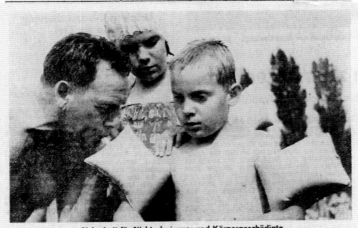

Stuttgarter Stadt-Nachrichten

Sicherheit für Nichtschwimmer und Körpergeschädigte

Nichtschwimmer und Körpergeschädigte sollen sich in Zukunft gefahrlos im Wasser bewegen können. Dafür wurde ein neuer Sicherheitsschwimmring erfunden. Jeweils einer dieser Ringe wird einfach über die Oberarme gezogen. Weil die Ringe auf einer Seite abgeflacht sind, verhindern sie ein Abrutschen und Drehen; die Blutzirkulation wird nicht beeinträchtigt. Eine weithin sichtbare Leuchtfarbe markiert den jeweiligen Standort der Schwimmer. Experten haben am Schwimmring geprüft und anerkannt. Der Erfinder ist B. Markwitz, Inhaber des DLRG-Lehrscheins und Initiator des Kleinkinderschwimmens.

Donnerstag, 7. Juli 1966   Seite 13

图 16.1　1966 年的报纸文章（旧版充气手臂图）

放在充气手臂圈上即可，这时除了心理辅助以外，教练根本起不到任何实质性的帮助。然后教练可以在时机成熟时假装"忘记"抓住充气手臂圈，孩子们就会发现，自己正在独自一人游泳。盛赞孩子并广而告之！然后让孩子在所有人面前表演这项全新的技能。从现在开始，孩子就可以——像真正的大孩子一样——独立地游泳了！

16.2　泳镜

早期游泳的教练经常会遇到这样的问题："我的孩子对氯过敏！他最好不要潜水，水不能进到眼睛里去。可不可以使用潜水镜？！"这时，泳镜或防氯泳镜就可以派上用场了。

除了极为罕见的过敏症或其他疾病，这些问题的背后通常都隐藏着遗传自父母的恐水心理，务必需要教练认真对待。因为其一，具有这种需求的孩子往往都是游泳困难户，要教会他们游泳是一项极大的挑战；其二，如果一旦成功，回报也会相当高，不仅是孩子迈过了人生的一个坎，他的全家也经历了一次令人难忘的成长过程。因此我们对上述问题的答案通常是这样的：

"您的孩子当然可以使用泳镜。但是请考虑一下：很少有孩子的头部能够一下子就适应这样或那样的泳镜。也就是说，虽然您的孩子在带着泳镜会感受到一种虚假的安全感，但是如果在第一次尝试潜水时仍然有水流进了眼睛，那之前的努力就都白费了。所以泳镜必须非常合适，和孩子的头型和眼睛要正好契合，否则，孩子们会觉得非常难受且难以适应。更重要的是，虽然在潜水时经常需要泳镜，但实际只需要使用极短的时间；剩下的时间里，泳镜会严重妨碍潜水过程，还常常有一定危险性，因为模糊的泳镜会严重影响视线。另外，我们假设一下，您的孩子非常幸运，可以迅速适应泳镜，甚至可以顺利地戴泳镜潜水。但是明年夏天，如果您的孩子在意外情况下——在没有戴着泳镜的时候——从桥形码头或河岸上落入水中，会怎么样？！使用泳镜，意味着孩子们必须要学习两次潜水，第一次学会戴泳镜潜水，第二次学会不戴泳镜潜水，学会不戴泳镜潜水对于安全性来说至关重要，却常常被人们忽略，从而将孩子们置于险地。您可以和我们共同尝试，从一开始就谨慎、耐心地教孩子不戴泳镜正确潜水。这样的话，泳镜就可以成为一种奖励，例如得到海马奖章的奖励。"

为了避免误解，需要在这里做出澄清：不戴泳镜只是针对早期游泳课程，即得到海马奖章之前最开始的 20 个课时而言。得到海马奖章之后，在水下越来越自在的孩子当然可以戴上泳镜好好欣赏游泳池中的水下世界。最晚在他们开始练习爬泳动作或在水下练习海豚动作时，防氯泳镜也将成为标准配备之一。但是到了那时候，即便他们在没有戴泳镜的情况下突然掉进水里，也不至于陷入恐慌。

16.3　脚蹼

如果团队中的大多数孩子都已经得到了青铜奖章，我们将在夏季学期开始启用脚蹼。我们之所以选择夏季，是因为这时在绝大多数百货商店中都可以购买到各式各样的脚蹼，而不必去昂贵的专卖店。购买时，我们建议穿上冬天最厚的袜子再试戴脚蹼。如果脚蹼合适，即刚好合脚而且做任何动作时脚部都不会在脚蹼中打滑，就可以在前几周穿着袜子游泳。这样能够在很大程度上避免夹脚和磨出水泡。如果在几周后已经适应了脚蹼，而且脚又长大了点，这时只需脱下袜子即可，不用立即更换新的脚蹼。

我们计划在复活节和暑假期间主要练习爬泳，然后在秋假之前为海豚泳做准备。程度最好的团队可以在多项训练中同时使用脚蹼，将它作为真正的训练器材。

需要强调的是，个人游泳装备的费用其实是非常低廉的：游泳衣、游泳裤、泳镜和脚蹼，长发的人还需要一顶泳帽——就装备而言，游泳是一项低成本的运动！

17 从信任感中学会游泳！

在学习游泳时，建立信任是非常重要的。建立信任对运动机能的学习并没有根本性的影响，其最主要的作用在于克服那些让许多初学者感到危险或敌对的因素。这普遍适用于所有年龄段的游泳初学者，但是 3～5 岁的孩子通常有着不可估量的优势，因为他们对水还没有形成严重的不安或恐惧心理。

在建立信心的过程中，只有靠孩子自己去形成心理上的认知，其他一切都是枉然。也就是说，无论是身穿制服的泳池指导员吹着口哨手拿救生杆在池边指指点点，还是年轻的新教练正襟危坐向孩子们灌输简略的训练计划，抑或是体育教师远远站在泳池边缘向孩子们传授蛙泳技巧，对于信心的建立都无济于事。

那么，在游泳中建立信任有哪些措施呢？怎样才能建立并增强信任感呢？

建立信任的过程大致可以分为三个阶段：

- 孩子最先信任看护人，也就是父母和日后的教练。当然，在与教练建立信任的过程中，对教练的好恶起到很关键的作用。
- 对教练的信任会慢慢传递到水中。
- 通过最初的积极经验和成功经历，孩子

的安全感会逐渐增强，从而建立自信。这种日益增长的自信以及对全新元素的征服欲，让他们在幼儿园时期就可以"如居水中"了。

17.1 与看护人建立信任

凡事都亲力亲为的父母，在教育工作的顺利铺垫下，很容易完全获得孩子的信任，从一开头就明显占据了领先优势。而其他人就必须先建立起信任关系，这种关系需要不断地培养和呵护。在这期间，一些父母总会遇到不愉快的经历，由于各种各样的原因，他们的孩子在新环境中的反应并不符合他们的预期。绝不能假定信任是理所当然的——就连婴幼儿也并非如此。因此，如果教练在第一次接触孩子时就能与孩子取得相同的波长，将会对教学工作产生莫大的帮助！

在我们学校，孩子与教练初次相遇在短暂的免费试游课上，教练应该注意的事项在前面章节中做了详细说明。

让孩子觉得自己受到重视对于信任的建立至关重要！教练在宣布任务和传授新动作时都应该征求孩子们的意见，这样能让每个孩子清楚地意识到，教练不会过分苛求他们，也不会给他们施加太多压力。教练应该多多表扬学生，以激发出他们最大的潜力。信守承诺、学以致用，对于建立信任来说也有着非常关键的作用。孩子们会准确地记得教练讲过的话，因此一次失信——例如没有信守承诺——往往都会留下无法挽回的心理阴影。

身体接触

在建立信任的过程中，身体接触的重要性不言而喻。我们的经验表明，几乎所有孩子，尤其是胆怯的小家伙——对于他们来说教练就如同救生艇一样重要，在受到教练表扬，尤其是身体接触形式的表扬时，都会感到非常高兴并快速成长。

具体来说，对于在练习时仍然需要从手臂下给予扶持的孩子，如果成功完成动作，不光应该提出口头表扬，教练还可以轻拍他们的后脑勺或肩膀——这个动作表现出了教练对孩子的认可，是一种亲切、赞许的手势。

有些孩子可能会因为跳水时溅了一脸的水花而大声咳嗽甚至哭闹，在对他们使出"表扬和爱抚"一招后，他们很快就会停止啼哭转而继续游泳——即使脸上可能还挂着伤心的表情。在潜水和做其他"高难度"动作时同样可以达到这样的效果。

这种直接、短暂的"爱抚"对于这个年龄段的孩子来说通常是一种巨大的帮助。

比如，教练可以在一个幼小而胆怯的准泳者面前蹲下，把两只手放在孩子的肩膀上，视线与孩子持平，亲切地轻声说：

"你做得太棒了，真是让我大吃一惊呢！"

然后人们往往能看到这样一幕：受到表扬的孩子瞬间"长高了5厘米"，迫不及待开始准备下一次跳水，振奋而积极。

所有教育从业者都应该在每节课中至少与每个孩子面对面进行两到三次坦率积极的交谈，即直接的表扬，从我的经验来看，这样做能起到事半功倍的效果！

教练以这种方式与孩子直接交谈，孩子会觉得自己受到了关注。孩子们尊重教练，把教练奉为"偶像"，竭尽全力向教练证明自己值得对方重视。因此，教练应该充分运用孩子们的这一心态，经常表扬孩子，这样就会促使孩子更加勤奋努力，想要向教练展示自己的学习成果，再次让教练感到惊喜。

我一再对我的课程教练和研讨会参与者说：

"无论在水中还是在池边，不能对任何一个孩子不闻不问，不能让孩子感到不受重视或被你忽略了。你要经常与孩子处在同一高度——例如在讲解接下来的任务时坐在地面上，与孩子们围成一个小圈——这有助于信任的建立。

如果有孩子在游过你身边时看着你，你至少要露出赞许的表情或者做出赞许的手势——如果有必要，给出合适的改进建议——表示你有考虑到他。在陆地上，通常只需要说上几句无关紧要的话，例如：'都做好了吗？！全都记住了？！我想再仔细看看你游泳。今天做得非常好！'

时不时摸摸小孩子的头发，友好地拍拍大孩子的肩膀，你们将很明显感受到孩子在建立信任和自信方面的巨大进步。"

积极的副作用

在课程结束后不妨与"胆小鬼"的父母们攀谈一番，他们常常会报告一些惊人效果的"副作用"，非常富有启发性。有时我甚至会发现，自己被悄悄地利用了。

"昨天我告诉我的女儿/儿子，您说他们……，您可千万不要揭穿我！"这时候一定要应承下来，之后在面对孩子天真无邪的小脸时千万记住别说漏了嘴。

但是如果并不是被利用，而正是自己在无意间促成了这些副作用，当然更令人开心了："Legahn 先生说，我现在已经长大了！我现在不需要尿布了。"妈妈也许会觉得自己在洗衣间的活儿又要加重了，但事实上：孩子已经决定长大，所以是不会弄湿裤子的！

"我现在已经长大了，可以用薄薄的充气手臂圈游泳了！我现在就把奶嘴扔到垃圾桶里！""Legahn 先生说了，大孩子在水中是不会哭闹的。我今天也没有哭。如果我在幼儿园也不哭闹，可以进入大孩子组吗？"

"我儿子上周第一次跟班上的同学一起游泳。12 个孩子不会游泳，8 个孩子有海马奖章，1 个孩子有青铜奖章，只有他自己有白银奖章。他在其他同学面前做了足足 5 次示范。从那之后他自觉地做好家庭作业。因此他还想再做一次示范。"

在我的教学生涯中，还遇到过这样的副作用。

在一个中学七年级的班级上，有两名游泳水平很高的女生，3 名不会游泳的学生，剩下的学生都是"平均"水平。教练对她们俩建议说：

"你们游得太好了！你们是想要额外训练还是想当教练呢？"

当然她们想当教练，于是从此以后在开始上课前她们都会和教练召开一个短暂的"教练会议"。这两名游泳能手周到、耐心、友好、包容地照顾着那 3 名不会游泳的学生！不久后，这几名处在班级边缘的怕水的胆小鬼就完全融入了集体当中，半年后，不仅得到了"海马奖章"，在其他方面也大放异彩。而这两位"教练"也得到了游泳的最高分，还在学年结束典礼上当着其他所有学生的面获得了校委会的额外奖励。在其他方面，她们也在这项光荣任务的激励下取得了积极的进步。

小小的魔法

教练有时会背对着孩子忙于其他事情，孩子以为教练什么也看不到，但如果教练能在这时向孩子提出表扬或者指正，孩子必定会大吃一惊：教练居然看得到呢！这一定是魔法吧！事实上，教练只是把耳朵对准"身后"，也就是说，他随时注意着身后水中的任何响动。随着时间的推移，教练能够在相对较小、一目了然、安静清爽的泳池中准确判断出身后的"噪声"意味着什么。而且，反光的窗户和玻璃表面也可以被纳入魔法道具行列。只要能拥有这样训练有素的感官，就掌握了施展魔法的本领，这样的教练一定会赢得孩子的信任，由他带领的班级也绝对不会出现纪律方面的问题。

教练需要投入巨大的精力，关注每名孩子的状况，对孩子们的身体和心理提供及时的援助，只有这样，才能在每堂课中都能让孩子们获得愉快的体验，始终激起孩子们对新鲜事物的好奇。

经常会有一些父母请求教练代为转告孩子自己的想法，因为比起父母，有些孩子更愿意听教练的话！

大多数情况下，孩子们都"无条件地"信任教练。在未来可以利用孩子们这样的心态，让每个孩子都能发挥出最大的潜力。其中的技巧在于，教练可以把孩子们归为十大类，然后为每一类规定过度要求的界限。这些界限可以慢慢探索和测试，但尽可能不要越界。

我认为，无论面临何等棘手的情况，教练都应该用稳妥而专注的心态，用适宜于个性化需求的方式去解决问题，而不应屈服于时间或成绩的压力，只要能做到这一点，就不失为一名合格的教练。一位优秀的教育从业者，应该能够自行评估孩子的真正潜能，并从中决定自己的行为方式，而不受制于支付学费的父母，这一点尤其在私人游泳学校中常常会对很多教练形成巨大的压力。

17.2 信任被传递到水面

在这个阶段，教练要让孩子们逐渐学会独立。当最胆小的孩子也能力到位后，教练就应该试着在水池边上发号施令，并渐渐缩短在水里待着的时间。孩子们现在已经长大了，而大孩子是可以独立游泳的。

如果有人提出质疑，教练通常只需要解释说：

> "只有在池边我才能准确地看到你们做得是不是完全正确。只有看到你们做得完全正确之后，才能让你们练习更棒的新动作！"

最重要的是，教练务必要让孩子们理解，如果"呛水了"或者"水流进了鼻腔"，并不是水对你怎么着了，而是你自己忘记正确的动作要领了。

因此从现在开始，如果这些坚强——至少从外表上看起来坚强——的孩子遇到不顺利的情况，教练不要表现出过分紧张的样子，而只需要简明扼要地指出：

> "你是不是把……给忘了？！下次可要记住啊！"

孩子对教练的信任现在已经很深，如果教练都这样轻描淡写，孩子们就会觉得确实没什么糟糕的。

同时要让孩子们知道，*在遇到危急情况时，哭泣、哀求和喊叫都是毫无用处的：教练不能理解这样的孩子，也不会帮助他们。只有思考和做正确的动作才能帮到他们自己。*

如果孩子第一次没有哭闹，一定要及时表扬他们：

> "你做得非常好！现在你知道，为什么不哭会比较好了吧！你真是棒极了！"

拍拍孩子的肩膀——表示他已经是"真正的大孩子"了！

教练的"先见之明"可以避免很多危险的状况；教练应该清楚"症结"所在，为这些情况准备许多正确且具有高度现实意义的小故事。比如说：

> "昨天我遇到了两个大懒虫，他们竟然忘了……！这里有没有这样的懒虫啊？！"

结果显然是：孩子们猛烈摇头并且精神高度集中，毕竟谁愿意成为懒虫呢！即便是出错了，孩子也宁愿保守这个秘密，默默地重新开始。

上文中我们已经讲过：教练口中的懒虫或者做白日梦的人总是存在于别的班级，因此不会伤害到任何人，却能起到非同一般的帮助作用。从学习心理学的角度讲，这就叫作"替代性学习"。

这样，孩子们在教练的帮助下逐渐了解到水是完全无害的，在下水前和在水中都不会感到害怕。大多数孩子都喜欢上了待在水中，在水中玩乐，而且明显感觉到舒适。

17.3 提升自信

到了现在这个阶段，我们要着重致力于让孩子们越来越自主。在水中的时候，他们应该自己决定"在何时""在何地""做什么"。这样，他们既承担起对自己的责任，同时还承担起对其他孩子的责任。例如，孩子们现在必须要自行决定练习内容，练习时不能有任何遗忘，还要顾及其他孩子，而教练往往只忙于照看那些可以不用充气手臂圈游泳的孩子。这样孩子们就会明白，"小懒虫"是不会被允许脱下充气手臂圈的！通常，比起鼓励孩子的学习热情，教练们更需要抑制他们不甘人后的求胜欲望。

作为训练计划的一部分，教练现在不妨更加频繁地与父母短暂交谈，双方在谈话中不断"看向旁边"，与孩子目光接触。那么孩子一定会更加勤奋地练习，因为他可以感受到大家对自己的关注。

孩子们在展示了几次成果之后，就可以要求教练把自己的充气手臂圈变得更薄。之后，大多数孩子都可以用轻薄松弛的充气手臂圈游泳了。务必要让他们知道：

如果一只充气手臂圈掉入水中（通常在跳水时或仰泳出发时），必须快速追上前去，将手臂重新插入充气手臂圈中，然后继续游。因为即使在充气手臂圈后面哭闹，充气手臂圈也不会自己回去。哭闹是没有意义的，游泳和思考更加重要。教练还会告诉父母，应

该带孩子去另外一个更大的游泳池了，这样可以让孩子们明白，自己已经有能力在更为广阔的天地里披荆斩浪了。

如果孩子在教练缺席时仍然能够将学到的东西运用在陌生的环境中，就完全可以认定，他已经具备了足够的自信心。

但要注意，这个过程往往困难重重

有时可能会出现这种情况：前一堂课还是个优等生的孩子，突然就把学过的东西完全忘记，似乎什么也不会了。对此唯一的解释是，这个孩子的能力依然是受外界支配的，他依赖信任的人或熟悉的环境，但缺乏对自己的信任。有些时候，父母会觉得自己的孩子游得可好了，但只要孩子自己并不具备同样的信心，大人们就要考虑到上述情况，不可掉以轻心。就像学习骑自行车一样，今天可以安全地骑车了，第二天换了辆不同颜色的车，可能又完全不会骑了。

因此，在任何情况下，每到一个新的环境，父母都要特别集中注意力，因为孩子是无法估计到新的危险的。一些孩子很快就会变得骄傲自满，一旦他们在陌生的环境中遭遇严重的失败，就可能会面临从头开始的危险。

糟糕的是，我们一再发现，那些过于热切、望子成龙的父母总是将孩子推入到这样的地步，给他们造成严重的心理伤害，在很长时间里都被孩子们视为"恶魔"般的存在。其实只要多一点耐心，就可以避免对孩子的自

信心造成这样的打击！同样，没有经验、野心过大的教练有时也会急功近利，不惜以孩子为代价，他们也应该对这一问题负责。即便是极具教育天赋的天才和"口若莲花"的演说家，也必须要在耐心地了解、尝试和学习之后，才能培养出稳定的能力，引领各有特色的孩子达成各自的目标，帮助他们实现"个性化的成功经历"，这通常是一个漫长的过程。

如果一位教练能率领整个团队走上正确的路子，以适度的要求达到最佳的表现，让孩子们无所畏惧又自然而然地探索自己的极限，但又不至于过分苛求，那么我认为，这位教练就已经达到了体育教育学的最高境界。

> 水上教育学最主要的目标在于：通过多样的运动经验、情境经验和社会经验，让孩子们尽早认识到自己在水中的能力，形成健康的自信心，这对游泳之外的其他方面也会有积极的影响。

如果一整堂课波澜不惊地就过去了，可别太大意，因为这通常不是正常情况。我本人会扪心自问，是不是在上课期间走神了，是不是出于各种原因把哪里搞砸了？没有任何波折的课程对我来说一般更有问题，学生们可能会感觉非常无聊，之后很快就会把授课内容忘记。幸运的是，这种情况在游泳学校的日常教学中非常少见。

首先，在 5 岁以上较大孩子的初期课程中，有越来越多的孩子表现得不尽如人意。只要明白个中缘由，也不必感到太吃惊。有些父母老来得子，对待孩子过于谨慎，导致孩子本人也娇生惯养、畏手畏脚，而另一些孩子生活在大城市里，运动经验仅限于水泥停车场，并把大量的时间花在看电视和打游戏上，他们在运动机能的发育上自然会受到很大的限制，当然也缺乏与水接触的经历。另外，正如上文所述，我们发现那些"怕水的胆小鬼"、那些沮丧而胆怯的孩子，恰恰正是传统游泳课上教练急功近利的牺牲品。

如果新人教练在一个班里遇到多个这样的孩子，很快他就会感到不知所措，丢盔卸甲，试图逃之夭夭。而对于老手来说，这样的班级正是教学生涯中最为有趣的调剂品。工作中随时都充满了挑战，要求教练们使出浑身解数！不仅是孩子，莽撞的父母同样需要教练的悉心引导，从而使大人和孩子能从一开头就站在统一的立场上。这才是真正有趣充实的工作！如果班上的每个孩子都表现正常，水平上佳，难道不会觉得非常无聊吗？能够一步步帮助这些所谓的"困难户"，并亲眼目睹他们的成长，是一项多么光荣的任务啊。但是要怎样才能教会这些孩子呢？有哪些常规方式？如何使用特殊的辅助工具？下面我列出了几个在建立信任方面非常能够说明问题的案例。

17.4 建立信任案例分析

匈牙利的一堂辅导课

1997 年 4 月，我在匈牙利合作机构同事的陪伴下，前往匈牙利进行了一次短途旅行，旅行之后，我接受当地同事的邀请，在即将启用的教学游泳池中就初学者游泳教学的问题向他们提供了帮助。游泳课在当时的匈牙利还是一块新鲜的处女地，游泳教师、游泳教练和游泳运动员的资源主要集中在少数几个大城市。1997 年 7 月，我再次前往那里停留了三天，指导实际的教学工作，我仍然不会说任何匈牙利语，交流上完全依赖于一位匈牙利的德语教师。

我本打算在第一堂课上四处看看，然后再做评价，但是同事们要我注意一个 9 岁左右的男孩子，5 位在场的匈牙利体育教师一致认为，他永远也学不会游泳了。他已经上了 3 个多月的游泳课，但还是非常胆怯、怕水，所谓"毫无天赋"，老师们实际上已经放弃了他。教练多次劝说他跟孩子们一起站在 70 厘米深的池水中，但无济于事。即使穿上了充气手臂圈和救生衣，这个男孩儿也不敢哪怕只是一只脚离地，他只能勉勉强强地弯下腰，把手和前臂短时间插入水中，来回搅动。与我一起旁听的匈牙利同事询问我对这个男孩的看法，他意有所指的样子，再加上眼前这幅毫无希望的景象，激起了我的好胜心，因此我提出要帮助这个孩子下水。男孩对此感到既紧张又感激，他接受了这个建议，大约 15 分钟之后，这个男孩就跟着我一起穿过了整个游泳池，甚至包括已经达到了游泳深度的深水区。

我做了什么？我只不过注意了一些教育心理学原理，在令人害怕的新环境中，在令人紧张的新情境下，遵守这些原理尤为重要。首先，我来到这个男孩儿身旁，在水中蹲下，和他视线持平。他的游泳裤与我的头同高，他的脸超过了我的视线范围。接下来我对男孩儿提供直接的身体帮助：我向他伸出双手，他立刻像老虎钳一样紧紧握住。然后我跟他进行了非常随意而亲密的对话，并且多次做出爱抚和轻拍动作以示鼓励，这个举动很快就显露出了成效。首先他松开了对我的钳制，让我腾出手来，之后他慢慢蹲下来进入水中。我告诉他，如果穿着厚厚的救生衣，就不能让颈部以下都进入水中，在他表示理解后，我就脱下了他的救生衣，并没有引起他的反抗或者恐惧。

本来我应该讲解一下正确的呼吸技巧，并说上一些安慰人的话，但对于一个匈牙利的男孩来说显然是"对牛弹琴"，所以我采用清楚的表情和手势——男孩儿的呼吸顺畅起来，整个人也明显放松下来。我们成功地互报了姓名，他还向我介绍了他的同学和池边震惊的教练。他还比画着手指告诉我他的年纪，我也用一只手慢慢地比画了差不多的动作，他一开始会错了意，当意识到我已经快 40 岁了的时候，他羞涩地笑了起来。后来教练问我，我是不是能听懂匈牙利语，并且用匈牙利语交谈？我真的不会，但是表情、身体语言和手势是不分国界的！这个孩子还告诉了我他爸爸妈妈的姓名，还有很多其他事情，我其实并没有听懂，不过在不知不觉中，他已经跟着我在（对他来说）适合游泳的水深中待了很长时间了。后来我告诉他，我的腿已经很累了，他甚至开始自己挣扎着前进。

之后我明确地对他说，我的手"快要断掉了"，然后向他展示，我可以抓住充气手臂圈来保证他的安全，他毫不犹豫地答应了，甚至准备好用手臂划圈，也就是说，用自己的手带动自己前进。当他终于完成这个动作之后，他的眼睛中散发出夺目的光彩。

之后我又假装自己的手出了问题，让他在我前面游。我移动到他身后，从背后抓着他的充气手臂圈。这时，我只是把手放在他的充气手臂圈上，他"实际上"是独立移动的——只是他自己还不知道。

然后我在这个孩子面前表现出疲惫不堪的样子，向他展示我是如何——在水中仰卧着——休息，甚至闭上眼睛打鼾。我还拉住了一个好奇围观的女孩，突如其来地让她以"模范生"的身份演示了"水中睡觉"的技能。不久后，这个男孩自己也可以这样做了。

很遗憾，一节课就这样过去了，我无法看到我的努力换来的全部成果，我只看到：这个此前在匈牙利游泳教师口中，永远第一个匆匆离开游泳池的男孩儿，快乐地蹦跳着，与他的同学们一起走向淋浴室，接受着大家的称赞。

其他案例

另一个不同类型的案例发生在最近，是我与作为我助手的女儿一起见证的：一对姐弟，姐姐 4 岁半，小弟弟不到 3 岁，两个孩子都很顺利地完成了试游课。但是在正式上课时，小男孩明显表现出心不在焉的样子，通常游泳课还没开始，他的注意力就消耗殆尽了。我们一次又一次试图唤醒这个在水中梦游的男孩，并始终感到困惑，这究竟是他的习惯性行为，还是他正处在所谓的"学习高原期"。反复的提醒、要求和口头警告都只有极短的效果。他的妈妈已经不抱希望，责备我们没有让他的孩子集中注意力。我在课后多次尝试跟她解释，但是没有用。她认为，既然她已经交了学费，我们就应该将她的孩子照顾得无微不至。我们没法让她理解，孩子完美的表现是不能购买的，根据我们的经验，在这样的情况下，需要的是大人的耐心和信心。自己的儿子不如预期，专业的教练令人失望，她开始以自己的方式设计课程。她站在窗外，激烈地做手势，所有孩子都将视线固定在她身上，看她在空气中演示怀旧的蛙泳手臂动作。但她的儿子只注意了她几秒，然后就继续我行我素了。后来我的女儿多次向我抱怨，没有孩子再听她的话，所有人都不经允许做着一些奇怪的自由练习，其他孩子的父母也明确表示出了不满，这时，我必须要进行干涉了。快刀斩乱麻的方法才是明智的，因为我的重心终究是在课堂上，不能与不理智的父母进行冗长无果的讨论。当着其他父母的面，我指出了她的不当行为以及造成的后果，要求她顾全所有人的利益，克制一下对自家小孩的热情。其结果是她要求与我们立即解约，第二天我妻子还在电话里向她道歉，努力弥补我这种"傲慢无礼的粗鲁行为"。

但是下一节课，这个男孩儿还是来了。按照他母亲的说法，他承诺从现在开始乖乖上课，但是条件是我不能再把他喷湿。之所以会提出这个条件，是因为在之前的课上，当别的孩子在仰泳时，他用脚向别人脸上踢水，警告两次无效之后，我用水喷湿了他。这样做的结果是，我成功树立起了自己的权威。自己居然触犯了明确的底线——这一事实让他感到惊奇，但他立即表示接受，没有任何恐惧的反应。所以，我当然不能接受他母亲的条件，甚至表示之后我可能还会动用同样的惩罚手段。并不是说母亲做出了承诺，孩子就可以摇身一变，痛改前非。而且看起来他连改变自己的前提条件都没有，因为他母亲很快又使出了新的一招：当小男孩刚一进入淋浴室，他妈妈就用丰富的表情和手势，试图督促孩子配合。接下来，这位母亲当仁不让地站在了池边的显眼位置，不断提高音量，试图指导她的儿子。由于这个举动并没有明显惊扰到其他孩子，我默许了她的行为，并意识到自己之前的行为在很大程度上有失偏颇。

因为正如我自己在之前那场"傲慢无礼"的谈话中说过的，只要父母对孩子的事情表现出一种明显热忱的态度，那我们在教育问题上就不应剥夺父母的领导权，并应该稍微收敛住自己的权威感，最多在恰当的时机分享我们的经验，帮助父母们获得特定的教育技巧就够了。不过当我在下一节课上正对着别的孩子讲话时，这位母亲盛气凌人地找上门来，因为我对她儿子的"轻视"态度表示抗议，这种干扰显然就是无法容忍的了，我打断了她，建议第二天上午打电话再谈。

结果这次为时45分钟的对话非常平静、客观，在我看来十分成功。这个男孩儿再次出现在课堂上，已经能够按照自己独特的发育和学习速度逐渐摆脱这种烦人的、有时甚至令人难以忍受的天真的行为模式。这个故事告诉我们，只要有足够的耐心，成人是有能力将一切事情引入正轨的，其中当然包括他们的孩子！

一个反例

接到前文所提的第一个控诉电话仅仅十分钟后，我的妻子又接到了同期课程中另一位母亲的电话。她想对自己5岁的儿子取得的难以置信的成功表示感谢。现在第四周的课程也已经结束了，她感动地讲述了在课程开始前他们共同的恐惧，并回忆了令人忐忑不安的第一堂课，在那堂课上，他的儿子死死抓住每一根"救命稻草"，一直念叨着"我做不到"或者"我做梦也不敢"。

对于每一个严格的"强硬派"来说，这个孩子是一个典型的胆小鬼，娇生惯养、举止笨拙，总是在哭闹，而且严重缺乏自信。再加上他是一个"小胖墩"，与体重较轻的孩子相比，一旦出错，就很难完成动作要求。一般中规中矩的专家，最多看他做完第三个任务，就会把他归为彻头彻尾的失败者。

但是在我们这里，小男孩从一开始就知道，我们会一如既往地接受他、容纳他并耐心地帮助他。尽管他还无法完成其他孩子的那些花样技巧，但他自己每一次细微的成功，同样会得到我们的大力表扬。在第四节课上他就可以用充气手臂圈独自游泳了，不再紧紧攀着池边。我们不断的鼓励和对他的信任初见成效。而他也回报给我们——即我的女儿和我本人——同样的信任。一周后他就已经可以在水中仰卧休息，而且可以把整张脸和发梢浸入水中了。我们总对他说："我保证，如果你想，就一定可以做到！"这句话一再得到证实，因此他开始去尝试那些比较困难的任务。他的老师多次对他的巨大进步表示震惊。如今的他，已经成长为高大、骄傲的大男孩，可以单独从 40 厘米高的跳水板跳入水中，无论是俯卧位还是仰卧位都能轻松游泳，还掌握了所有常见的潜水方式。他现在是团队中完全正常的孩子，甚至可以在其他孩子前"做示范"。自然，这些孩子在成长过程的一举一动都牵动着我们的心，所有人都为他们的进步感到由衷的欢喜。但是能够从父母那里听到这样的感激之辞，还是让我们倍感欣慰。

结论

在多数情况下，我们的主要任务仍然是谨慎地消除孩子的恐惧感，耐心地培养孩子的自信心。在通向独立游泳的道路上，自然也存在着一些经过实践证明的建议和窍门，可以简化这一过渡过程。重要的是，一定要秉持谨慎的态度，运用灵活的技巧，不能因为上课过程缺乏透明度、食言或鲁莽的行为使之前建立的信任受到打击。最终，对教练的信任和对自己能力的信心会成为孩子在水中的强大后盾！

同时人们还应该考虑到：恐惧感在长年累月的积累下是很难轻易消除的。有些胆小鬼非常倔强，连最耐心的教练都会濒临绝望。那么只有简单确凿的数学方法能帮到我们了：

将这些孩子迄今为止保持清醒的时间相加。把结果除以二得出的数目，表示孩子接受教育的大致时间，接受的教育可能来自任何人，而孩子的表现也与此时此地完全一样。与这个时间相比，您就会发现，自己对孩子施加影响的时间实在是微不足道。这样也许有助于您更加认清现实。

所以，除了耐心以外，就只有传说中的"魔法课程"可以帮得了你了。

18 以发育为导向的课程

18.1 合适的语言水平

想要在课堂上正确对待孩子，应该根据孩子的个人发育状况给孩子布置任务。一味遵循出生证明是没有意义的。20 个出生日期相同的 3 岁孩子，发育状况简直天差地别，就像是一群随意组合起来的成年人。在一个团队中，孩子们的发育水平更是有着天壤之别，在教孩子游泳时，应该努力去关注并尊重孩子们的个人条件。

如果教练在教学准备工作中为一个团队量身打造了一套专门的"教学进度计划"，也必须要经过很长一段时间的实际教学之后，才能确定是否坚持贯彻原先的计划。这个计划最多只能起到指导方针的作用，在实际教学中，还必须考虑到孩子们当天的状况和不断变化的注意力。毋庸置疑的是：当孩子处在幼儿园年龄时，只有掌握了迎合孩子的能力才能实现教学目标，为此还需要根据情境和目标使用全面而细致的教学工具。最早也要到小学阶段，孩子才有可能配合预先制定好的教学计划，即便如此，教学计划是否真的意义重大，仍然存在巨大争议。

在实际教学中始终要注意：3 岁孩子的语言水平不同于高中生或大学生！教育学中最重要的要求之一，就是不能让孩子适应成人的语言水平，恰恰相反：教师要迎合学生的水平，从幼儿园到大学都是如此！为了迎合孩子，教师必须尽量调整自己使用的词汇，以符合孩子的语言水平。

大人必须让孩子理解自己！
我想先讲述一个教育学的失败例子。

15 岁时，我第一次跟随汉堡青年队前往位于德国诺德奈 (Norderney) 的训练营。我们的教练员中存在着两个极端：赫尔曼·索默 (Hermann Sommer) 先生是联邦德国体育圣地——科隆体育大学的讲师。他年纪稍长，在我们年轻人眼中是一位非常有魅力的绅士，他懂得用简单的语言和合理的示例给我们讲解困难的动作要领，在闲暇时间还给我们讲世界各地的游泳历史，让我们为之着迷，他不愧是这所古老大学培养出来的典范！同时还有一位汉堡的体育教师，他的教练生涯正蒸蒸日上，因此显得年轻气盛，在我们的眼中甚至有些傲慢。他总是向我们下达难以理解的指示，如果我们不能立即完成，他就会炫耀地甩出一串"学院派"德语，对待我们就像对待没有能力的愚蠢婴儿和毫无天赋的笨蛋。出于"感激"，我们将他的床单作为一只（在沙丘上找到的）半腐烂兔子临时的"安息之所"。结果当天半夜，酒店走廊上发生了巨大的骚动，吵得那只可怜的兔子和酒店客人都无法得到安稳。第二天，我偶然间听见这位超级教练跟赫尔曼·索默先生抱怨我们这群无能粗俗的年轻人。索默先生用好听的科隆口音回答说：

> "你是怎么当上教练的？！大人迎合孩子、强者迎合弱者、先学的人迎合后学的人、教练迎合学生——这才是最重要的基本原则！尽一切办法！无论何时何地！本末倒置是绝对行不通的！按照正确的方法尝试几次，你就不必再搂着死兔子睡觉了！"

从此之后，我一直尽力配合学生们的语言水平，成功地避免了不被学生理解的风险。教练应该选择生动、符合孩子水平的语言，偶尔还要准备一些与课堂内容相匹配的小故事。这样的话，所有孩子都会洗耳恭听、全神贯注（参见第 19 章）！

但要做到语言上的转换其实相当困难，这里以我的一位朋友为例，他是获得了硕士学历的体育研究专家，每天的工作是研究德国游泳协会（和其他国家队）的主力队员。为了寻找游泳的好苗子，他多年来在我们游泳学校关照过很多组孩子，深受孩子和母亲们的尊敬。

但是当我们请求他给 3～4 岁的初学班代课时，他却一再推辞，实在推不掉的话，他就会抱怨连连，因为孩子们很难理解他的意思，这让他感到筋疲力尽。而且，尽管他已经煞费苦心，但要配合孩子们的语言水平还是困难重重（顺带一提，他现在依然面临这样的难题，因此并不介意我以他的经历为例）。

在 4～5 岁的团队中，如果要让孩子复习以前学过的仰泳动作要领，没有经验的教练通常会下达这样的指令：

> "我们现在沿对角线游十遍，在水下要将注意力集中在拉水和推水阶段，在水上要注意干净利落而松弛地摆臂！"

这个指令对于高级班、青年队或体育系大学生来说是完全合理的。但在孩子看来，这些语句幻化成一个个巨大的问号，令人迷惑不解：

> "我是要一边游泳一边数数吗？我可以只数数不游泳吗？！对角线是什么？注意力又是什么？拉水和推水阶段是什么意思呢？阶段又是什么玩意儿啊？我们怎么会不干净呢？我们明明已经洗过澡了！？什么叫松弛地摆臂，是倒挂在单杠上那样的感觉吗？可是这里没有单杠啊？！"

这样，教练不费吹灰之力就让孩子们陷入彻底的迷茫。当他们听完这些要求之后，自然会在游泳时显得困惑、盲目、杂乱无章，整个团队的孩子都会奇形怪状地到处乱窜。

怎样才能更好地解决这个问题？

首先，不要让孩子数数。为什么？因为我们并不是要完成训练计划，而是要体验学习的过程。如果在某些时候确实需要数数——例如获得游泳奖章时或第一次测验比赛时——应该由教练承担起这个愚蠢的任务。如有必要，甚至可以让家长前来协助，这样孩子们才能将注意力完全集中于游泳。在 800 米以上的游泳比赛中，也是由他人来负责计数的，而选手只需要全神贯注地游泳就行。对于小孩子同样应该如此。

如果有小机灵鬼询问还要游多少次，该怎么办呢？教练应该意识到，这是孩子们感到无聊，或者要求过高的警示信号。另外，这也意味着孩子们已经开始不集中了，开始陷入"遥控器"心态。"遥控器"心态是指孩子的注意力无法长时间集中，可以在几秒内换 97 个电视频道。在冒险公园中，以破纪录的速度打消对所有新奇事物的兴趣，也属于"遥控器"心态。因此，即使遇到小小的挫折，他们也会灰心丧气，因为他们还不知道，在一些领域，要循环往复才能达成目标。如果教练仍然认为任务的完成度还不够，不妨将训练内容稍做更改，重新吸引孩子的注意力。可以增加一些新的部分，也可以更改任务各部分的顺序，这样孩子在面对"新"的任务时，就会重新充满热情！

再说回到上文中有关仰泳的指令，我们必须要考虑，这个年龄段的正常孩子是不是已经能够理解这种表达。当然，确实也会有一些早熟又充满灵性的"小教授"，他们通常是家里唯一的孩子，父母智商优越，晚来得子，在这种环境中长大的他们，在头脑上自然是高人一等。但这绝非普遍现象。大多数孩子会呆若木鸡地站在那里，感到一头雾水。在这种情况下，我会向孩子们提出这样的任务：

> "大孩子们，谁来展示一下如何正确游泳啊？从这块红垫子（一块塑料垫）一直游到海豚宝宝那幅画那里！"

所有孩子都会举手、点头，还能听见此起彼伏"我来我来"的合唱团一般的声音。

> "昨天这里有几个孩子，他们已经可以把手长长地伸过头顶，像铲子一样将水推向大腿。另外有几个孩子甚至可以像风车一样，把手臂重新挥过头顶，再从指尖开始将手臂重新浸入水中。你们肯定还不会吧？"

他们闹哄哄地表示赞同！

> "那好，现在开始上课！不过，我得先观察大家做得对不对。现

在，我是观众，你们是演员。千万不要忘记之前学过的内容哦！"

接下来相当长的一段时间里，所有孩子都会全神贯注地投入到任务中。这也难怪，因为毕竟所有孩子都想证明自己全都记得，什么也没忘记！这种情况下应该要多多观察，以不引人注目的方式表扬和修正他们的动作，就这样度过皆大欢喜的一节课。在孩子们看来，这样的课程通常只有一个巨大的缺点，那就是：结束得太快了！

但即便是掌握了语言天赋，与孩子建立了"良好的联系"，也很难一直把握得当，并在训练中保持下去。一定要注意过犹不及的原则，不能使用过分幼稚和"孩子气"的语言以及愚蠢的交流方式。这会让大部分孩子感觉自己没有得到认真对待，被戏弄了。但是，如果教育从业者能深入到孩子图画般的语言世界中，在那里获得灵感，根据孩子的词汇量调整自己的表达方式，从孩子的宇宙中举出直观的例子进行说明，那么他的工作将会变得异常轻松！

在执行这一基本要求时，随着时间的积累，我们在小学生们无意识的帮助下，总结出了一个适合孩子的专业词汇表，里面的每个词都是孩子们可以立即理解的。因此，在后文列举的一系列练习中，我们也将主要采用儿童的语言方式进行表述。

正确地讲解位置

除了使用适当的词汇之外，教练还要注意一个问题：孩子们的注意力还很弱，让水中的孩子长时间听讲简直是一种苛求，因此在讲解时应尽量做到简明扼要。但怎么讲解、在哪里讲解最好呢？

一个简单的例子：一名体育系大学生在跟着我旁听了几个月之后信心满满地拿起了教鞭，几节课后，他绝望地问我：

"我辛辛苦苦背下了你讲过的每句话，在孩子面前几乎一字不差地复述出来。你讲的时候，他们聚精会神，而我讲的时候，班上一半的孩子都不感兴趣，打打闹闹。我哪里做错了呢？"

我告诉他，他的问题不在于选择的语言，而在于选择的位置。他先是表现出大感不解，在听我点拨之后，他的怀疑就烟消云散了：在他讲解时，孩子们都在池边坐着——手和脚放在水中——他站在水里跟孩子们讲话，而在我讲解时，我会先让孩子们从水中出来，自己背靠光秃秃的瓷砖墙站着跟他们说话——这是一个最无趣、最不容易分心的位置，这时，孩子们就不可避免地把注意力集中在我身上！如果孩子们没有机会戏水或者和旁边的孩子打水仗，他们就没有分心的机会，也就不会注意力不集中，这样，教练的工作就会明显轻松很多。如果教练任由孩子们因为外部影响而分心，那么一堂课的时间很快就被浪费掉了。也就是说：如果教练把孩子带到水边，孩子就会迫不及待地下水，那么即使教练使用精心选择的表达方式，也没法掌控孩子们。

手语

教练在讲解时应该配以意思一致且明确的表情和手势，这样就能为非语言形式的沟通方式手语——迅速打下基础，有助于信任的建立。事实证明，手语在绝大多数情况下都极为有效。特别像我这样，班级里有许多德语不好的外国孩子，就更需要重视手语这种交流工具。在正常的教学环境中，也有可能存在喧闹嘈杂的情况，在这时使用手语可以明显帮助孩子们镇静和放松，同时也有助于孩子们更好、更久地集中精力。孩子们很快就会不断寻求与教练的目光接触，想要获得教练赞许的点头或者高举的大拇指——然后更加勤奋地练习。手语是非常直接、明确的交流方式，不会产生压力或紧张情绪。通过手语，孩子们在集中精力练习的同时可以获得积极的反馈，因此更加发愤图强。

同时，使用手语可以立即、直接、无声地提示孩子忘记的要领和正确的做法——距离不再成为障碍。手语还是一种直接有效地纠正孩子的方式。

这种无声交流的一大优势就在于：如果某个孩子忘记了要领，教练也不会说出来，毕竟谁愿意被教练当众指出忘记了什么或者哪里做得不对呢？！

孩子可以立即改正错误，之后还可以立即得到教练的表扬。在孩子看来，没有人注意到自己的失误，自己没有在任何人——无论是其他孩子还是旁观的父母——面前出丑。错误只是孩子和教练之间的小秘密，这又进一步加强了孩子对教练的信任。

有几年的时间，我的会厌炎经常复发，每次都会持续多天，只能用手语上课。在充分的准备下，孩子们已经习惯了我的手语教学，因此完全没有耽误课程的进度。在这段时间里唯一受到影响的是，我实在是没办法用声嘶力竭的嗓音跟家长进行过多的交谈。

在儿童语言方面还要注意一个问题：这个年龄段的许多孩子此前只与家人进行过对话，家人对他们说话时是直接的、面对面的。这就导致，他们经常不能把教练对整个团队下达的指令跟自己联系起来。也就是说，教练常常需要对每个孩子都提出一次要求。因此，如果指令是面向整个班级的，应该在下达指令时明确强调"所有人"，这样效率会更高：例如，在下达指令之后补充一句：

> "让我看看，是不是你们所有人都
> 能做好啊？！"

这通常会激起孩子们极大的热情。而通常状况下，只有教练承诺接下来可以自由玩耍或做示范时，孩子们才会热情高涨。

当然并不是所有孩子从一开始就能顺顺利利完成动作。

例如在仰泳时，一些孩子会逐渐松懈变成"坐姿"，这时通常只需要使用明确的手势，就可以纠正他们的动作了。如果孩子们一时没能领会到，只要大声说：

> "有没有人忘记了肚子啊？！"

或者

> "谁今天早上吃了石头啊？！"

所有孩子都会立即改变姿势，换成伸直的仰卧位。

如果有个别非常犹豫不决的孩子，在教练使用手语后还是一直犯同样的错误，可以私下小声地跟他说：

> "你已经做得非常好了！但是我相信，你可以再稍微注意一下你的肚子！"

对于注意力不够集中但大胆莽撞的小冒失鬼们，可以直接大声发问：

> "汉斯，你是不是把肚子忘在地下室了啊？！"

效果殊途同归。

正确下达任务

所谓提出适合儿童、简明扼要的指令，还包括正确下达任务，否则孩子会容易感到困惑或者陷入不必要的困难状况。换句话说：如果教练要求孩子们集中精力聆听和观看自己的指令，那么他必须要字斟句酌，否则会遭遇严重失败。

举个例子：一位课程教练前来向我求教，因为他不知道如何才能让他的学生在仰泳方面取得进展。我的建议是：可以让孩子在预备练习时练习爬式仰泳，也就是说在爬泳打腿的同时伸展手臂。他的错误是：

他略过了预备练习，站在池边示范了一番就发出了以下指令：

> "尽量把手臂向上伸展，向上看，然后用腿踩水。"

虽然只说错了一个字，但如果我没及时干预，继续练习的结果就会是又增加一组"没有仰泳天赋"的孩子。这些孩子非常认真地观看了教练的动作，并聆听了他的指令。孩子们——按照指令和示范——向空中高高伸出手臂，结果不断地呛水。显然，在他们的年纪，不把头部深深潜到水中，是没办法向上伸出手臂的。他们的鼻子里灌满了水，并且感到严重受挫。在这次事件中真正让我深思的是，这位经验丰富的练习教练自己竟然没反应过来！他既没干涉，也没纠正下达的任务或者取消指令，只是震惊而手足无措地看着孩子们在水中费力挣扎！

这是我在研讨会上最喜欢讲的故事。从中可以清楚看出，在学习仰泳，或者达成一切目标的过程中，设立几个小中间站是非常有必要的。同时应该引起人们注意的是，教练在下达任务时必须要考虑到孩子们很可能理解不到"上"和"下"的真正含义，因为他本人是站在陆地上，而孩子们则是平躺在水中！教练最好在水中演示动作，或者让一位优等生做示范。

对于这个年龄段的孩子，把复杂的任务分解成简单明了、易于完成的小步骤，并确定合适的阶段目标，是通向成功的关键。

同样，在面对年纪稍大的学生时，要想帮助他们轻松应对自己的人生，也应该采用上述原则。人们应该考虑到孩子们集中注意力的能力还很弱，无法应对要求全面、需要同时解决的各项任务。即使对黄金年龄的成年运动员来说，在接触一项新的体育项目时，同时要求他们完成两种未知的运动模式，也是过于苛刻的要求。与此相反的是，许多孩子都可以轻而易举地连贯完成多项简单的任务，游刃有余的表现总是让教练感到惊讶。

在讲话时注意声音的多变性

在教练与学生的交流中，音量、语速和音调通常有着重要的作用。在对一组小孩子讲话时，这些因素更加重要——如果教练能有意识地控制自己的声音，可以获得巨大的效果！

掌握正确的讲话技巧，根据情况灵活运用不同的声音，就相当于为高效而成功的授课奠定了基础。对幼儿和所有性格敏感的人来说，安静、亲密的耳语是最佳的方式。耳语也正是我日常授课的常用交流方式，它和手语一样非常有利于营造一种平静、放松但专心的学习氛围。尽管如此，在必要的时候我也会非常大声地说话。在危急的情况下，我的声音可以立即传到最不起眼的角落里。有些孩子藏在角落里就觉得没有人看得到自己，因此会丢掉最重要的运动规则，这时，大声说话可以起到非常有效的警示效果。被点到名的孩子在大吃一惊之后，自然而然会做出正确的动作。

对每位教练来说，能够通过日常的教学工作证明自己的能力和才能，并在孩子们当中建立起无可争议的地位无疑是非常重要的。但众所周知的是，在课下，树立教练形象更多地取决于家长，而不是孩子。许多人都认为，课堂的大门一关，教练的一举一动就无关紧要了。但是投身于自由市场上的人都会受到密切的监督，客源主要依赖于良好的口碑，因此在开展工作时需要更加敏感周到。因此，还有一个关键要点在于：教练应该学会如何在家长面前表现出对方所期待的安全感和能力，从而使对方对自己心悦诚服。教练每天要面对不同社会阶层的家长，在与不同文化层次和社会生活圈的人员交流时，一定要具备足够的灵敏度，同样，宽泛的职业背景也会大有裨益。能够灵活地调整语言水平，尽可能尊重所有客户的教练，在这个问题上的优势是十分明显的。教练如果在这方面投入精力，不仅能简化自己的实际工作（因为父母会在不知不觉中将对教练的信任感传递给孩子），同时还省去了高昂的广告费用。

18.2　关联性学习

时至今日，许多教育机构仍不够重视对学习关联性的要求，其实，学习关联性是非常简单易懂、意义重大而且切实可行的。教育从业者通常不会让学生充分了解为什么要这样或那样做、现在学习的内容有哪些实例可供参考，他们也很少列举合理、现实，尤其是适合儿童的例子。

当然，对于许多年纪稍大的学生来说，在教练下达一条指令后，只需要听取、记住、必要时回忆就够了。这在运动机能的学习领域同样适用。一些有天赋的同龄人甚至只需要一张条条款款的"操作说明书"，就可以成功征服多种多样的学习领域。但说实话，大多数人，尤其是孩子，其实都不擅长理论、抽象、不切实际的学习，他们往往会感到不堪重负。因此教练应该始终牢记，如果能要求孩子们认识并理解关联性、整体流程、前提和前景、发展过程，提出简单易懂、适合儿童的讲解和例子并让孩子们牢记于心，孩子们很快就可以"茅塞顿开"。

必须要让学生们知道，为什么要学习现在这一课，现在这一学习步骤归为哪一类别。我

本人的亲身经历发生在上文提到过的汉堡青年队诺德奈集训时，当时我在水下完成了自由泳划臂动作后，来自科隆的赫尔曼·索默先生提出的一个问题让我醍醐灌顶，并使我深深地认识到，对于游泳我简直是一个一无所知的门外汉。索默先生说：

> "你知不知道自己究竟在做什么，为什么要这样做？！如果不知道，那么你永远也没办法游得更好更快！"

为了寻找答案，我不断探索，以期更深入地了解游泳运动。可以确定的是：不了解关联性的学生，就不能自我提高，需要一直依赖其他人（教师、教练等）的建议，因此，他也没有能力纠正自己的错误，发展自己的能力，最终使自信心受到打击。但是在我们的学校中却可以找到许多年幼孩子的反例。他们清楚地知道，为什么仰泳时鼻子要朝上，而耳朵要在水里。他们可以给任何人解释，如果不这样做，他们的背部就会弯曲，然后水就会很快进入鼻子里。他们甚至还可以看出别人的错误。

巨大的差异

我们的孩子经常在开始上课时兴奋地告诉我们，今天他们的爷爷奶奶来看他们游泳了。这对于很多孩子来说都是一个巨大的鼓励，一些以前做起来很困难的动作在爷爷奶奶面前都可以轻而易举地完成。大多数爷爷奶奶——或者其他亲戚——在下课时都会为孩

子感到骄傲，不断表扬他们，承诺给他们买礼物或者带他们出去玩。

但也有一些人守旧地坚持自己对游泳的理解，认为自己的孙子"根本不会正确地游泳"。如果他们能首先将自己的这一想法告诉教练，倒也还好，但如果他们直接去批评自己的孙子，就会极大地打击到孩子们的自信心，甚至成为长期的负面影响。

如果教练有机会与这样的爷爷奶奶简短地交流，不妨首先询问他们学会游泳时的年纪。通常只需要告诉他们，3～5 岁的孩子与 11 岁孩子的学习过程当然存在着明显的区别，对方也就偃旗息鼓了。同时别忘了把我们最重要的观点告诉对方：即使泳姿不怎么美观，但我们希望孩子们以一种安全、全面且符合年纪的方式来游泳。其他年幼的孩子们从一开头就挣扎于复杂的运动机能流程，用貌似"正确"的动作要领让自己浮在水面上。与此相反，我们的孩子则以轻松的态度与水打着交道，他们不会感到负担过重，可以独立地做出正确的反应。水泼洒在脸上、波浪劈头盖脸地打下来、与其他孩子相撞或者其他意外都不会引起他们的恐慌。这种观点常常会引起祖父母的反思——有一些甚至会来参加我们的成人游泳课。

充分利用孩子们的想象力

在以发育为导向的课程中，配合及利用孩子们的想象力是非常重要的组成部分。如果教练能在这方面正确地配合孩子，就可以高度

调动孩子的积极性，帮助孩子集中精力学习。这时教练通常只需要给孩子少许的推动，建立起与孩子的小小桥梁，就能使他们更加专注地掌握动作规则和要领。例如，可以让动作完成得非常好的孩子做示范，要求其他孩子准确地观看、准确地记住。孩子们丰富的想象力很快就会显现出来：在他们的想象中，他们已经将自己代入了"示范生"的身份，在下一次跳水前的"思考"过程中，甚至在整个练习期间，都会保持这样的角色认知。

另外，跳水前闭上眼睛"思考"，不仅是为了更好地集中注意力，还应该尝试从时间上使思考阶段与动作的实际发生相一致。我曾经用秒表进行了很多次计时，其中惊人的一致让我感到万分欣喜。当然，想象练习无法把毫无天赋的人变成游泳健将。但我经常从中获得惊人的成功，孩子们的专注力也从中得到了显著的增强。对于幼儿园年龄段的孩子们来说，这个做法不仅同样适用，而且效果更甚！

关于这一点，我认为罗尔夫·佛雷斯特 (Rolf Frester) 在 2000 年 4 月德国游泳教练协会年会上所做的报告非常值得关注。

他介绍了一种源自竞技体育的技术，这种技术经过了长时间的演变和发展，后被鲍里斯·贝克尔 (Boris Becker) 总结为"心理训练"并广为人知。佛雷斯特先生将其应用到了游泳运动中，并更名为"观念运动训练"

或"内生运动想象训练"。具体到我们的教学，我们只会简单地告诉孩子们：在每次起跳前进行仔细的思考，即在想象中游泳或在头脑中演练动作。这并非新创的方法，多年来一直是效果显著的训练手段，自然而然地成为综合游泳教育的有机组成部分。

没有"错误的做法"

另一个要点在于：我们应当让初学游泳的孩子确信，自己从未真正做错过什么。"做错事"在这里是不存在的，最糟糕的情况也不过是"忘记了点儿什么"。孩子们应该得到这样的评价：他们在各个方面都做得特别棒，只是在某个地方小小地"疏忽"了一下。由于孩子们的动作已经得到了教练充分的肯定，因此在下一次尝试时他们就会特别注意疏忽掉的那一点。这其实只需要教练一个善意的谎言。教练像这样宣扬自己对孩子的信任，往往能成功消除孩子的最后一丝自我怀疑。如果孩子们从第一节课起就对教练的评价以及教师本人深信不疑，那他们怎么会去怀疑教练所说的话呢？但要注意：只有当孩子面对最后一道难关时，才能采取这种做法。好高骛远显然是行不通的。如果过于急躁冒进，孩子很有可能会失去对教练的信任！

19 卡斯滕、我的老板和其他特殊的教学技巧

每一位具有实际游泳教学经验的人应该都遇到过下面这些情况：

教练努力了好几个小时，终于把某个"胆小鬼"哄进了水里。此时基本的信任已经建立，但是孩子却再也无法取得任何进步，学习过程陷入僵局，虽然大家都明白离成功只有一步之遥。这个孩子无法强迫自己克服心理障碍，因为他对自己还没有信心。经验表明，少许压力能够帮助孩子更快地克服障碍。但在少数情况下，人们也许会因为没有把握好度而搞砸刚刚建立起来的信任关系。这该怎么处理呢？

另一个孩子是典型的尖子生，不费吹灰之力便完成了所有任务并且开始有点儿得意忘形。他认为自己很了不起，不必再遵守游戏规则。人们担心，这种行为会给他未来的成长"蒙上一层阴影"。这又该怎么处理呢？

还有的孩子，他们在游泳馆里撒腿狂奔，一心只想着尽快入水，完全忘记了这样做的危害。一想到他们的小脑袋可能会和瓷砖地板来个亲密接触，就让人无比担忧。我们该怎么办？

休息时间和等待时间应当秩序井然。但总有个别孩子懒懒散散四处闲逛，整个团队为了等他浪费掉大把时间，搞得怨声载道。我们又该怎么办？

类似的例子不胜枚举。在遭遇这些情况时，人们总是希望能够有一种万金油式的办法：既能在孩子们面前从容可靠地达到目的，又不必冒着破坏信任的风险；既能让所有孩子遵守必要的要求，又不至于成为孩子们眼中的大魔头。当然，在寻求正确的教学技巧之路上我也经历了漫长的探索。在斜尔特岛当救生员，解答南德游客们刁钻问题时收获的经验令我受益匪浅。我会摆出一脸严肃的表情向他们做出解释，还会附带讲述很多故事，这些故事总是能让游客们深信不疑，但其实与实际情况差出十万八千里，让在场知道真相的人忍不住想找一处僻静的地方爆笑一场。后来到了学校任教，我依然采取了这种"欺骗"的策略，这时不时会惹恼我的校长，因为总有家长代表跑来投诉我，说我在孩子们一再问起"为什么你从来不下水啊"的时候，误导他们说自己根本不会游泳。其实在小学生组成的班级里，以严肃的口吻或否定的态度，向孩子们编造一件"昨天刚巧发生过，和现在这种状况相类似的事件"，对教学是非常有帮助的。比如我会针对孩子们容易出问题的行为编造一个反面例子，这会让班上的孩子立即达成共识：绝对不会有人像故事里的主角那样蠢！

不管是水中还是水边都危机四伏，因此我很高兴多年来我背后总有我的"老板"鼎力相助，他对待大家都非常严格，帮助我们规避了很多风险。他希望我能时刻保持警惕，确保所有孩子都能遵守游戏规则。从更衣室脱下鞋开始，到进入淋浴室和整个泳池区，孩子们必须随时将这些规则牢记于心。在"老板"的要求下，我甚至不得不让一再违规的孩子停止练习坐到受罚凳上去。他还说，我得把非常懒散的孩子（谢天谢地，我的班上没有这样的孩子）安排到婴儿组，让他们跟穿尿布吸奶嘴的婴儿们一起学习。我的"老板"是一位直来直去、意志坚定的老派人士，他对孩子们总是谨慎小心，由于丰富的经验，他总是能清醒地认识到危险即将来临的时刻。遗憾的是他不曾亲临过教学现场，因此总是由我来代表他发号施令。好奇心重的孩子时不时会问起他的名字，他们都觉得这个名字很滑稽。老板名叫 Ewu N. Hagel，字母 N 是 Ngomo 的缩写。"老板"的父亲也叫作 Ngomo，他按照家乡马达加斯加的传统以自己的名字为长子命名。Ewu 来自老板母亲的故乡——冰岛，是当地一个古老的名字，原意为"与海豹一起遨游的人"。

先前当我们还在一家下榻着许多亚洲商人的酒店里上课时，聪明的小不点们会不时跟我汇报说他们在酒店大堂遇到了我的老板。因为我告诉他们，我的"老板"总是打着领带穿着深色西装——和那些亚洲商人的打扮一样。孩子们说，我的老板非常友好，跟他们打招呼时总是会深鞠躬！亚洲商人们碰巧也总是非常友好、喜欢小孩并且……一句德语都不会说。因此当孩子们问他们是否是游泳老师的老板时，他们总是用热情的微笑和深深的鞠躬来回答孩子们。这个故事让孩子们印象深刻，以至于他们在班上会学着用这种方式互相打招呼。我甚至觉得，这种举动已经危害到了我为"老板"树立起来的威严形象，这可万万使不得。

而"卡斯滕"是一名小男孩，他过去经常来参加我的游泳课。先前他的名字是麦克斯，再早他曾叫作克里斯蒂安，更早之前是史蒂芬。在同辈人中，卡斯滕显得很滑稽。他经常做白日梦，老是忘记自己的任务。跳水和潜水时他总是忘记吹气，然后就会听到他开始哭号，因为水进到他的鼻子里去了。此外，他还会讲一些令人哭笑不得的滑稽话，比如：早知道我就应该在鼻子上夹一个晒衣夹嘛。游泳时，他会忘记控制方向，应该仰泳时他却在俯泳，仰泳时鼻子又忘记朝向天花板，而是对着自己的脚。然后他便又开始抱怨，因为水又进到鼻子里去了。在俯卧位游泳时，他会忘记手部姿势，没有把手指并拢。有时候他的双手根本就没有浸入水中，只是在空中胡乱划拉。有时候他呆呆地望着天花板，仿佛正在祈雨。

呛水时，卡斯滕会忘记赶紧平躺下来，一直咳到筋疲力尽，这时候他就会一个人喝掉整个班级的水量，抱着装满水的大肚子费力地爬出水去。

如果班上所有孩子都这么傻，下一个班的孩子就没有足够的水游泳了。

卡斯滕甚至还会在水中推挤或抓住其他小朋友，让其他孩子害怕地哭起来，这样的话我就不得不把他送回家去。虽然不通人情，但我可不想去面对"老板"的怒火。只要一离开水，卡斯滕就会到处乱跑，经常摔倒撞到自己的脑袋。有一次他甚至还为此进了医院，在那之后他就得去婴儿组学习了。前天我还看到他委屈地跟一群穿尿布吸奶嘴的婴儿们一起游来游去！由于他之前太懒散，现在他在婴儿组还得一个人戴着又大又重的充气手臂圈。如果他继续这样不思进取毫无进步，就会变成一个戴着充气手臂圈游泳的老爷爷。在这时我会小心翼翼地试探孩子们说，想不想看老爷爷用的"睡帽状充气手臂圈"，但是孩子们都没有兴趣。

很明显，卡斯滕是一个很令人头疼的孩子。有些班级已经很熟悉他的那些把戏了，另一些还没有听说过他的事迹。因为卡斯滕只在需要他的时候才会出场。

卡斯滕的胡闹故事究竟能不能得到孩子们的信服，下面的真实事件就可以证明。

卡斯滕刚刚在故事中露面，我就看到安东的额头上冒出许多汗珠。他年方 3 岁，陪伴哥哥一起来参加游泳课。由于年龄太小而精力又过于充沛，不管是在水中还是在陆地上，他都全然不受我们的控制。跳水时，他只想

快点回到水里，根本无法注意到正在水中游泳的其他孩子。在陆地上，他也总是以最快的速度奔跑着跳进水里。各种错误和瘀伤、多次警告和在受罚凳中接受惩罚的时间，造成他在前两节课学到的东西微乎其微。他成为公认的新难题，甚至卡斯滕昨天发生意外的消息都引不起其他孩子的兴趣了。我们该怎么办呢？完全不允许他下水，然后等着他大声抗议将所有的家长都引到观众厅中来看热闹？让他穿戴整齐坐在受罚凳，然后再从水中把他打捞出来？放弃他，不允许他们全家人再来游泳池？

不，我还想再试一次！在安东又一次如同一只失控的雪橇一般撞向墙壁之后，我从我的"故事匣"深处掏出了终极法宝：我将班上的孩子们召集在一起，让安东坐在我面前，我讲述了卡斯滕之前的又一件不幸遭遇，那次我们甚至动用了消防队员、救护车、警察和救援直升机将他送去医院。就在今天游泳课之前我还去看望了在医院休养的卡斯滕，他的脑袋上缠满了绷带，我都差点没认出来。现在他就只能整天躺在婴儿床上，而且向我保证，以后上游泳课再也不乱跑了。

这个故事给孩子们留下了十分深刻的印象，所有人直到下课都很小心翼翼，就连安东也突然变得像只蜗牛一样。

当晚回到家后，我的妻子向我抱怨说安东的母亲给她打来了电话，而她对对方讲的事情

完全一头雾水。然后我又不得不花费大量精力和耐心在电话上向安东的母亲解释，我跟孩子们讲的意外故事跟实际情况相距甚远。我还得努力说服她不要退出游泳班，因为她不希望自己的儿子和其他任何人处于这种危险的境地。无论如何，现在的安东已经能够安安静静待在一旁不再乱跑了，相信就算到了明年我也无须再为他操心。

如今，他的母亲以助教的身份正式加入了当前的教学项目，只是她再也无法亲历自己儿子往昔的"光辉事迹"了。

我始终坚信：只要向孩子们讲述发生在卡斯滕身上那些令人难以置信的意外时，他们总是会异口同声地表示：没有人会像卡斯滕那样！所有人都会特别留意，在跳水之前思考整个任务，在水里只考虑游泳的事情。他们不会在做动作时想着吃冰激凌或者喝可乐，也不会被"麦当劳"迷惑了心智。如此一来，大家就能领会到：只要做到了全神贯注、牢牢记住所有注意事项，就能更轻松地完成所有任务，很快就可以使用更薄的充气手臂圈了——这是所有孩子的终极目标！尽管卡斯滕是一个很麻烦的孩子，但另外，也正是他让其他的孩子得以避免犯下同样的错误。然而我相信，将来有一天就连卡斯滕也会学会游泳。谁来当之后的继任者呢？目前塞德里克是一个不错的选择。

康斯坦丁一家从12年前起就是我们最忠诚的客户。现年9岁的康斯坦丁在婴儿时代就已经开始接触游泳了，一年前他加入了我们最棒的团队，主攻纯粹的竞技游泳。

但如今他已经连续缺了好几堂课，这对于这家人来说十分罕见，因此我专门打电话过去询问情况。按照他妈妈的说法，几星期以来他们家对游泳这件事产生了分歧并进行了激烈的争吵。小康斯坦丁不想再游泳，失去了游泳的兴趣，并且很坚决地表现出拒绝的态度。为了不上游泳课，他甚至还装病，这种前所未有的行为让他妈妈感到非常失望。我们商定，像他这么大的孩子，必须让他自己去跟已经相处多年的教练解释遇到的难题，这样才能找到解决办法。

在下一堂课时，他不情不愿地被妈妈推到泳池边。我没有理会这种情绪，只是对他的出现表示高兴，并假装认为他的长期缺席只是因为生了一段时间的病。为了帮助他尽快适应，我还同意这节课他只需要跟同学们做一些对他而言很简单的练习。我根本没有提及他可能提不起兴趣这一情况，因为当务之急是找出问题的根源！

结果你看：自由热身时他显得兴高采烈，重复练习部分的仰泳和自由泳他也驾轻就熟。但是进行到重点项目——蛙泳时，他去厕所待了很长时间才出来，然后一脸懊悔地跟我报告说，自己已经累得不行，需要休息休息！如果在这时候跟他讲懒羊羊的故事，虽然应景，但肯定会遭到他的强烈反感。

于是我答应了他的要求，交代班上学得最好的两个孩子帮忙照看其他孩子，布置下任务，然后便跟康斯坦丁一起坐在泳池边。我跟他讲述了自己的"蛙泳生涯"和对这种游泳方式多年的厌恶（因为我游不好），告诉他我每天都要练习很长时间，希望最终能够完成一套优质的个人混合泳，我还向他坦白说，直到现在我也仍然不喜欢这种游泳方式，其他类型的游泳我都很喜欢，唯独蛙泳，我总是尽量避开。

虽然这番话言过其实，但是关键点一目了然——我自己也不是个蛙泳爱好者。但同时我也告诉康斯坦丁，一个好的泳者必须掌握所有形式的泳姿，要真正做到这点，唯有真正认真练习所有泳姿——既要练习简单的部分，也不回避困难的部分。想要提高个人混合泳的成绩，是在已经熟练掌握的泳姿上取得小小进步，还是对目前为止最为薄弱的泳姿勤加练习？对于这个问题，想必任何人都心里有数。最后我非常谨慎地以假设的语气询问他，有没有可能我们俩对蛙泳的态度是相同的？并要求他在上课结束之后给我一个答案。

在我们谈话的时候蛙泳练习已经结束了，这会儿康斯坦丁这个正在思考烦心事的淘气鬼居然很神奇地（或许是因为这两次谈心？）又来了精神。在课程最后的时间里，他又能够全身心投入了。

虽然在课后康斯坦丁径直地走到我身边，但看上去似乎有些尴尬。我和颜悦色地问他："那么，我们现在是蛙泳难兄难弟了吗？"，康斯坦丁感激地点了点头。此后，他便很勤奋地练习蛙泳。尽管他仍然害怕脸朝下游泳，就跟他的老师一样。

如果一个孩子已经建立起初步的信任感但依然无法完成某些练习或受到恐惧心理的困扰，我就会跟他讲述我童年时经历的困难——不过这种事情可不能告诉其他人，这是我们难兄难弟之间的小秘密！

我会向他承认，尽管当时我比他现在还要大上 4 岁，但相较而言我的状况还要差得多！我甚至比他更胆小，他能够完成得很好的练习，我甚至都不敢去尝试。但是我的游泳教师很友好，一直帮助我，让我获益良多。他说，那些继续努力练习、不断慢慢进步的孩子（当然了，他们不会大哭和诉苦，而是懂得积极动脑思考）以后肯定可以游得非常好。我照教练的话要求自己，后来还获得了游泳奖章，甚至成为一名游泳教练。然后，我会跟他商定尽可能给他提供额外的个人辅导，并要求他始终在我的眼前游。这样我就能第一个发现他的进步，如果完成得好，还可以让他给其他孩子示范一下！每次跳水和潜水时都捂住鼻子的孩子都会陷入同样的困境，他们在入水时无法很好地用鼻子吹气，从而使水流入鼻子。幸好，我的邻居认识住在木头房子里的匹诺曹爷爷。爷爷跟我的邻居讲，其实匹诺曹的鼻子不是因为说谎而变长的，而是因为他在跳水时总是使劲拧着自己的鼻子。他的哥哥甚至笨得把自己的鼻子给拧弯了，现在哥哥的鼻子不仅很长，而且还很弯。只有最小的弟弟本杰明最聪明，他从来没有拧过自己的鼻子，在水中时总是很认真地吹气。因此他还保持着正常的直鼻子。听了这个故事后，所有孩子自然就会去模仿本杰明的做法。

只要有助于我解决困难的局面，我能从"故事匣"中掏出一个又一个类似的故事。童年的我还会变身为发育迟缓的旱鸭子或怕水的胆小鬼，并且和孩子们一样，非常害怕潜水或者跳水。如果情况特别糟糕的话，我会告诉孩子们说，我童年时也遇到过同样的情况，这是我人生中黑暗的篇章，希望能为我保守秘密。孩子们在听闻我的经历之后，会对自己的困境产生特别的理解，从而将自己从犹豫不决的心态中拯救出来，强化信任建立的过程。对孩子们而言，他们总是愿意相信那些有过类似经历、能够对他们内心深处的恐惧感同身受的人。信任感在这样的过程中不断巩固，一次次帮助孩子们成功克服最后的障碍。比如，如果孩子们在单独跳水或潜水时还缺乏那么一点点勇气，可以笃定地对孩子们说："你昨天还单独跳过水呀。我可是亲眼看见的，绝对没错！"这虽然纯属胡说八道，却会让孩子们大吃一惊，起到出其不意的效果，帮助他们战胜内心对跳水或潜水的恐惧。不过，这种"欺骗式"的激励方式宁可推迟7周，也不可提早1秒，否则孩子对教师的信任基础可能会遭到长久的破坏。

当孩子们在面对新的要求时，常常会本能地退缩，甚至在身体上产生不适感，如何耐心又善解人意地应对这种情况，也需要运用到类似的技巧。当孩子声称自己肚子痛时，八成都是因为情绪困扰或恐惧心理。想要转移孩子们的注意力需要一点点表演天赋，就像扮演萨满或者巫医一样需要足够的说服力。首先对孩子们进行详细的检查。如果孩子只是提不起兴趣，可以让他们在台阶上玩耍几分钟，或者多安排一些休息时间让他们游得更舒适。如果情况更糟，我会让孩子靠在我的手臂上休息一会儿，和我一起留意其他孩子做得对不对。然后让他从我的手臂上下来进到水里，给班上同学示范一下动作。肚子痛的时候必须让孩子们停止啼哭，平静下来。教练可以让他们扶住自己的泳镜，低下头去听诊他们的腹部。而如果是手臂和腿部出现问题，应该对整个身体进行大量的运动测试，因为众所周知，许多疼痛的源头其实是在颈部和背部。如果发现一切并无大碍，就可以轻松地得出结论：孩子不过是撒了一个弥天大谎。为了改善这种状况，可以建议孩子们在每次跳水之前和从水池里爬出来之后，多活动活动感觉到痛的部位。最后，还有一个最管用的秘方：心里只想着游泳，就会完全忘记疼痛这个问题！这往往能收到奇效，根本无须去劳烦医生或药店人员。

另外，一旦发现孩子确实出现了严重的问题，但迟钝或冒进的父母却要求孩子继续游泳，教练应该以适当又明确的方式指出眼前这种过度要求的不当之处，在紧急情况下甚至可以禁止孩子跳跃入水，这样做绝对不会损坏教练的形象。尤其是在流感肆虐期间或水痘、猩红热正四处传染时，教练的强硬可能会遭到相关父母的抵触，但在整个团队中的支持度却会不断提高。

最关键的一点在于，要教会孩子们在遇到问题时做出和家中迥然不同的反应。如果孩子们在游泳池面对的是跟在家一样的教育方法，他们会不可避免地按照已经熟悉的行为模式来做反应。

比如，如果孩子在家里反复听到父母说："我都跟你讲了千百次了……！"那么这句话就完全不能起到任何作用，不过是左耳进右耳出罢了。在接下来的教学过程中，不管教练怎样喋喋不休地唠叨，都起不到任何作用。孩子永远也学不会大人们想要的那种反应！

因此，必须立即让孩子们明白，游泳池的规矩是不一样的。"不"就真的意味着"不"，教师说*停下来*就意味着所有人必须停下来，教师要求所有孩子集合，所有孩子就必须过来集合。当然，"学会听话"是无法一蹴而就的。但是教练应该明确地解释、小心地警告，必要时可以讲一讲卡斯滕的故事。如果同样的过失发生了第二次，处理方式必须前后一致。

20　熟悉必要的行为准则

没有规矩，不成方圆，这一点在学习游泳上同样适用。

从一开始，父母、孩子和教练都应该遵守同样的游戏规则，没有任何人可以成为例外。在运动机能学习过程中，孩子们应该自然而然地"学会"遵守规则，构建起保障安全的行为框架，用高压手段向孩子们强行灌输是行不通的。因此与孩子们朝夕相处的家长应该在日常教育中对孩子们进行潜移默化的影响。

我们不希望将孩子教育得老气横秋、墨守成规，不希望他们理智过头，不希望他们过于莽撞。

恰恰相反，我们希望孩子保持孩子应有的样子！尽管如此，游戏规则对于学习游泳的孩子们来说依然是不可或缺的。这些规则切实可行，教练们会以适宜儿童的方式向他们做出解释，并且以身作则、持之以恒。在孩子们接触水之初，就要让他们构建起这些绝对必要的游泳池行为框架，并且习惯于根据这个框架决定自己的一言一行。这样做的效果有目共睹，令人信服。已经有很多人——主要是国外的人士——谨慎地询问我：在我第一本书配套的光盘中，孩子们的表现看起来十分有纪律性，我们究竟是如何做到的。出于礼貌，他们往往在接下来的私人谈话中才会用上"牵线木偶"或者"调教得当的猴子"这类修饰。

其实，如果孩子们从一开始便在温柔的严厉中接受了应景又实用的规则训练，如果他们能立即意识到屡教不改的人始终都会落后于他人、老师提醒了一次之后第二次就应该迅速连贯地做出反应、老师的指令不容辩驳、"停下"的意思就是"停下"、不能让个人兴趣和心情主导自己的行为，那么他们就能迅速学会按规矩行事，从而保证自己在水中和水边的安全。当然，从一般教育学的角度来看，我也意识到要求孩子们成为"牵线木偶"会招来他们极大的抵触情绪，因为规则并不是人人都能欣然接受的东西。但遵守规则的重要性毋庸置疑，就这点而言绝对不能妥协让步。在某些特定的生活领域中客观上潜伏着极大的危险，人们绝对不能草率从事，因为一旦疏忽后果将不堪设想。对这个年龄段的孩子们而言，马路和游泳池显然就应该被归为极为危险的领域，需要人们绝对的谨慎！

1968 年流行起来的"反权威"教育风潮影响深远，但也常常被错误解读，其结果就是，到了 20 世纪 80 年代晚期，不管是家庭、幼儿园还是学校，遵纪守法、持之以恒这类优秀的品质反而遭到大家的唾弃。更糟糟的是，人们的生活、学习和工作都变得越来越随意。

越来越多的儿童和青少年无所事事，迷失了方向，他们本能地探索自己的人生极限却无功而返，不少人在日后的求学之路、职业生涯乃至个人生活中都遇到了严重的问题。

现在，很多教育工作者都转变了对这种教育方式的态度。不过大部分人还没有迈出实质性的步伐，不仅因为他们缺乏改革的能力，更在于他们需要取悦的那些学生，至少从爸爸辈儿开始就经历的是这种放纵的教育模式。这种模式究竟有没有益处令人心存疑虑，但却在几代人心目中占据着根深蒂固的位置。在这样的社会发展历程中，体育界自然无法幸免，但它所受的影响远不如学校等重灾区这么严重。因为要参与同一项体育运动，就必须要遵守这项运动的规则，这一点是颠扑不破的真理。更何况像游泳这类运动，如果学生不遵守规则，就会面对巨大的危险，乃至死亡。因此在我看来，在游泳的早期课程中就应该不断强调游戏规则和纪律的重要性，让学生牢牢记住并能够加以实践。这样做的好处在于：

• 消除安全隐患。
• 让这个年龄段的孩子能够更快地领悟并执行任务。
• 帮助树立起孩子的行为模式，而这种模式在其他生活领域也能起到正面作用。

如果没有能在恰当的时间以符合儿童年龄的方式让孩子们熟悉必要的游戏规则，那孩子们在日后会面临很多问题，因为错误的行为模式一旦深入人心，将很难改正。

这跟"驯兽""盲从"或"高压"等教育模式有着天壤之别，因为我们的出发点并不是要"扭曲"孩子和阻碍他们的成长。专制教育和"反权威"教育一样，都会对人格发育起到非常不利的影响。

不，这些破坏意识形态的教育模式绝不能用在我们的孩子身上。基于这种观点发展起来的教育理念，不仅能让孩子们具备游泳课上所需的安全意识，还会让孩子们在游泳课外的日常生活中受益。作为一个责任感很强的教师，尤其是体育教师乃至游泳教师，应该能够根据具体的情境，以适合儿童的方式和语言"在不经意间"将必要的行为方式灌输给孩子。教师应该做到：不仅要将相互尊重、平等相处等价值观传授给孩子，而且要做到以身作则，并以恰当的措施和一贯的态度来处理那些不遵守规则的人。如果能够做到这些，就能：

• 极大程度地减少意外的发生。
• 让孩子们在水中自由、安全、快乐地游泳，绝不会感到害怕或气馁。
• 更好地预估和控制孩子们的情况，减轻自己的压力。
• 更快地达成目标，因为事先就有明确而切实可行的游戏规则可供遵循，孩子们只需要专注于运动任务本身，因此也能更快更可靠地实现目标。

那些在日常教育中能有意识树立起榜样形象的父母，自然也能将这种榜样的力量运用到游泳等其他生活领域，带领孩子更加轻松地披荆斩棘。

> 从法律角度来看，所有教师、课程教练或练习教练——无论是全职、兼职还是义工——在教学期间都有责任随时随地并且有预见性地把事故防范放在心底。就算是想要放松一下，也必须将强制的规则、警告和禁令及时告诉每一名参与者，并确保他们能始终坚守。宁愿在同事和家长的眼中表现得过于婆婆妈妈，也不要在将来因为未能及时干预而发生明明可以预见的意外，并因此而受到他人的指责乃至法律的严惩。我希望自己永远也不必了解，如果真正发生了什么意外，职业责任保险是否能够让我的良心好受点。

如何落实安全规则

作为教练，应该与家长合作，让家长给孩子们灌输纪律和安全意识，并向家长阐明这样做的必要性。因此，在课程开始之前，家长就应该借助于我们的备忘录（在家长会或试游课后分发），向孩子解释以下基本规则，让孩子在家就能提前进入状况。

否则，毫无心理准备的孩子在反复忽视规则时必定会受到教练的指责，而教练在应付类似冲突的同时还需要跟那些一时没有明白事理的家长做解释，费时费力。

经验丰富的教育者们都知道，教练一旦表现出犹豫不决或者不自信的样子，孩子们是很快就能意识到的，家长会插足进来要求教练做出无穷无尽的解释，其结果就是，教练的权威荡然无存。因此，教练在上课期间处理跟游戏规则相关的事宜时，一定要秉持强硬的态度做出前后一致的处理。从一开始就不应容许有一丝一毫的犹豫。谁在游泳池中有发言权，谁就不仅仅是教练，更是领导和裁判员！这不仅能让孩子和家长感到安心，同时也能让自己在教学时更加收放自如。要实现这样的目标，并不需要装腔作势或者颐指气使：只需要散发出镇定、可靠和运筹帷幄的个人魅力就行了。教练一定要牢牢把握住缰绳，这样才能将撒开四蹄的小马儿们安全带到目的地！一旦脱缰，要想再控制住他们，难度就大得多了。教练就算只被抓住了一次小辫子，以后也会被反复地踩痛脚——那些早就度过了学生时代的人，想必都对这条经验深有体会吧？

尽管教练不断地解释、提醒、告诫，但课程开始时孩子们还是会忘掉一些重要的基本规则，因为先前的成功可能会转移他们的注意力或者让他们变得自大起来。虽然这是完全可以理解的，但这不仅会危害"没头脑们"自身的安全，更有可能伤害到其他的孩子。

整个班级的秩序也会受到影响，甚至在很长一段时间内留下恶果。

切勿将孩子独自一人留在游泳池！

如果忽视了这一点，你就等着上头条吧。千万不要报以侥幸心理，确保把每件事情都做得无可指摘，不要给别人任何指责你的机会！2007 年 1 月发生过一起真实事件。

那天我提早来到游泳池，进到更衣室时离正式开课还有足足 15 分钟。我听见女更衣室里一阵响动，然后整个游泳池就安静下来，显然中午来游泳的最后一名泳者回家了。由于时间充裕，我可以从容不迫地做准备。

我先给办公室打了个电话，交代了些晚上可能会忘记的事情。还是没人来。难道到处都在堵车？大家都得了流感？还是我的表快了？算了，我先去泳池吧。但是神奇的是：从淋浴室望出去，我看到 3 个穿着泳衣却没有戴充气手臂圈的孩子坐在泳池边。我立即找出了一个合理的解释——可能他们的家长就穿戴好坐在泳池边，只是我没看到。于是我立即在脸上摆出了十分严肃的表情，想要训斥这些粗心的母亲一番。结果你猜怎么着？除了这 3 个小家伙，整个游泳池都是空荡荡的！我没有看到任何人！这下我无须假装，是真的愤怒了。我马上将这 3 个孩子送进了更衣室。之后，我在前往走廊的通道里找到了一名女士，她坐在游泳池玻璃门背后，玻璃门紧锁着。从那个位置到游泳池要经过一段长约 40 米的路程，曲里拐弯，还

穿过了两道门，有一段路的地板湿滑，中间隔着数名正在换衣服的孩子和家长。

我问她，那 3 个孩子中是否有她的孩子，她回答说 3 个都是。我一时语塞。然后我慢慢地搞清楚，刚刚在女更衣室的那个人并不是我猜想的中午来游泳的人，而正是这个母亲，她在至少 5 分钟前就把自己的孩子带到了泳池边。后来我又得知，那两个四五岁的女孩还处于非常怕水的阶段，根本无法安全地游泳，如果没有大人的帮助她们完全无法应对水中的状况，而 6 岁的哥哥则是在前一个星期才费了好大力气完成了海马阶段的学习。很自然的，我的脑海中浮现出了一些非常糟糕的画面。

可能发生的风险在我头脑中一遍遍放大，作为一名年轻气盛，"不够宽容"的小伙子，我立刻把自己对于这种轻率举动的看法毫不留情地告诉了这个母亲（稍后还告诉了全班所有当场的家长）。不过我相信，在很长一段时间里都不会再发生这种事情了。

这个故事还告诉我下面几个道理：第一，人们总是想得不够多，在很多时候甚至会显得很无知。第二，你认为理所当然的事情，并不是人人都会这么认为。第三，虽然你像祥林嫂一样念叨着那些可怕的事故，但大多数听众都会报以怀疑的眼神，他们觉得自己见多识广，理智健全，会不假思索地将这些事情归为"荒诞故事"之列。

不过一旦真的"发生了点什么",路边小报只会哗众取宠地将相关机构钉在耻辱柱上。人们的兴趣在酒精、不景气的经济、移民、火车、科尔布兰特大桥、针织之间游移,根本不会注意到其实大意的家长们才应当对此负主要责任。我希望这类事情不要发生在我身上。因此,我会继续努力,做到更有预见性,更加谨慎。

奔跑

在我漫长的教学生涯中,我已经无数次看到这样一幕:人们在湿滑的瓷砖地板上一阵欢快的小跑(见图20.1),然后以迅雷不及掩耳之势摔倒在地,摔出脑震荡或者摔得头破血流。这一幕既发生在容易受惊的孩子身上,也不乏毫无防备的家长。因此,我们会在人们进入游泳馆之初,就会严正地警告他们:此处禁止奔跑。

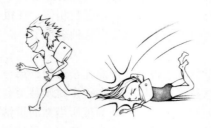

图 20.1 在游泳馆内奔跑

无准备跳水

不事先检查"降落点"便跳进水中,其后果可能是灾难性的,特别是当心不在焉的"小懒虫"们以头入式或背入式入水时,那些已经在水中游泳的孩子便面临着巨大的危险——因为这些孩子的跳跃入水往往总是以不幸地撞上别人后脑勺而告终(见图20.2)。

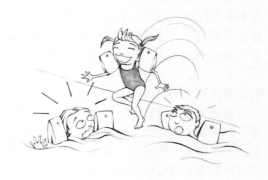

图 20.2 无准备跳水

因此,跳水前的准备不仅仅包括控制"降落点",还包括要安全地站稳,即"所有脚趾紧紧扣住泳池边缘"。这样便能可靠地从坚硬的泳池边缘远远跳入柔软的水中,不会滑倒,也不至于落到岸边。落到岸边是非常危险的情形,为了避免这种情况的发生,我禁止孩子们进行所谓的"旋转跳跃"——向前跳起,在空气中旋转,落水时抓住泳池边缘——或背对泳池无法控制降落点地向后跳跃。由于存在巨大的受伤危险,越过泳池拐角跳跃或者跳向教练当然也是禁止的。为强调这些危险,教练可以在宣布相应禁令时,加上一些令人印象深刻的说明,比如朝家长方向眨眨眼,说:不管你们的爸爸是谁,都不能这样跳水哦!

将其他孩子推下水，从其他孩子身下潜过去，在水中抓住其他孩子

当然了，这些行为能够为游泳池中的青少年们带来无限乐趣。如果所有人都已经能够安全游泳，倒也并无大碍。但是，如果让战战兢兢的初学者遇到这类情形，推挤间很可能发生上文提及撞到泳池边缘的危险，相互从对方身下潜过去也经常会导致受伤的发生（见图 20.3、图 20.4）。而且在发生事故之后，受到波及的孩子可能会连游泳能力也大幅倒退。许多成年泳者都跟我分享过青少年时期的这种经历，正是这些经历，导致他们数十年对水感到恐惧、紧张并造成学习停滞。

即便是在水中牵着自己小弟弟或者小妹妹的手，帮忙照看他们，在我们这里也是不允许的。因为孩子的体型差距过大，对于小孩子而言，这种行为就仿佛是将脸埋在水里散步，一旦遇到危险，他们甚至无法提出有效的抗议。

游泳辅助器材

这里需要注意的是：只有教练才能帮助其他孩子穿戴游泳辅助器材。稍后，比如当孩子已经可以戴着"薄充气手臂圈"游泳并且能够独立将其戴上和取下的时候，才能在教练的要求下帮助其他孩子穿戴充气手臂圈（见图 20.5）。

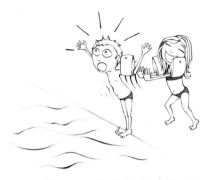

图 20.3　将其他孩子推下水

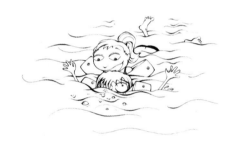

图 20.4　从其他孩子身下潜过去

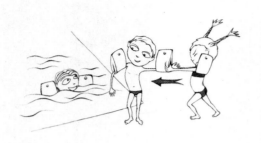

图 20.5　帮助他人穿戴游泳辅助器材

抛掷潜水环和玩具

只有在非常谨慎并且不会为其他孩子带来危险的情况下，才允许向泳池中抛掷潜水环和其他玩具。因为小孩子还无法准确地将这些东西扔到目的地，潜水环可能会打到其他孩子的脸（见图 20.6 ）。

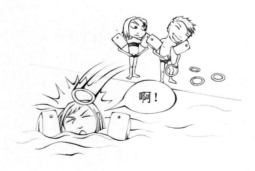

图 20.6　抛掷潜水环和玩具

呼救"只是为了好玩儿"

这一幕可能在昨天的电视节目中才上演过，但是在我的课堂上，这种行为同样受到绝对的禁止。在第一次提出这项规定时，我总是会讲述那名"可怜的游泳教练"的故事：他同时听到游泳池两个不同的角落传来呼救声，哪一边只是为了好玩儿，而哪一边是真的出事了呢？如果他做出了错误的选择，会发生什么？在绝大多数情况下，这个故事都能让孩子们幡然醒悟（见图 20.7 ）。

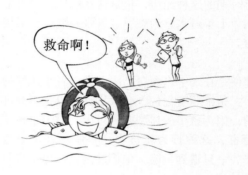

救命啊！

图 20.7　呼救"只是为了好玩儿"

在泳池里打招呼

孩子和家长互相挥挥手，总能给人一种充满爱的温馨感。无论何时，双方都会热衷于这种情感的表达。只是在初学游泳的时候，人们必须放弃这个行为，因为家长在外边向小初学者们打招呼，孩子们肯定也想做出回应。前几节课上，由于戴着游泳辅助器材，孩子们几乎不会发生什么意外。但是在之后的时间里，支持孩子们的游泳辅助器材越来越少，举起一只手打招呼往往会随之下沉，从而造成严重呛水和其他后果。

如果孩子们忽视了基本规则，该怎么处理呢？

如果有孩子真的危害到自己或其他人，需要直接而严肃地指出他的"错误行为"并做出警告，比如告诉他："如果有下一次，我就必须让你坐到受罚凳上去！"

如果他在短期内再次违反规则，不管这个错误是普遍存在还是受本能支使的，都必须立刻让他坐到受罚凳上去。虽然这个措施非常有必要性，但却可能会危及我和孩子之间茁壮成长的信任关系，因此我总是尝试使用一些善意的谎言，比如解释说是我的"老板"要求我必须这样做。

两三分钟之后，我会——尽量不那么刻意地——让所有孩子集合，给他们布置新任务，然后问正在接受惩罚的孩子现在有没有把握再试一次。在大多数情况下，这堂课剩下的时间里"受罚凳上的孩子"和班上其他孩子都不会再违反规则。但是，请不要产生误解：我每个星期要面对大概 200 名孩子，能用到"受罚凳"的机会屈指可数。实际上每年大约只有 6 个孩子需要这种程度的惩罚。鉴于泳池确实是一个危机四伏的地方，我认为这个数字还是比较合理的，从教育学观点来看也能起到一定的震慑效果。

偶尔我也会遇到一些孩子，他们的发育状况导致他们还无法遵守规则，更别提意识到规则的重要性。让这些孩子长期坐在受罚凳上显然也无济于事。如果他们的运动机能发育同样迟缓，我们会建议推迟他们参加游泳课的时间。如果所有迹象都表明孩子能够掌握游泳的运动机能要求，那么不管他的行为多么古怪，也是能够融入集体当中的。对教练而言，教导发育迟缓的孩子肯定会更困难但也会更有趣，需要用到新的经验和知识。而其他孩子也能理解和接受为什么某些孩子可以享有"特权"。

另外，由于缺少家庭教育，有一些孩子从 3 岁开始就已经会有目的地使用一些小诡计。如果他们发现没有人正盯着自己，便会推挤旁边的孩子或者在泳池中央将别的孩子往水里按。这些孩子损害了别人的利益，只为试探出教练对自己行为的容忍底线，他们在受到第一次警告后会有所收敛，但是在继续攻击别人的时候不会忘了将更衣室的大门打开，以确保自己制造的骚动可以被大人看到。在遇到这种情况时，教练必须立即向陪伴他的家长——通常是母亲——宣布将这个孩子逐出课堂。如遇异议，可拿出合同条款，上面清清楚楚规定有：反复违规将从整个课程中除名。

不过，逐出课堂这种惩罚我一年也用不到一次。迄今为止的两次例外，也只是为了警醒当事人我的底线在哪里，防止他们做出更为恶劣的违纪事件。而在这仅有的两次里，家长并没有在孩子被逐出课堂后就退出我们的课程，因为他们认为我采取的措施是合情合理的，并不是对他们孩子的苛求。

心，但并不是所有参与课程的孩子和家长从一开始就明白它们的重要性。

禁止嚼口香糖（见图 20.8）

这条规定在所有游泳池都是最基本的。出于卫生考虑，不允许将任何食物或饮料带到游泳池区域。只要经历过一次口香糖堵住呼吸道的可怕事件——通常是受到惊吓将口香糖吞了下去，都会对嚼口香糖这种事感到深恶痛绝。不要指望所有人都能凭一己之力看清事情的前因后果，我们必须主动出击，让周围的人具备同样的责任心，才能做到未雨绸缪、始终如一。也就是说：教练不仅仅要亲自教育那些在游泳池嚼口香糖的孩子，还要和他们的父母进行及时的交流，明确指出这种行为的致命危害。当发现有孩子在泳池里嚼口香糖时，教练应当有意识地扮演"坏人"，让孩子们明白这个规矩是无时无刻都不容忽视的。尽管这是一个令人不快的任务，但是当这类事件真实上演时，往往会发生超乎想象的惨痛后果。因为窒息都是一瞬间的事情，眼错不见就已经徘徊在死亡边缘，即便是能熟练运用"海姆利希急救法"急救（专业急救措施，可以将气管再打开），往往也为时晚矣。其他孩子、相关家长和在场的其他人大都会蒙受长时间的心理阴影。就连看起来老于世故的教练本人也需要很长时间来消化这种惊吓。除了上述与安全密切相关的基本规则，在游泳学校里我们还需要遵守其他游泳池特有的游戏规则。这些规则的制定主要是为了顺利完成课程，保护环境卫生。可能大部分读者对这些规则都了然于

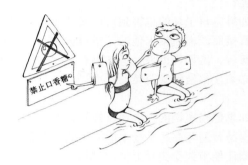

图 20.8　禁止嚼口香糖！

游泳池游戏规则的常规部分

由于在家的准备工作很充分或者参与过我们的试游课，我们这里 3～5 岁的孩子们都已经很清楚游戏规则的条条框框。所有人都知道：应该将口香糖等食物、创可贴、项链和手链、手表、钥匙和其他饰物放在更衣室。将长发绑起来（通常扎成马尾或者辫子）或戴上泳帽。为女士泳衣的肩带进行防滑固定，男孩们穿泳裤，而不是拳击短裤。

拳击短裤

穿着拳击短裤游泳在我们这里倒是不会产生卫生方面的问题，但是在学校的游泳课上，特别是夏天，这种短裤深深的口袋里随手一掏都是大把的零食和包装袋，这些东西就这么跟着孩子们一起进入了水中。穿着这种裤子来上课的孩子，完全不需要专门的惩罚，

因为裤子产生的"浮锚效应"足够让他们好好吃一番苦头。不过，这种貌似时髦的裤子确实会危害到孩子们的人身安全，因为裤子通常在腰部牢牢扎紧以防下滑，并且大都采用非常紧密的织物，宽大的裤腿里能积聚好几升空气。在孩子们跳水时，尤其是当他们已经获准使用干瘪的充气手臂圈——因此得不到额外浮力的支持——且以脚向下的方式跳入水中时，必然的后果就是：裤腿中的巨大气泡提升身体重心，使孩子们动作迟缓，并且很难将脸露出水面。当孩子们已经有能力安全游泳之后，教练倒是可以把这种头部被动入水的姿态纳入"求生练习"范畴。但是在初学阶段，这种情况会带来不必要的恐慌，教练应设法避免。补救方法很简单：如果有人穿着这样的裤子来上课，就进行飞翔练习，为了平衡臀部的巨大浮力，在这节课余下的时间里必须戴着两只巨大的充气手臂圈。这样，这个孩子更多的是在水上漂浮而不是在水中游。虽然他仍然可以无阻碍地参与不同的练习项目，但有关拳击短裤的害处已经在这个班级里不胫而走。几个月前有一位母亲对我口中"自杀裤"这个粗俗的名字提出了抗议，我并不打算改变我的看法，只是决定以后更为委婉地用英语称其为"suicide-trunk"。

往下滑落的泳衣肩带

如果游泳时因为需要整理滑落的泳衣肩带而不能完成必要的游泳动作，这些几乎只能将下唇露出水面的小姑娘们不仅会觉得烦躁，更容易陷入危险的窘境。其实只需要用发圈

稍稍固定就可以解决这个问题了！

长发

长发也是很多困扰的根源。如果要不停用手拨开遮住脸的头发，小姑娘就会不可避免地喝下很多水，这会逐渐减少孩子们游泳的乐趣。因此：请将头发扎起来或者戴上合适的泳帽。

如厕

这是淋浴前不可或缺的卫生步骤，可以尽可能减少课堂的中断。在上课期间，教练应当随时注意孩子们表示需要上厕所的明确手势，并及时让他们去厕所。这样可减少烦人的清洁工作，也可避免孩子遭受身体和心灵的折磨。

淋浴

从卫生角度出发，淋浴也应该属于必备步骤之一。只要孩子们不是从沙箱或者煤仓中出来的，那么"小小地"冲洗一番就可以了，比如只洗手和脚。如果有孩子完全不想洗澡，并表现出恐惧：也没关系。可以让他"作为例外"不淋浴就进入游泳池。如果他在游泳时连续几天表现良好，可以将淋浴作为一项奖励，到时候他就能转换自己的观点了。

创可贴

如今人们都知道，创可贴的广告词多少都有点哗众取宠，它们并不能防水超过45分钟同时还保护住伤口。此外，掉落的创可贴在水中四处飘浮极不卫生（嚼过的口香糖也

是），因此我们应该从一开始就把创可贴揭下来。对于持怀疑态度的家长，我总是打趣地解释说，如果市面上的创可贴有各种口味的话，孩子们就可以贴着创可贴来游泳了，这样的话，即便是将掉落的创可贴吞进嘴里，至少也能尝尝它的味道嘛。不过，在这个神奇的发明到来之前，必须始终遵守我们的规矩：如果是轻伤或者已经接近痊愈，就不要贴创可贴，否则请短期内不要参加游泳课。

项链和手链

项链和手链很容易钩住其他孩子或教练，让双方都感到疼痛不已，如果发生割伤，鲜血在水中漫开的场面非常具有震撼效果，再加上首饰本身也容易被损毁，这一切导致的后果便是——号啕大哭。

耳饰

耳钉经常会掉进水中，流进排水口，完全消失不见或者扎到游泳教练的脚里。教练们有时候需要扶持着不戴充气手臂圈的孩子游泳，如果在这样双手不空的情况下脚上被耳钉扎得生疼，显然非常让人恼火。在耳郭上穿环也是不明智的行为，因为孩子们小小的手指可能会非常灵活地穿过大大的耳环。即便是小耳坠也有可能挂住充气手臂圈的上部三角区域。

手表

尽管防水性能是不少手表的一大卖点，但最好只在海上游泳时佩戴，游泳池不像大海那么一望无际，四周墙壁上就挂着时钟。手表非常坚硬，撞到其他小孩子的头部会发生危险，不过倒是可以在之后潜水练习时代替潜水环使用。

储物柜钥匙

在水中游上个半小时左右，孩子们的皮肤便已经泡软了。此时储物柜钥匙非常有可能在自己或其他孩子身上弄出明显的划痕，严重时还会血流不止。因此，让孩子们把钥匙保存在安全的地方，不要带进泳池。

在游泳池和观众席之间有直接的连接地带吗？

告诉孩子们，"游泳教练/员工门"通向禁区，是不能随意通行的，同时让父母们注意，这扇门只用作紧急通道。如果您疏忽了这一点，孩子们就很有可能会从那里悄悄"溜走"，而许多"热心"的父母也会站在门口干涉课堂，充当教练的传声筒或者轻声提醒教练。在任何情况下，不必要的干扰都应该事先排除。

请明确规定，上课期间谁应当待在游泳馆内，而谁应当离开

这样才能让孩子全身心地投入到学习中。

21 课程组织的方方面面

如上所述，游泳课在很大程度上受制于外在环境和空间条件，至少也深受其影响。在框架条件保持不变的情况下，我认为游泳教师可以改进的地方还有很多。但前提是，教师至少要有意愿去反思一下自己之前的教学行为。每个教育工作者都应当在自己的职业领域不断提高，始终把握住潮流的脉搏。现在被奉若至宝的东西，十年后可能就会如弃敝屣，正如以前神圣的"反权威"教育在今天也早已过时。即便是成功实践多年的方法，也应当时不时地接受时代的考验。就像每家每户的汽车，不也要时不时地对它进行检查吗！？课程的组织形式也应该纳入检查范围，从中人们能够有机会对如何优化课程质量进行反思。灵光一闪的情况绝非罕见！尽管有些人在阅读上面几行文字时会冒出"老生常谈"的想法，但就我而言，下面的建议对于游泳教学领域仍然是很有必要的。在这一章中，我们将主要探讨课程组织的方方面面，从而帮助孩子们安全、早期、全面地学习游泳。

首先来看看教学游泳池。在按照通常的教学方式，在刚开始学习游泳时，会先让孩子们在游泳池长边上的台阶上与水亲密接触一段时间。那里比较平坦和安全。随后的课程中要让孩子们逐级逐级往下走，最后站在泳池底部的地面上。在这个过程中，教师需要花上不少时间安排练习，让孩子体会到水的乐趣，克服对水的恐惧。其间要么完全不用游泳辅助器材，要么会动用到五花八门的辅助设施。然后，教练要带领孩子们慢慢摸索着走向泳池的深水区，如果水深不够还可以换到更大更深的游泳池去。考虑到整个班级的安全，教练需要决定是让所有孩子一起使用安全的游泳辅助器材进行集中练习，还是让孩子一个一个下水然后其他人在岸边瑟瑟发抖地等待。如果将其他人留在岸边，不光会感到无聊，如果水中的人发生什么意外，还会导致恐惧心理的蔓延，由此造成心理障碍的情况屡见不鲜。

我的切身经历

1968 年我还是一名毫无经验的年轻教师，由于当时师资匮乏，我很轻松地便进入一所设有教学游泳池的学校任教，带着两个平行班开始了我的游泳教练生涯。敢于尝试新鲜事物是我的一大优势。1968 年的我还沉浸在后青春期的幻想里，恨不得把一切都推翻重建。在正式执掌教鞭之前，我完成了体育教师培训，培训主要由两名体操和田径方面的专家负责。这次培训对我的帮助很大，但是在当时的我看来，他们对游泳领域的知识还有所欠缺，因此本着无法遏制的探索欲望，我打算自己设计一套教学方案。我自负地认为，只要我能对自己的所作所为拿出合理的解释，就不会有人能阻挡我（这样一名知名游泳运动员）改革的步伐。在上了一个礼拜的课之后，我已经发现了不少问题。学生们蹑手蹑脚地在台阶上缓缓挪动的样子让我颇为不耐烦，因为这种方式能够带来的进步实在是不值一提，而且每次上课他们都需要从头开始。我还发现，要把那种充气式的橡胶浮圈绑在腰间实在是太浪费时间，再加上穿脱泳衣的时间，每节课真正留给游泳的时间大概只有 20 分钟。这让我想起当年在叙尔特岛上认识的那个"不合时宜的老神经"。在夏日的几个月里，他总是在叙尔特岛的沙滩跑来跑去，试图说服我们救生员相信他那搞笑的"橙色气球"。他坚称，只要把这玩意儿绑在孩子手臂上，就一定能教会他们游泳。我们这群人当时年轻气盛，狂妄自大，明明只是鼠目寸光之辈，还嘲笑人家的远见卓识。

就在这时伯恩哈德·马科维茨（Bernhard Markwitz）出现了，他成为这个怪人的第一个大客户，并在其基础上开创性地发明了充气手臂圈，轰动全世界的游泳界。在随后的游泳课里，我从之前的嘲笑者转变成充气手臂圈的忠实信徒。孩子们——尤其是之前的胆小鬼们——突然间变得自信满满，在充气手臂圈的支持下他们能做出非常到位的动作并且勇敢地向深水区迈进，目睹这样的变化真是令人欢欣鼓舞。讨厌的游泳浮圈立即光荣下岗，被摆进器材室最里边的角落。同时，我果断地做出了另一个决定：我告诉孩子们（尤其是大一点的和学得好的孩子），现在他们不必再像婴儿那样从婴儿台阶上走

进水中，而是应该像大人那样从泳池边缘跳进深水区，然后游向台阶、浮出水面、围着游泳池绕上一圈，开始下一次跳水。当然了，他们必须得戴上这种新的游泳辅助器材，在跳水时我也会在水中帮助他们。这样，我有意忽视了先前制定的一个重要规定，即游泳教练必须始终"站在岸边"，因为从那里能够更好地关注整个游泳池。

教练下水、孩子跳水这种行为超出了常规，在他人眼中非常危险，更何况泳池边还专门竖着禁止跳水的牌子呢，因此有其他班的家长和操心过头的同事向校长举报了我，为此我被专门叫去谈话。谈话中我机智地辩解说，之前参加培训时我当然非常慎重地了解过这条规定，这条规定在拥有多个游泳池的大型游泳馆里显然是不可抗辩的，但其实并不适用于独立而一目了然的 5×8 米小型教学游泳池。就这样，校长批准了我留在水中的行为。关于跳水一事，我添油加醋地表示，现代游泳教育不久前才有了这方面内容的规定，而且那块牌子只是规定不可头部朝下跳水。我始终坚持着自己的观点毫不动摇。

接下来考验我的就只有一个小小的问题：我的小家伙们会在课间休息时跑到其他班上的同学面前显摆，取笑人家不能跳水！

由于热情的家长们对我大加褒扬，再加上同事们——他们都没有做过竞技游泳员——很早以前就开始借鉴我的方法，从此以后在关于游泳课程的组织方面，我有了完全的话语权。

在这个学年尚未结束的时候，我已经说服了下一学年即将担任一年级班主任的老师们，让她们和我一起开展一项试验。首先，我们先告诉校长这是"最新的科学研究结果"，并取得了他的支持，然后对教学组织形式进行了一番调整：假期结束后，我会让高年级中水平最高的运动员们在头一周半的时间里代替我上课，以换取附加学分和额外的足球课时间。8 月份的时候，家长最好就在家中的浴缸里模拟出如北极般严寒的温度——这也是日后泳池的温度。在接受正规的学校教育之前，刚入学的"门外汉们"可以在开学头 8 天自愿选择是否来学校，学校每天非义务性地提供两堂连上共计 720 分钟的游泳课，让孩子们好好熟悉一下游泳池。孩子和家长都倍受鼓舞。由于优越先进的学习条件、连贯流畅的学习安排、数不胜数的教学方式和专为三四年级学生特设的教学工具，即便是最柔弱的孩子也能轻松掌握游泳技能。就像魔术师变的戏法儿一样，孩子们都取得了令人瞠目结舌的进步。班主任们的获益是最大的：

从第一天开始，他们面对的就是训练有素、纪律严明的班级。所有经验丰富的同事都认为，这些孩子在社会行为和集体观念方面的表现至少领先其他孩子半年。接下来 6 年，我们继续优化了这个方法。游泳学习的喜人成果和对日常学习生活积极的副作用成为学校的品牌。之后，校委会颁布了一个决定：小学的游泳课可以由任何教师担任，而中学的游泳教练才需要具备专业的技能。我对此提出了反对意见，因为初级阶段是打基础的关键，应该启用最有能力的师资，但这个意见如石沉大海一般没有任何回应。我去了中学执教，虽然也取得了一定成功，但这样的"提拔"并没有让我感到特别有价值，因为在中学生中我完全没有机会继续研究"游泳入门"这个课题。几个月之后，我决定前往私人游泳学校执教。

在之前的学校执教时期，即 1968—1975 年间，我已经开辟出一条自己的路子，相比较传统的游泳课堂在教学法方面具有根本性的区别。我的经验在私人学校的同事间流传开来，加入第二年，我便主持负责了同事们的进修研讨会。

21.1　对水深的建议

如果希望帮助孩子们建立起"如居水中"的安全感，在游泳方面取得飞速的进步，我的经验是：从学习之初起，就让孩子们待在适宜于游泳的水深中。这个经验源自我 30 余年的教学实践，而且教练在这样的水深中站立行动也更为便捷。至少在小班教学（戴着安全的游泳辅助器材）和家庭单独教学中，适宜于游泳的水深非但没有危险，反而能让孩子们立刻"找到游泳的感觉"。其实不管在哪里，这个做法都是普遍适用的。习惯于台阶或者平坦浅水区的孩子对于前往深水区通常抱有忐忑不安的心态，从浅水往深水的过渡阶段往往会花掉教练的大把精力，如果一开始就选择适宜的水深，对于双方而言都省时省心。家长们往往将游泳池另一边的深水区视为危险区域，这样的心态自然也会影响到孩子，但其实深水区对学习过程的阻碍要小得多。深水区的另一个优势在于，教练可以在这里站立或四处走动，不必为了跟孩子处在同一高度而跪下、坐下或者爬行。我认为这是基础教育领域中对体育经济学的完美实践。

21.2 台阶、梯子或泳池边缘？！

多年来，我们从第一个月开始就让小初学者们从泳池边爬进或跳入深水区，之后再从泳池边爬出泳池。我们会尽可能避开台阶和梯子。只有在综合任务结束需要完成专门的潜水任务时，才会在课堂上用到入水和出水辅助设施。教练应教导孩子们，台阶和梯子是留给小婴儿和老年人用的，众所周知，这里的孩子都是大孩子了，不应该像小婴儿和老年人那样依赖这些辅助设施。从泳池边不断地爬出泳池，对建立安全感非常有益处，而且也能训练到在水中划臂所要用到的肌肉。

下面我将给大家介绍更多课程组织方面的特点。通过多年的发展，它们也逐渐成为我在教学时的标准形式。

21.3 短泳道还是长泳道？

只要条件允许，在所有泳池中我会优先选用长度为 4 米的最短边，而非短横道。

在最短边上上课能提高孩子们的练习频率，还可以让他们反复进行必要的潜水尝试，以实现惊吓反射的逆转，教师和学生之间直接接触的次数因此也更为频繁，同时还可以培养孩子们还不够集中的注意力。此外，这也是一种有效的间歇训练法，尤其有助于提高孩子们的耐力。不过，教师也要越来越多地让他们在长泳道（8～12.5 米之间）上练习，从而保证孩子们能轻松攻克海马奖章所要求的游泳长度。

21.4 体操、队列或其他？

在体操之父雅恩（Friedrich Ludwig Jahn）之后，秩序、纪律、态度和正确地完成交代的任务便成为德国所有正规体育和游泳课的一部分。学生们整整齐齐地列队站好，耐心地等待着自己上场。如果运动设施只有一根单杠，那么也只能每次一人上杠练习。当然，在游泳池中就不需要那么严格了，教练可以规划出足够大的安全距离，同时将 3～4 个初学者送上 25 米的泳道。但是队列的其他人还是只有眼巴巴地干等。这样做的好处在于：游泳池里秩序井然，孩子们也更为安全。但是如果在学校游泳课上，尤其是班级人数较多时，采用这种方式会导致每个人的游泳时间极短，一堂课能让 6～8 个人充分训练到就不错了。

几个月前，我在附近见到一个幼儿园游泳班，由 3 位教练带领 9 名孩子。当最后一个孩子戴好游泳浮圈之后，课程已经过去了十

分钟，其他孩子在台阶前站成一排瑟瑟发抖。然后，第一名身着日常服饰的看护人就像看门人一样，让孩子一个一个从台阶走进水中。第二名看护人像一个立式浮标一样站在6米泳道中间，双手合十，念叨着游泳时要注意的动作。在终点处，第三名看护人——同样身着日常服饰——站在泳池边缘，将孩子们从水里捞出来。前一个孩子已经出水了，下一个孩子才可以走下台阶。整节游泳课里，孩子们以这种方式横渡了7次6米横道。而同样的时间同样的泳池同样的距离，我班上的孩子可以游上20~25次。身强力壮、动作迅捷的孩子甚至游40次。怎么做到的？很简单：

如果想让孩子在水中安全和独立地游泳，首先当然要保证他们的安全性。在最开始的阶段，教练会在水中为孩子提供直接的身体帮助，或者为孩子们穿上充气手臂圈。当孩子们已经熟悉水性了之后，教练就需要着重帮助他们培养独立性和责任感了。

关于这点，可以跟开车做个比较：路况信息中的堵车报告总是跟意外、货物坠落、施工或逆向行驶的司机有关。我还从没听说过某段高速公路会因为有新手司机头一次上路而为他关闭。但是驾校教练就可以由着学员乱来了吗？答案当然是否定的。因为他们即将面对的是现实的交通状况——需要掌握一切人力所及的保险措施。游泳教学时，我的做法如出一辙。

孩子们首先要知道重要的游戏规则。

"任何人都不可独自爬下水或跳下水。在跳水之前，所有脚趾必须紧紧扒住泳池边缘。然后必须在脑袋里仔细规划好稍后在水中的动作。在真正跳跃——从坚硬的泳池边缘远远地跳入柔软的水中——之前，看清楚是否有足够的空间。跳跃入水的地点不能离其他孩子过近，否则会让别的孩子受伤！"

很明显，想要一步到位绝对是不可能的。粗略估计，每半年大概就会有一个小冒失鬼因为跳跃前没有看清楚周边环境而撞到其他孩子，有时甚至会导致受伤。同样的概率也会发生在驾校学员身上。一方面，我们会努力将这种风险降到最低；另一方面，孩子们也能尽早领会现实，在夏季前往骚乱的泳池时不引起恐慌。对于局外人来说，这一切看起来杂乱不堪，甚至有些乱糟糟的，但是我们的关注点在于：不要对任何人提出过高的要求。如果班上有几个小壮士，我们会用对待大孩子的方式对待他们，并请他们多多关照其他小伙伴。我们会告诉他们：

"其他孩子有优先权，你们几个大孩子必须远远地在他们周围游！"

实际上，这种激励手段屡试不爽。尤其是当大家发现，大孩子——也就是把每件事情都做得妥妥帖帖、很好地完成任务的孩子——总是能率先脱下充气手臂圈游泳。这样一来，孩子们就会乖乖地听从教练的嘱咐：游泳时不可以推挤别人，必须始终控制好方向，不能紧跟着别人跳跃入水。如果忘记了这些规矩，应该立即受到惩罚：要么让孩子们在水中对其他孩子被弄痛的双手或双脚道歉，要么当众盘问孩子刚才是不是在水中梦游了。这种丢脸的事情是每个孩子极力想要避免的。

重申一次：尽管此时的泳池混乱得就像是交通高峰期的巴黎协和广场，但其实无须劳神费心就能保证课程顺利安全地进行。孩子们需要以这样的方式建立起对自己的信心。正如俗话所说："如果一个人能够在巴黎开车，那么在任何地方开车对他来说都不是难事了！"如果一个孩子在这种"混乱"的情况下学会了游泳，那么他在任何水域都能"如居水中"。因此，我认为游泳和开车一样，存在"缓冲溃缩"的现象是很正常的事情。

21.5 单人课程还是团体课程？

如果希望在游泳中领略到全面的教育理念，想要为婴幼儿提供早教的契机，帮助他们尽早建立社交能力，体验集体精神，那团体课程当属不二之选，单人课程根本不需要纳入考虑范围。不过我也在单人课程方面积累了不少经验。1972年，我看到了一则在私人室内游泳池教两名孩子游泳的招聘广告，于是前往应聘。此后5年，我上午在学校任教，晚上在训练机构任教，中间的时间就留给了这项工作，每周最多4次。尽管薪水优渥，但给他们俩上课却是我一天当中最伤神的事情。一方面我觉得以自己的能力指导一两个小孩实在是大材小用；另一方面，在与孩子们的相处过程中我突然意识到，他们被迫学习的东西实在太多，每天都疲于奔命，根本没有足够的时间去休息和恢复精力。课程很无聊，时间很缓慢，我需要能让孩子们精神振奋的东西。因此，我向这两个孩子的家长解释说，与邻居家的孩子一起学习能帮助自己的孩子取得更大的成功。不久，我的看法就得到了认可，这为我源源不断地带来更多客户。

我在美国的许多游泳学校也见识过普通的单人课程。教练们的经历多少印证了我的看法，但他们并没有意识到在教学组织方式上进行改革，开办更多团体课程的必要性。我的观点引起了他们的浓厚兴趣，但是所有人都怀疑是否可行——因为家长们对此并不赞同。如果人们达到了较高的生活标准，他们就会雇佣管家、泳池工人、园林工人并为自己和孩子们聘请网球、高尔夫球教练。他们对游泳教练的要求同样如此：在雇主的游泳池一心一意教导雇主的孩子。

在美国，我常常意识到，人们把团体课程当作是施舍给黑人、土著或者下层人民的廉价品。教育学观点在那里是行不通的。我曾向多家游泳学校负责人询问过以这样的组织形

式和人力投入会导致巨额成本的问题，他们都无言以对，但依然裹足不前。

21.6 持之以恒

坦白地讲，如今大部分年轻家庭都在不知不觉中陷入"遥控器心态"当中。在许多领域，人们都报以随心所欲的态度，取代了之前持之以恒、坚持不懈、水滴石穿的优良美德。无论多大的事情都得过且过，门门通样样瘟反倒成了一种时髦，被人们理解为"我们这一代独有的时代精神"。在孩子们参加过几次我们的游泳课程之后，他们的家长往往都会发现自己在教育上存在的一些问题，同时感激地收获可长期使用的、符合实际并适宜于儿童的教育方法。游泳学校同样是家长们的学校，在这里他们能充分体会到安全感、信任心、持之以恒和循规蹈矩对于孩子们来说的重要性——大家学到的东西远比游泳本身更加重要！在游泳课中，持之以恒首先意味着时间的规律性和人员的稳定性，因为拥有属于"自己的"人际圈对于孩子们来说相当重要。可靠的有时甚至会显得程序化的课程结构同样十分有益，当然内容不能太单调，否则会让孩子们感到无聊。下达任务时的表达方式对课堂氛围也至关重要，良好的课堂氛围能够让孩子们感到安心，从而以轻松愉悦的心态参加学习。

21.7 透明课程

透明课程指的是，允许感兴趣的旁观者（如家长和同事）尽可能直接地感受课堂。在我们的泳池，人们可以通过窗户、玻璃门、大的玻璃幕墙、接待处的视频转播或者直接站到泳池上方的走廊，从泳池外部观看泳池内的状况，从而实现透明课堂。如果没有上述途径，家长们也可以定期站在泳池边直接观看孩子们上课。跟德国的普通学校一样，我们不会关着门上课。

家长和其他想要参观的亲属可以在保持一定距离的前提下直接参与课程。这样不仅可以大大减少教师跟家长们进行解释所花的无谓时间，还能避免误解并促进家长与教师的直接沟通。家长如有疑问可以在课堂结束之后立即得到解释。家长对课程的评价能够更加实事求是，而不仅仅建立在孩子获得奖章的数量上。另外，感兴趣的同事和专家在经过提前申请后，可以直接站在泳池边旁听，甚至下水共同参与。

起初，年轻的助手和课程教练总是觉得这种透明的课堂形式会给人带来巨大的心理负担。他们无一例外感到如履薄冰：在衣不蔽体的情况下被人近距离围观就已经够呛了，更何况你的一举一动、一言一行都会被密切地关注，这样的事情显然不是人人都可以坦然承受的。反倒是我们学校的正式员工和经验丰富的代课教练完全不介意这种场合，这些在这条道路上越走越远，最终在教育学领域（作为教育者或教师）小有建树的人们纷纷表示，这种教学方式为他们建立起在教育领域开荒拓土的基础，有助于他们在自己的学校或幼儿园安全而独立地开展工作。虽然刚开始时也会紧张到一身冷汗，夜不能寐，甚至是自我怀疑，但显然，透明课程助人成长！

21.8 在幼儿园阶段应该安排几节课？

如果想要采取最适宜儿童的授课进度，帮助孩子们取得进步，不希望走上"走两步退一步"的老路，显然一个星期多上几堂课是不错的选择。

多年来我曾尝试过各种可能，从每星期只上1节课到5节课。我发现，学习效果跟每星期上课的次数有着密切关系。当然了，每天两节课的假期班效果往往更为明显。在游泳学校实行每星期上5次课的5年后，我们开始执行一个对所有人而言都比较理想的折中办法：涉及游泳关键步骤的教学内容，应该连续3天安排授课。这种班可以被叫作速成班、强化班、应急班或者项目课程，所有感兴趣的新人都将提前获悉时间安排。其他形式的课程，如婴儿班、尚未进入强化训练的普通班、所有进阶班，每周只上1节课。图21.1清晰地展示了初学阶段每周安排的课程强度与学习效果之间的关系。

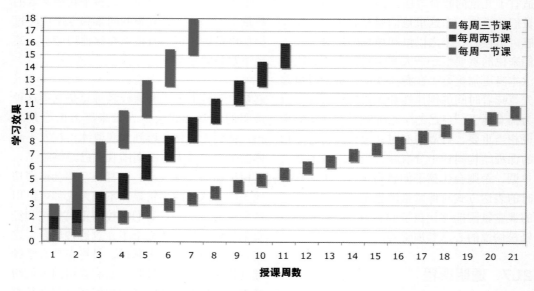

图 21.1 每周安排的课程强度对学习效果的影响

游泳课程强度对游泳能力的影响

图 21.2 说明了各种课程组织形式对游泳能力的长期影响。我们明显可以看出，参加强化班对应的能力曲线上升势头十分迅猛，而婴儿游泳准备阶段以及随后的进阶班就要平稳许多。

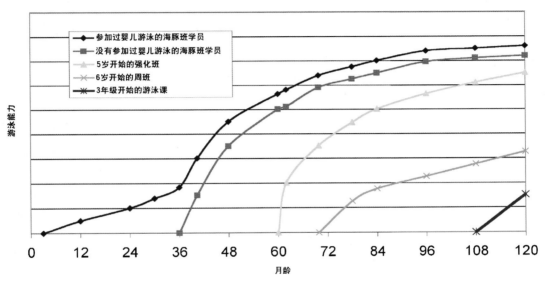

图 21.2　水上教育学与传统教育理念的对比

22 奖章和真正的游泳实力

在游泳学校的办公室里，新来的家长们对儿童游泳提出的常见问题主要有："你们提供海马课程吗？"或者："我的孩子应该能拿青铜奖章了吧！什么时候才能开始下一阶段的课程啊？"

我们总是回答"可以倒是可以，但是……"次数多了，这多少会让家长感到恼火，虽然我们从一开头就会告知家长，我们学校对是否要去拿奖章并不是那么在意。奖章在我们这里从来都不是第一位。如果某个孩子已经具备了足够的能力，那么他自然而然就会获得各种奖章。我们并不希望将"如何更快地获得奖章"作为我们的课程目标，而是以课程本身为重，先保证完成优质全面的授课，再获得作为"副产品"的奖章。

其实，国际上很多专家都将备受家长追捧的"海马奖章"和国外类似的奖章讯讯为"溺水的通行证"，这不无道理！因为在竭尽全力获得这类游泳能力的"证明"之后，许多家长往往会忽视自己作为保护者和监督者的角色，从而导致严重的后果！以我最拿手的道路交通为例：一个人在上完第 37 次驾校课后，终于在第三次驾照考试中通过了考核，获得了开车的资格。但是他真的就能开车上路了吗？他既能开着普通的家用车在空旷的乡间小道驰骋，又能在拥挤的大都市里驾驶 200 马的跑车来去自如吗？任何时间、任何季节和任何天气都不会对他造成影响吗？

时常会出现的另一个严重障碍

最近几年我们越来越频繁地遇见这样一类家长，他们将自己不切实际的过分野心加诸孩子身上，同时又陷入了"机械式思考"的怪圈。他们的期望很明确：孩子们必须获得官方的游泳能力证书，作为他们为此付出的金钱的回报。他们希望得到有关孩子游泳能力的确切保证，好让他们可以在下一次度假时"安安心心"地在泳池中享受生活。在小学里，这些家长会成为那种老师们最为喜爱的家长。因为在学习方面他们同样对孩子寄予厚望，会督促孩子在毕业考试中获得最好的分数。

但在我们这里，我们首先会试着让他们明白，尽管我们具备足够的知识、经验和成果，有信心为这个年龄段的孩子提供理想的游泳课程，但我们最为关注的始终是对孩子个人能力的培养。我们会提出鼓励和要求，引导学员们探索自己的极限，但绝对不会苛求他们，更不会迎合他们盲目的家长！其实在这样的前提下（我们的前提），我们的大部分孩子最终还是都能获得海马奖章——只是奖章本身对于孩子们来说根本无关紧要，满足的往往只是家长们的虚荣心。如果发现家长对我们的理念视如草芥，我们也会坚决拒绝这种一意孤行的家长带孩子参加我们的游泳课程。

在我们看来，那些保证在一定时间内让孩子获得游泳奖章的游泳班只是狡狯的商人为了吸引眼球的广告策略。这种承诺毫无意义，就如同小学校长在接待日上就许诺一无所知的新生们肯定能在高中毕业考试中拿到好成绩一样虚伪。这种做法完全无视基本的教育学准则。在从事与儿童相关的工作时，许下任何无法满足的承诺都是非常不负责任的行为。幼儿教育是一项非常敏感的领域，过于草率注定会酿成大错。因此，这种满嘴跑火车的人最好还是去二手车市场或者专业的跳蚤市场摊位找份工作。

一方面，我们会明确地提出自己的看法。因为经验告诉我们，不通情理的家长在课程期间会一再提及他们的过分要求，从而给课程造成持续的影响。另一方面，我们很清楚地意识到，我们是孩子接触到的第一所"学校"。因此，为了孩子，为了他们未来的求学之路，我们将抵制"拔苗助长"视为自己的责任。

在这方面我们确实取得了一些成功。许多家长一开始都会被激怒，因为居然被陌生人公开批评自己这么多年来的人生观，但随后他们还是会咬牙切齿地表示愿意接受我们的教育理念。在直接参与课程（虽然只是在玻璃后看着）的过程中，不少家长最终都会修正自己对孩子过高的期望值。细心的教练仅通过一些细节就会发现家长的改变。有些家长会越来越乐于和教练攀谈，更有甚者会在很短的时间里心服口服，将游泳教师当作"全面的教育顾问"。

23　练习次序

一切从安全训练开始

虽然存在着巨大的地区差异，但对于大部分年纪稍长的德国人来说，他们的（学校）游泳教育都是以"自由泳奖章"画上句号的。人们只要能证明自己可以在水中待上 15 分钟，可以从一米跳板跳进水中，就可以获得这枚奖章。在很多地方，那些获得"长距离游泳奖章"的人（在水里停留 30 分钟不溺水并能从"高不可攀"的三米跳板入水）甚至被视为达到了优秀运动员的水准。

到了 20 世纪 80 年代，人们逐渐意识到，在水中漂浮 15 分钟甚至 30 分钟外加勇敢一跳其实并不能完全证明游泳水平，远不具备游泳能力的人同样可以做到这两点。

自然而然的，人们提高了要求："自由泳奖章"（现在更名为：德国青少年游泳青铜奖章）的要求变成了 15 分钟内游过 200 米，"长距离游泳奖章"（现在更名为：德国青少年游泳白银奖章）的获得者甚至需要在 25 分钟内来回游 400 米。单单漂浮在水中已经行不通了。

尤其要引起重视的是赢得青铜奖章的新条件：除了游泳，参与测验者还必须潜入约 2 米深的水下，取出一个潜水环，若要获得白银奖章，更是要潜入 10 米深的水下。这些潜水方面的要求使得参与者必须从根本上精通"水性"。把脸埋在水中，在水下呼气，甚至在水下睁开眼睛：这些事情对于年轻一代是小菜一碟，但对于无数只接受过"自由泳和长距离游泳"考验的成年人而言，想想都直冒冷汗。新的考核制度起到的积极作用意义深远。由于要求的提高，现在的人们不得不重新审视过去那套陈腐的游泳教学手段。尽管这还不足以确保让我们的孩子们从真正意义上实现"如居水中"，但毫无疑问已经迈出了正确的一步。我认为，"如居水中"意味着无论面对怎样的情境，都能保证绝对平和的心态，做到百分之百的安全。达到了"如居水中"的水平，尽管也会遇到一些小灾小难，但都能顺利克服，绝不会惊慌失措、狼狈不堪。

"如居水中"的心态能给予孩子们必要的安全感，在面对紧急情况的时候他们也能独立从容地应对。为了形成这种安全感，需要经历无数漫长的"求生练习"。在与 3～5 岁的孩子建立起坚定的信任关系后，教练就可以带领他们攻克这道难关了。

因此，在我的游泳课程中，"安全练习"与游泳、跳水和潜水等常规练习享有同等重要的地位。其实，随着课程的深入，人们在长期的实践中都会得出这样的结论：安全才是最重要的，其他一切都只能靠边站。这是正确的！3～5岁的孩子在参加游泳入门课时，应该在跳水、潜水、蛙泳和仰泳之前先带领他们进行"安全练习"，这样的顺序才符合我对各项训练重要性的看法。我将所有"非竞技游泳类"练习、"非特殊跳水类"练习、不为了获得游泳奖章而开展的潜水练习都归为安全练习范畴。为帮助课程教练制订自己的"教学安排"，我按照教育法理念对各项练习进行以下排序（即由简入难），不过我也知道，由于个人差异，孩子们对练习项目的难度有着参差不齐的看法，因此按照难度分类也存在一定的问题，需要根据特殊情况进行灵活的调整。

由于在我们的预备课程中准备充分，对于大部分孩子而言，前面几项练习只需过一遍就行，对动作稍微进行精炼和强化，掌握程度极佳的孩子甚至可以直接去尝试后面的

练习。尽管如此，这样一种情况依然屡见不鲜：许多年纪更大的孩子由于根深蒂固的恐惧心理，反而无法在相同的时间里完成同样的任务。这时，我们需要让孩子们意识到，自己正在克服的困难是一件非常了不起的事情！一旦成功，对于教练来说往往也是一种极大的肯定，因为孩子们的自信心被激发出来之后，往往会带来令人惊叹的学习成果！

这之后的课程内容在我们游泳学校一般属于深入学习（每星期一次）的"高级课程"，重新按照"由简入难"的原则进行排序。每项课程内容之间的界限同样模糊不清。每个孩子的情况都不完全一样，因此课程安排也不能一味照搬。

下文中列出的练习内容大多采用了课堂上原汁原味的说明方式，即孩子们能立即听懂和直接吸收的儿童语言（另请参见第18章）。

正式开始之前还有一条极为重要的提示：

在3～5岁儿童的游泳教学中，下列练习次序得到了多年来实践的肯定，但前提是：游泳池的整体水深达到1.3米且泳池边缘和水位等高！因此，当教学对象为年龄稍大的孩子、水深明显不合适或者泳池边缘太高时，部分练习不易操作。这种情况下需要教练发挥创造力，及时根据当前条件调整教学任务或者在内容和组织形式上进行修改。尤其是水太浅或者泳池边缘太高时，有可能需要放弃某些练习。请根据自己的预估做出判断，避免在团队中出现任何可能导致危险的情况！

23.1 安全练习

(1) 安全练习：爬进与爬出

如果在遇到紧急情况时没办法从水中爬出来，那么游得再好又有什么用呢？爬进爬出时，要首选泳池边，其次才是台阶和梯子。需要注意的是：爬进水池时应该肚子抵着泳池边！如果背靠着泳池边进水，很有可能会因为意外滑倒而撞到后脑勺（见图 23.1）。

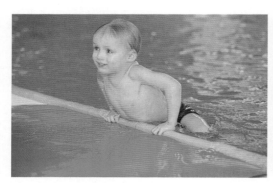
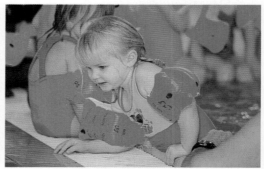

图 23.1 爬进与爬出

(2) 安全练习：旋转

旋转是对手部的首次密集锻炼：孩子们可以自行决定旋转方向，但如果班上人数较多，则必须在"翻涌的浪花"中将自己的活动范围尽可能保持在较小的区域内（见图 23.2）。

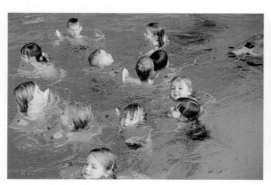
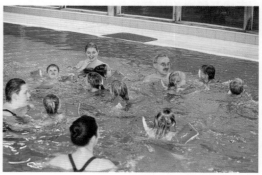

图 23.2 旋转

(3) 安全练习：旋转后休息

旋转后休息是最重要的安全练习，同时也是学习仰泳的开端（见图23.3）。

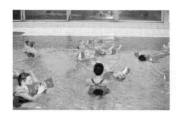 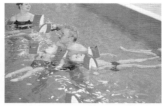 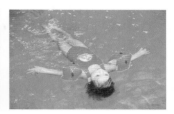

图 23.3　休息

(4) 安全练习：组星星游戏——围成一圈休息

通常规定，在水中不能抓住其他孩子！但这里是一个例外，孩子们在进行这项练习时应该在水中手拉手围成一个圈——这也是大多数孩子在幼儿园便已经学到的游戏。手拉着手平躺在水中休息的孩子们，看上去就像是一颗"星星"。在这样紧密合作的团队练习中，教练提出的问题会对所有孩子起到及时的督促作用：大家的鼻子都朝向天花板了吗？所有人的小肚子都在向上挺吗？所有人的耳朵都浸入水中了吗？还有人的腿在乱蹬吗？（见图23.4）

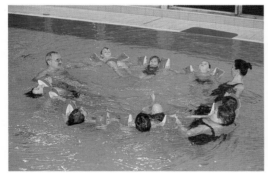 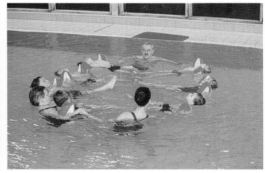

图 23.4　星星游戏

(5) 安全练习：（由教练）旋转的星星

和蔼且耐心，组成这颗星星的每一个孩子都不愿成为"健忘的小鬼"。

(6) 安全练习：火车游戏（手拉手排成一条长链）

大家必须紧紧牵牢，不能丢掉任何一节"车厢"，火车在"向上爬坡"时，所有人必须一起用力蹬腿（见图 23.5）。

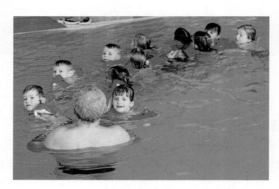

图 23.5　火车游戏

(7) 安全练习：示范在出现以下情况时，聪明的大孩子会怎么办

① 嘴里进水了？

"聪明的孩子会把水吐出来，这样大家还是有足够的水来游泳。但是懒惰的卡斯滕经常将水吞下去，他的肚子会变成一个又大又沉的水球。下一个班甚至都没有足够的水来游泳了。"这样做可有点不道德呢！

② 呛水并开始咳嗽？

"聪明的孩子会立即平躺下来，待咳嗽缓解之后再转过身来。卡尔斯滕总是忘记平躺，于是就会不停咳嗽然后一直呛水！"（参见"嘴里进水了？"）

③ 眼睛进水了？

"聪明的孩子在水中睁开眼睛是为了控制游泳的方向。当他们把头露出水面后，眼睛中的水自然而然就会流出来，不需要用手去揉。像卡斯滕这种健忘的孩子则会闭上眼睛，然后他们就无法控制方向了。你们在骑自行车的时候也会闭着眼睛吗？！卡斯滕甚至还用手去揉眼睛。但手是用来游泳的，更何况揉眼睛会让眼睛发疼。"

(8) 安全练习：飞翔游戏

当然了，飞翔游戏（见图 23.6）是按照孩子的愿望进行的，也就是说，每个孩子在开始上课之前告诉教练，他是想要做一次"小飞翔"还是一次"大飞翔"，是想"旋转着飞翔"还是"不旋转飞翔"。而教练会有意识地忽略掉孩子们究竟"想不想飞"这个问题！因此，"胆小鬼"们同样会被教练高高举起，然后被小心翼翼地"放"入水中——这当然也算是一种"飞翔"（参见第 11 章）。

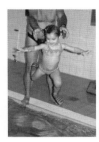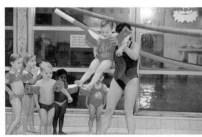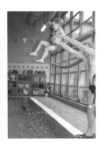

图 23.6　飞翔游戏

(9) 安全练习：浮冰上的小海豹

沿着泳池边放置大而牢靠的垫子作为"浮冰"。抬高长边，让孩子们向海豹一样滑落、滚落或掉落进水中。如果在大垫子下面垫上一个或几个小踏台，就会形成一座高大摇晃的冰山，让孩子们从冰山上滚进水中：可以采用俯卧位或仰卧位像海洋公园里的海豹那样坐着、向前甚至向后。这项练习最精彩的环节是两名"海豹小伙伴"手拉手向后落进水里。另外还可以将垫子放在水中央当作小岛或浮桥，教练用手扶住，让孩子们完成需要勇气才能成功的攀爬、旋转和技巧练习（见图 23.7）：

• 爬上垫子并跑过垫子。
• 爬上垫子并在垫子上前滚翻。
• 从浮桥下潜游过去（宽边/长边）。
• 划船（教练推船）。

- 自己推动船前进（＝自己蹬腿），作为先前练习表现出色的奖励！
- 划船然后翻船（教练将船弄翻）。"船翻了怎么办？！是哭号、呼救、尖叫，还是自己游到岸边？！"注意：最好在翻船前抓住胆小的孩子！

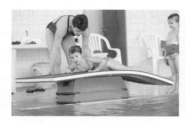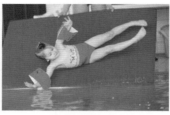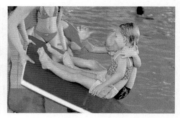

图 23.7　浮冰上的小海豹

(10) 安全练习：钻圈

- "钻圈"是马戏团老虎的拿手好戏。"请大家用胳膊好好地护住脑袋。你们见过有哪只小老虎满头大包吗？"
- 老虎甚至还能跳火圈。"但有哪只老虎会把一身皮毛搞得烧焦发黑？显然是没有的！因此大家要把身体尽可能伸直伸长，猛地跳起来从圆环中穿过去，不要碰撞到圆环。"
- 起跳之前先大致想象一下老虎的姿态。"你们都想好了吗？现在请小老虎们想象自己面前有一只火圈。"（见图 23.8）

这里需要先解释一下游泳起跳和头人式跳水的区别。起跳是游泳比赛时的概念。众所周知，用这个姿势，参赛者可以用最快速度从泳池一边（从起跳台入水）游到另一边。在起跳时，参赛者应该向着目标尽可能远而浅地入水（"飞行轨迹"和入水时的身体应与水面接近平行）。那些跳得近而深的人从比赛一开始就远远落后于其他选手。

与之相反，头人式跳水是艺术与竞技跳水领域的跳水姿势。选手们像杂技师一样经过一系列令人震惊的高空表演之后，笔直地跳入水中，同时尽可能压住水花，然后由严格的裁判员为其动作打分。在这项运动中，水池的深度必须与跳跃高度相对应，至少大于 3 米。通过对比可以看出，3～5 岁的孩子在与水面等高的泳池边做与起跳类似的练习是不会有危险的。在做练习时，手臂应该始终向前伸直，小臂紧贴双耳，保持这样的姿态直到重新浮出水面，这样做可以更好地保护头部，即使在 1.3 米的水深中也能规避掉所有风险。但是如果是年纪更大或体型更大的孩子，就要谨慎处理了。一个十岁的大孩子，如果没有接受过相关的练习、不够灵活再加上运气不好，他的鼻子很有可能会和泳池底部来个亲密接触！

- 起跳，在水中找到潜水环并浮出水面，快速穿过圆环爬出水池。
- 让孩子们在泳池边划船，然后教练把船弄翻——单人/双人/三人。纯粹的安全练习！其间孩子们不能去抓别的东西（教练或旁边孩子的鼻子或耳朵），从一开始就要将双手老老实实放在自己的膝盖上。
- 爬上圆环并冲浪。平衡和勇气测验，让所有人笑开怀！
- 以"跳冰棍"的姿态跳进圆环中。任务：不能碰到圆环！像一根结实笔直的树干一样跳入水中，而不要弯弯扭扭如同一根橡皮筋。

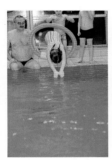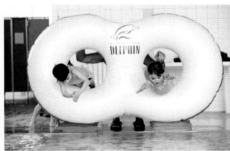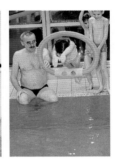

图 23.8　老虎跳

(11) 安全练习：射箭

从老虎演变为一支又长又直又结实的箭，在跳起后又长又远地穿过空气，然后再射入/滑入水中。比比看谁跳得最远？！

> 注意：让最小的/最弱的孩子先跳，这样他们的名次能在刚开始的时候保持在前列！

(12) 安全练习：暴风来啦

> 注意：切勿让孩子单独尝试！在教练的监管下才能进行，否则存在脸撞上泳池边缘的危险。请务必告诫孩子这一点！

所有孩子都成了又大又直又结实的树木，背对泳池耸立在泳池边。教练则变身为暴风。暴风先生不会和扭扭曲曲的"橡皮树"一起玩，只有挺拔的树木才会被暴风刮倒。刮倒后要记得在水中用鼻子吹气，否则就会呛水，然后"树木"在水中继续仰泳前进。当然了，树木的根（脚）都是深深地扎进土地里的。因此，树木可不能"转体跳跃"。双脚必须稳稳地站在泳池边，直到树木啪的一声倒入水中（见图23.9）。

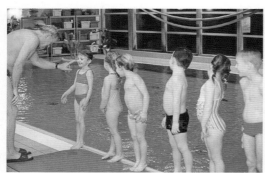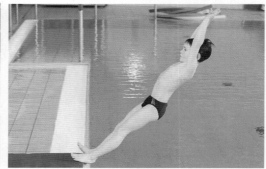

图 23.9　树木

(13) 安全练习：链式反应

所有孩子手拉手背对泳池坐在泳池边，然后向后落入水中。可以同时落水，也可以从队列的一端开始依次落水，这就叫作：链式反应。提示：在水下要小心地松开手，切勿手舞足蹈，否则容易误伤他人（见图23.10）。

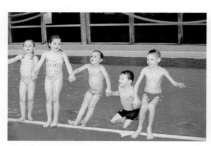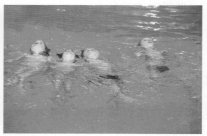

图 23.10　链式反应

(14) 安全练习：链式游泳

同样的预备姿势：孩子们手拉着手背对泳池坐在边缘（稍后也可以站起来）。让他们向后落入水中，浮出水面之后连成一体继续向前游。变形：手挽手或者手臂搭在彼此肩上，像一条封闭的链条一般游向泳池另一头。变化：可以让完成得特别好的孩子或者最小的/新来的孩子停止动作，其他的孩子便不得不更加使劲地蹬腿。注意：手挽手或者将手臂搭在彼此的肩上这种练习法只能用于完全掌握仰泳技巧的孩子。

(15) 安全练习：松手游戏

让孩子们背对泳池站在泳池边，伸直双臂把手伸向教练。教练从上方抓住孩子的手腕（不是手），同样也将自己的双臂伸长。这样，让孩子向后倒，与地面呈 45° 角，即半入水姿态。注意保持身体笔直竖挺（像一根树干）。然后教练松开手，刚开始应该先做出口头准备，稍后可以出其不意。如果在入水前就能调整为呼气状态，说明孩子的惊吓反射已经逆转成功了。

(16) 安全练习：泳池浮条游戏

泳池浮条也被称为象鼻子/小虫子/细树干或者小海马。它使得整个课程更加活跃！这类练习会让大家心情愉悦，其中一些更是妙趣横生（见图 23.11）！

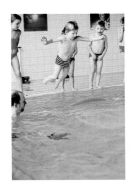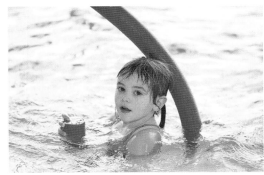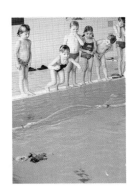

图 23.11 泳池浮条游戏

- 骑着象鼻子或小海马在水中前进、后退，甚至横着走。
- 横坐在浮条上骑行。
- 保持平衡。
- 跳过细树干。
- 爬过细树干。
- 从细树干下面潜游过去。

(17) 安全练习：粗树干

- 跳过
- 爬过
- 潜过
- 分组骑乘
- 骑马打仗

粗树干（见图 23.12 ）。

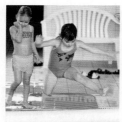
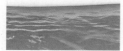
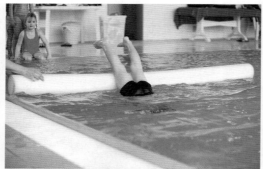
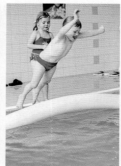

图 23.12　粗树干

(18) 安全练习：小孔垫

- 躺
- 坐
- 呈冲浪姿势，保持平衡
- 在垫子下游泳

(19) 安全练习：滑滑梯

所有孩子都喜欢滑滑梯。在游泳池里孩子们可以尝试各种各样的姿势，这些姿势在操场上可是被严格禁止的：比如以俯卧位或仰卧位头在前往下滑。

(20) 安全练习：握住绳子双手交替前行

在合适的位置将一根牢固的绳子两端固定起来。孩子们可以顺着这条在水面上绷直的绳子"逃到对岸去"；也可以将绳子稍微松弛开，像潜水员一样从水底拉着绳子前进。

(21) 安全练习：从站姿前翻入水

> 注意：此练习也切勿让孩子单独尝试！必须要有教练辅助，否则孩子的头很可能会撞上泳池边。对教练来说：只有完全掌握正确的辅助手法，闭着眼睛都能轻松操作时，才能尝试这项练习！

前空翻入水，在刚开始也可以采取前滚翻的姿势（见图 23.13）。然后发出指示："双手向后抱住屁股，把鼻子埋进膝盖中间！"这和陆地上做前翻自然是不同的，如果不把双手收好，孩子们可能会扯住教练的耳朵当作把手。注意：让害怕的孩子先上！帮助他们"翻个圈儿"，刚开始要将鼻子保持在水面上。提醒孩子们用力吐气。

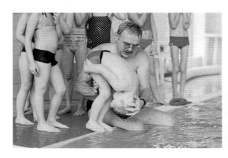 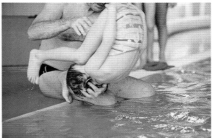

图 23.13　从站姿前翻入水

(22) 安全练习：发射火箭

当孩子们刚刚能够脱下充气手臂圈以俯卧位完成第一次划臂，但又没办法游过 6 米横道时，这个游戏就可以派上用场了：每划 3 次水（手臂划圈）便可进行一次"发射火箭"游戏作为奖励。教练让孩子来到队伍的中间，提出大力的表扬，然后开始"发射火箭"：从水中高高飞起——再划 3 次水就可以到达对岸了（见图 23.14）。

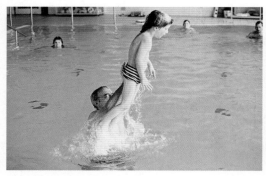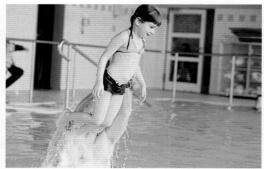

图 23.14　发射火箭

(23) 安全练习：拖行

德国青少年游泳黄金奖章的最后一个要求才涉及救护式游泳、自救、简单的救助别人这类内容，这种安排是有道理的。如果能够熟练地完成这些任务，说明这个人除了已拥有良好的游泳技能，在精神和心理上也已十分成熟。发生紧急情况时，生死只在一线间。水上运动员们都清楚，人们在水中追踪目标时，最困难的一个问题在于如何正确判断目标的大小和距离。在特别紧急的救援情况下，就算孩子看起来已经具备了"如居水中"的能力，但其实他们根本无能为力！

如果有人在离岸十米远的地方呼救，即便是成年的救援者，要判断落水者的体型都不是一件容易事，更何况在巨大的恐慌下，受害人可能会爆发出可怕的力量。让孩子来应对这类极端情况完全是一种苛求。因此，我认为 10～12 岁的孩子不应该接受任何救援练习，因为这可能会让他们对自己的能力估计过高，从而引起致命的危险。不过，我会在课程中为年龄较小的孩子们有目的地安排一些"广义"的救援练习，只是将它们冠以其他的名目。在我们这里，6～10 岁的孩子已经开始尝试将树干（他们的同学）拉出、推出、拖出和运出水去。这在成年人看来已经是救援训练，但对孩子们而言却是一个让他们严肃对待、积极参与、拼尽全力，但同时又没有心理负担的游戏。最关键的是，我们不会让孩子们意识到自己正在掌握救援的能力。因为如果他们真的跑去救人，在紧急状况下不仅会失败，甚至可能丧命。

(24) 安全练习：穿着日常服饰游泳

为期半年的学习结束时，我们会要求孩子们在最后一节课上穿着"额外的装备"来上课（对于大点的孩子来说，则是"穿着日常服饰来游泳"）。小不点们在我们的要求下穿着T恤和短裤跳入池中，因为在夏天每个人都有可能不小心掉进水里。在这种新状况中，大多数孩子都惊讶地发现，自己穿成这样突然就"不会游泳了"。因此，在这最后一节"尽情玩耍的游泳课"中，教练往往会要求孩子们尽可能多地游来游去，使孩子们在这种不利的条件下也能建立起必要的安全感。大点的孩子应该穿上长裤长袖的睡衣，从想象中的"小船"上落入水中，不间断地游上 10～15 分钟，直至到达"救生台"。在此期间，孩子们应当"缓慢而惬意"地游动，从而保持体力——聪明的孩子甚至还会"舒舒服服地休息一会儿"。这个过程难免会发生不少小小的碰撞，教练无须刻意去避免，应该让孩子们学会平静应对，不要动辄惊慌失措。注意：一旦越来越长的袖子和裤腿阻碍到孩子们做动作的灵活度，教练应当及时进行干预。最大的孩子甚至要穿着"厚训练服"或牛仔裤和毛衣进到水里，带着这些"负累"认真完成任务。视不同分组的体能和游泳水平而定，孩子们在掉进水中游回岸边的路途上，还需要完成各种各样的任务。

- 潜入水底并将泳池底部的潜水环拿上来。
- 潜入水底并扮演各种角色，为接下来的水底表演做练习。
- 懒散的船长开着船在水面上横冲直撞，根本看不到水中游泳的孩子，倒霉的孩子可能会被迎头撞上，他们得一次次潜入水底，藏得又久又深，确保自己不会被船碾过。
- 最棒的孩子自然都是最友善的孩子，他们在每次相遇时都会礼貌地问候。孩子们在水中单手"击掌"，但每次必须将手高高举过头顶，免得打到小伙伴的鼻子。
- 游到一半，孩子们会发现"装备"变得越来越沉。这时必须在水中将衣服脱掉。但由于外边的温度还很低，上岸之后还需要这些"装备"来保暖，因此他们必须将衣物全部"带回岸边"。
- 通常在练习结束时，孩子们就能够将衣物从泳池这头带到泳池那头，而不会把它们弄湿了。
- 为了使课程更加多变，我们还可以进行水下马戏团练习。
- 晚上，所有孩子们都会筋疲力尽但心满意足地早早睡去（"真是难得啊！"生活老师表现出莫大的欣慰）！

23.2 跳水

(1) 跳水练习：跳向教练

注意：开始前用脚趾紧紧抠住泳池边站稳！让胆小的孩子先上！信号发出后再跳，否则孩子和教师的头都会撞出大包！从"慢慢挪进水里"或者"勉强跳到水里"直到最后的完美一跃，其间任何事情都有可能发生，一定要兼具耐心和警惕（见图 23.15）。

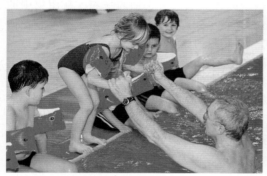 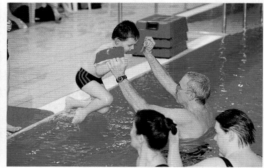

图 23.15　跳到教练怀里

(2) 跳水练习：一边呼气一边跳向教练

如果跳的时候没有呼气，水可能会进到鼻子里！

(3) 跳水练习：跳向教练的方向

孩子们往往意识不到，在进行这项练习时他们实际上已经在独立跳水了。教练只会在孩子入水后用手帮助他们，甚至只是简单的身体接触。注意：不要过早尝试，避免损害教练与孩子之间建立起来的信任！

(4) 跳水练习：飞翔

参见章节 23.1 相关内容。

(5) 跳水练习：教练站在泳池边，伸出双手辅助跳水

请给予孩子最大程度的耐心！在确定孩子心理成熟后可以试着提前收手，但一定要慎之又慎，不可操之过急。

很多胆小的孩子在跳的过程中会来个急刹车，扭身攀住泳池边，不愿意把脸浸入水中。这是一种很常见的举动，但极不安全，经常会导致手部、手肘、肋骨甚至下巴和脸重重地撞上泳池边。教练可以站在泳池边，让孩子们借助自己的手作为辅助设施。教练也可以站在水里，在水中接住孩子们。

这两种情况都跟之前反复解释的"跳水重要规则"有关。不管教练在泳池边还是在水中，都应当尝试逐渐减少练习中为孩子们提供的辅助。之后，"拉着教练跳水"和"跳到教练怀里"仅仅成为心理上的帮助，而不再有实际作用。这时，如果教练断言说："你完全可以独立跳水了"，一些孩子很容易被说服或激励，克服心理上的难关，攻下独立跳水的堡垒。不过，也有的孩子一旦失去了教练的协助，就会退缩至"爬回池中"的状态，或依然保持着"扭身跳水"攀住池边的坏习惯。

(6) 跳水练习：借助"自己的手"跳水

如果教练完全确定某些孩子已经足够有能力独立跳水，只是无法克服心理障碍，那么可以提供如下帮助，向孩子解释说：

> "之前都是我一个人在帮助你。现在，你也要和老师一起帮帮你自己哦！"然后教练站在孩子背后，让孩子的后背紧紧贴着自己的大腿。"双手紧紧握在一起，我说预备跳！你就跳！"教练俯下身子，将自己的手伸到孩子面前向他演示什么叫"双手紧紧握在一起"。等孩子模仿正确后，教练便喊"预备......跳！"然后孩子便可以完成第一次"独立"跳水了。实际上，教练的腿在发出"跳"的指令时是弯曲的，能够做出推挤的姿态。因此，教练的膝盖成为孩子们跳跃的"助力器"，不过没有孩子会明白这一点。孩子首次完成"独立跳水"后教练一定要大力地表扬。这样尝试几次后，几乎所有孩子都能做到真正意义上的独立跳水，并且不会扭身——即使教练根本不在身边。

但请小心！教练只有在获得了孩子完全的信任之后，才能采用这种方法。如果操之过急或缺乏耐心，都会破坏这来之不易的信任关系。有些急躁而虚荣的家长总是希望教练能对自己的孩子采取强硬的手段："只有我的孩子还不能独立跳水！您就不能多辅导一下吗？"教练无论如何不能屈服于家长的淫威。如果教练受到这种情绪的影响，那么他在孩子面前就会失去威信，而孩子的家长显然不会觉得是自己的错。作为教育方面的专家，持之以恒的耐心是必不可少的。孩子们的表现（独立跳水）自然会证明一切，而孩子的信任以及家长的尊重也会随之增强。

(7) 跳水练习：在垫子上助跑后跳水
又湿又滑的瓷砖地面是不允许奔跑的，因此我们将垫子作为起跳的踏板（见图 23.16）。
变形：

- 极远或极高地跳入水中。
- 跳起后半转体背部入水。
- 跳起后前翻入水，然后深深地潜入水底。
- 跳起后摆一个滑稽的造型。

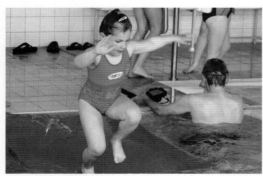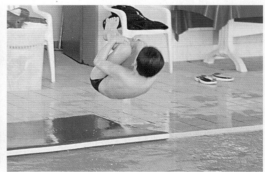

图 23.16 在垫子上助跑后跳水

(8) 跳水练习：从各式各样的"跳水台"、出发台或跳板上跳入水中
逐渐增加跳水高度，得到过"飞翔奖励"的孩子面对这项练习都是毫无问题的（见图 23.17）。

注意：刚开始练习时只有在看到手势或者听到命令后才能起跳，从一开头就要对孩子们提出要求：跳水前一定要对"着陆区域"进行检查！

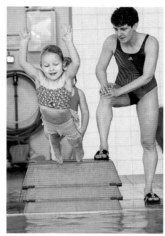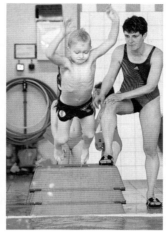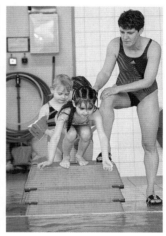

图 23.17 从跳水台上跳水

(9) 跳水练习：圣诞老人跳
将手臂举过头顶，双手并拢形成尖角，就像是圣诞老人带的那种尖角帽。上臂紧贴耳朵，将耳朵完全遮住，让圣诞老人的耳朵在冬天也能暖暖和和。然后尽可能弯下身体，直到指尖（即尖顶帽的顶端）浸入水中。让帽子尖首先落水，上臂保持紧贴耳朵的姿势，直到身体全部浸入水中。同时记得吹气。

(10) 跳水练习：头入式跳水（参见第 10 项安全练习的说明）
如果孩子已经熟练掌握先前的练习，那么他的能力已经足以尝试头入式跳水了。尽可能伸直手臂，勾住大拇指，上臂紧贴耳朵直到将耳朵藏得一丝不露为止。然后站在泳池边向前弯下身体，直到指尖浸入水中。之后，随着指尖的方向前倾，保持上臂姿势不变落入水中。直到重新浮出水面才能将手臂从耳朵边拿开（见图 23.18）。

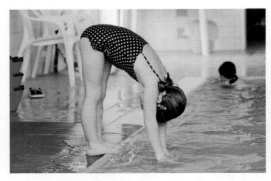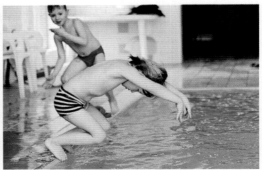

图 23.18　头入式跳水

(11) 跳水练习：起跳

起跳是由射箭姿势演变而来（见图 23.19），练习时，可以在发出明确的开始指令后，让孩子们展开小小的竞赛。稍后可以将起跳与符合运动规则的入水动作联系起来，也就是说入水后通过频繁的海豚式打腿延长"射箭"过程，这就是真正意义上竞技游泳的开端。

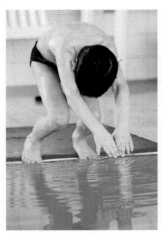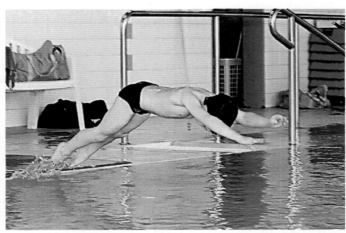

图 23.19　起跳

23.3 潜水练习

(1) 潜水练习：吐气

跳水时首先要用力吐气，最好"闭上嘴巴"只用鼻子吐气（全程吐气非常关键，否则水会进到鼻子里）。

- 从水中爬上来前抓住泳池边埋头在水中吐气。
- 仅将嘴埋在水里吐气。
- 只用鼻子吐气。
- 首先通过鼻子呼出一点，然后用嘴将剩下的大部分气吐出来。
- 和之前一样，但是将整张脸都浸入水中。
- 和之前一样，但将额头前的额发都浸入水中。
- 和之前一样，但将耳朵都浸入水中，要能听到自己发出的吐泡泡的声音。
- 深深地藏在水里并吐气，让站在泳池边的教练只能看见手指和吐出的大泡泡。
- 和之前一样，但在浸入水后观察自己吐出的泡泡。睁开眼睛！（全程吐气依然是最关键的！练习越密集越好！如果不会剧烈咳嗽而可以继续游泳，则说明已经走上了惊吓反射逆转的正确之路）

(2) 潜水练习：跳水中的潜水环练习

在跳水期间抓住教练举向空中的潜水环（见图 23.20）。这个游戏对于胆小鬼来说是很有

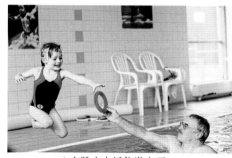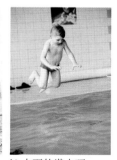

a) 在跳水中抓住潜水环　　b) 水下的潜水环

图 23.20　跳水中的潜水环练习

效的转移注意力的方法。

(3) 潜水练习：水下的潜水环 1
和上面的练习大致相同，但是需要在水下去"接住"潜水环。

(4) 潜水练习：在水下打招呼
在水下握住教练的手，跟教练打招呼。或者：跳水后在水下抚摸橡胶玩偶。可以闭着眼睛完成吗？

(5) 潜水练习：水下的潜水环 2
跳水后拿起教练放在水下的潜水环。只有清清楚楚看见潜水环才能完成这项任务！

(6) 潜水练习：潜游一小段距离
跳入水中后将整个身体沉入水底，继续游，直到吐尽体内所有空气。聪明的孩子想必已经明白，这就是大人所谓的"潜水"。如果有人能够完成，那简直算得上大人了！孩子们应当学会慢慢地吐出体内的空气，以实现长时间、远距离的潜水。如果吐气太快，那么很快便又不得不露出水面呼吸。如果——像卡斯滕在上节课那样——在潜水前吸入过多空气然后屏住呼吸，很快就会需要再次露出水面吸气，这样肚子里就仿佛装了两个大气球，如同在身上套了两个厚厚的充气手臂圈。所有孩子都明白，戴着厚厚的充气手臂圈是没办法潜水的！

(7) 潜水练习：跳入水中后从树干下方潜过去

(8) 潜水练习：跳入水中后从一艘船（各种不同大小的垫子）下方潜过去

(9) 潜水练习：深潜
深潜：如果想要从池底拿起潜水环或者丢失的宝贝，在潜水前只需吸入少量空气。如果鼻子进水了，这些空气便会被迅速地呼出来。这样做的话，孩子们就不会因为肚子鼓得像气球一样而迅速露出水面。练习深潜时最好顺着杆子、栏杆、梯子或教练的手臂爬入水底。由于很多孩子尚未掌握"交替手攀爬"的技巧，可以将这个作为"家庭作业"布置下去。家长将一根带柄笔直地握紧在手中，孩子将手从上方交替挪动到下方，抓起地板上的宝贝然后再挪回上方。牢记：在刚开始往下爬的时候就要大力吐出所有空气，然后张大眼睛看清楚宝贝到底在哪里！水外的"训练梯或训练杆"同样非常有帮助（见图 23.21）。

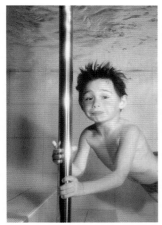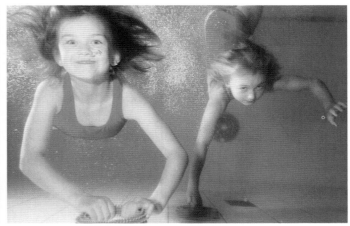

<table>
<tr><td>a) 爬上杆子</td><td>b) 深潜至水底去取潜水环</td></tr>
</table>

图 23.21　水下的潜水环

(10) 潜水练习：游泳时在水中大力吐气，然后潜下去

(11) 潜水练习：在水面上做"小鸭子"游戏

小鸭子不仅会游泳，还会潜水！因此：你们也要像小鸭子一样，将头埋在深水下呼气，同时把屁股高高翘起来露出水面。对于大点的孩子来说，这就是"水中倒立"的动作（见图 23.22）。

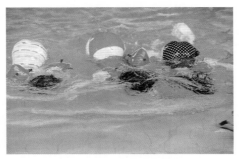

图 23.22　小鸭子游戏

(12) 潜水练习：小鸭子潜入水底

和之前的练习大致相同，但吸入比之前更少的空气。然后在脸部入水时迅速将这少量的空气大力吐出去，并迅速用力斜插至池底（我们的泳池水深 1.3 米）。

注意：虽然听起来很简单，但这个动作一直都是摘取铜质奖章之路上的巨大障碍。许多孩子往往耗费上好几个月的时间都无功而返。一方面，如果孩子们睁不开眼睛、吐气犹豫或者没有足够的力量直接游到泳池底，这些迹象就说明他们仍然心存疑虑，没有建立起足够的安全感。另一方面，许多年纪较小的孩子会由于体重过轻而像羽毛一样漂浮在水面上。即使有极大的安全感和良好的游泳技术，但无论花多大力气，掌握多么娴熟的呼吸技巧，都没办法让他们克服这（到目前为止还是利大于弊的）巨大浮力。在我看来，这些孩子想要潜水的难度不亚于让普通的成年泳者在手臂上绑着两个充气手臂圈潜入 3 米深的池底。

(13) 潜水练习：手倒立然后用手"散步"

(14) 潜水练习：在水面上前翻

(15) 潜水练习：在池底手倒立之后尝试以一个前翻作为结束：不要忘记用鼻子吐气！

(16) 潜水练习：射箭

射箭（参见前文），以池底某处为目标如利剑般劈风斩浪（见图 23.23）！

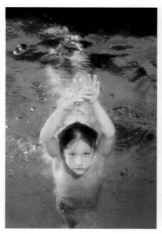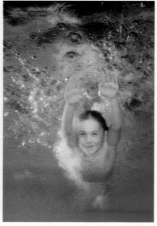

图 23.23　射箭

注意！小心！目标必须足够远，避免速度过快撞到池底。

(17) 潜水练习：射箭，然后潜游

和上面的练习大致相同，射箭后潜游至远方。首先确定目标和参考点。

从潜水环、玩偶或者"教练的双腿"中间潜游过去。

(18) 潜水练习：起跳、潜游、前翻、继续潜游

(19) 潜水练习：水下马戏团

在水下尽情发挥想象力吧！每个孩子都可以像马戏团表演家一样表演自己的水下绝招，或者摆出搞笑、疯狂、自创的造型，甚至还可以排练几个小节目，上演一出完整的马戏团表演！

(20) 潜水练习：水下芭蕾

和上面的练习大致相同，但两个或多个孩子分为一组。表演前需勤加练习。

(21) 潜水练习：屈体后翻或直体后翻

(22) 潜水练习：穿上脚蹼重复第 9 项至第 21 项潜水练习

(23) 潜水练习：穿上脚蹼做海豚动作（蛇行）

辅助手段：让孩子们想象水下横向张紧着许多又粗又扎人的"绳子"。在绳子间穿行；脚蹼必须合拢在一起组成一个"大脚蹼"。如果在穿行的过程中距离绳子太近，会被绳子扎得"遍体鳞伤"。

(24) 潜水练习：戴上单片脚蹼做海豚动作

(25) 潜水练习：两人/四人/八人分组潜水，戴或不戴脚蹼

(26) 潜水练习：顺着"水底隧道"潜游

(27) 潜水练习：潜游穿过"水底隧道"（见图 23.24 ）

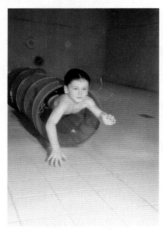

图 23.24　潜游穿过"水底隧道"

(28) 潜水练习：在短横道上"射箭"

（参见第 11 项安全练习和第 16 项潜水练习）如果距离足够短、孩子们足够高大或者游泳技术足够好，只要速度够快，无须摆腿就可以直达对岸，和体育课上的跳箱子是一个道理。

23.4 俯卧位练习

(1) 俯卧位练习：在水中"奔跑"或简单"划水"

(2) 俯卧位练习：在水中奔跑的同时手臂划圈
- 并拢手指，把双手想象成一副大桨，水不能从指缝中流过。只有青蛙才可以不用并拢脚趾，但青蛙长有蹼膜。
- 手要一直藏在水里——我们是在游泳，不是在飞行！
- 将手尽量朝前伸出，然后划水。有没有谁没有伸直胳膊，反倒是把肩膀向前倾啊？
- 快速往后划水，慢慢将手臂伸回前方。或者：向后划水时胳膊要用力，伸回前方后休息一会儿，为日后学习滑行做准备。亦可：快速用力吸气，在手慢慢伸向前方时呼气（协调运动与呼吸节奏）。
- 在胳膊伸向前方时，只有两个大拇指相互靠在一起，而不要将手掌"贴在一起"。这样才能用手支撑人体在水中的活动。手掌并拢时无法支撑。
- 时刻关注手的状态。手要随时处于控制之下，头部要处在有利于背部拉伸的位置。或者：像斗兽一样额头朝前。
- 将下巴埋进水中。
- 向上翘起屁股。
- 划圈时，手要始终保持在视线范围内。如果看不见手部的动作，不仅会失去对手部的控制，还会因为手伸得太远或伸到身体下面而失去对身体的支撑作用。另外，产生的力度也被分散到错误的方向（即浪费到两侧），无法获得向前的拉力。

时刻牢记：如果还无法支撑起与身体不成比例的巨大头部，给出再多的指导和建议，也无法长时间完成哪怕是最简单的技巧。

(3) 俯卧位练习：让孩子们明白哪个指令手势意味着手臂划圈
如果从一开始解释划臂任务时起就伴以相应的指令手势，便无须花费额外的时间对这些手势进行解释了。

(4) 俯卧位练习：家庭作业——张开/并拢双脚

家庭作业：将双脚并排在一起，然后朝两边张开再并拢。将其作为青蛙动作，即蛙泳蹬腿动作的预备练习。

(5) 俯卧位练习：青蛙动作

首先让孩子们围成一圈坐在地板上，解释动作，指导他们进行尝试。强调动作重点，讲解如何用力，并让孩子们做出非常明显的停顿——为日后的滑行阶段作准备。

(6) 俯卧位练习：让孩子们明白哪个手势意味着青蛙动作，或者和手臂划圈一样在练习之初便穿插明确的手势

(7) 俯卧位练习：尝试用仰卧位在水中练习青蛙动作

这样孩子们能够看着自己的动作进行调整，脚部也可以深入水底更清楚地感受到水的阻力（另请参见第 15 章）。

(8) 俯卧位练习：家庭作业——坐在地板上练习青蛙动作（与家长沟通，确保在家也用相同的语句来指导孩子）

首先慢慢弯起腿部——弯曲——然后分开双脚，慢慢伸长，向两侧蹬远，然后将腿和脚快速并拢。然后停顿。停顿期间双腿要伸直并拢。

(9) 俯卧位练习：发出前进和停顿的指令，有节奏地练习青蛙动作

或者：用少量运动到达目标 = 长时间滑行。停顿时间超长，就像天花板在自己移动一样！

(10) 俯卧位练习：如果已熟练掌握用仰卧位完成青蛙动作的技巧，便可以尝试俯卧位了（见图 23.25）

(11) 俯卧位练习：协调俯卧位的整套动作：手臂——腿部——停顿

或者：吸气——呼气——停顿 = 蛙泳的大致形式。此时尤为重要的是：开始练习前，在脑海中将所有动作放映一遍——注意力训练！

(12) 俯卧位练习：呼气时在水中吐泡泡

(13) 俯卧位练习：呼气时在水中吐泡泡，直至眼睛浸入水中，头发还在水面上

(14) 俯卧位练习：停顿（滑行）超长的蛙泳

比比看谁能以最少的动作游过泳池。

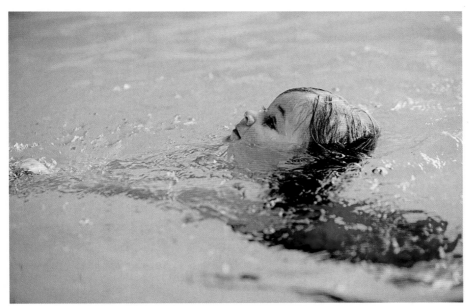

图 23.25 俯卧位游泳

(15) 俯卧位练习：复式蛙泳（每完成两个拉水阶段吸气一次）

(16) 俯卧位练习：手臂与腿部动作之间的各种转换

(17) 俯卧位练习：在水下蹬离池壁

(18) 俯卧位练习：蹬离池壁并"射箭"（滑行）

(19) 俯卧位练习：蹬离池壁并潜游

(20) 俯卧位练习：起跳并潜游

23.5　仰卧位练习

(1) 仰卧位练习：把头放在教练的肩膀上
首先将背靠在教师的肩膀上（见图 23.26）。"鼻子朝向天花板，以免水进到鼻子里！"

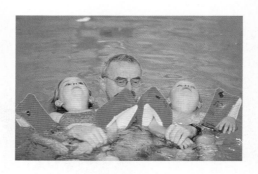

图 23.26　仰卧位入门练习

(2) 仰卧位练习：把教练的肩膀或手当作枕头（用来休息）

(3) 仰卧位练习："如果要咳嗽，就躺下来休息一下！"
（参见第 7 项安全练习）

注意：

- 鼻子朝向天花板。
- 将耳朵浸入水中仔细聆听。
- 肚子向上耸。
- 拇指紧贴大腿。
- 肩膀下垂。（帮助提示："如果觉得肩胛骨疼你会怎么做？！"另请参见第 7 项安全练习）

(4) 仰卧位练习：星星游戏（参见第 4 项安全练习）

(5) 仰卧位练习：休息之后——踢腿 = 第一次仰泳

(6) 仰卧位练习：背对泳池坐在泳池边，用手抓牢边缘，将屁股浸入水中摇动（见图 23.27），然后仰泳

只有当水面与泳池边处于同一平面时方可安排此项练习，如果泳池边很高，根本不可能完成。也可以放一张大而牢靠的垫子。

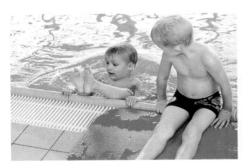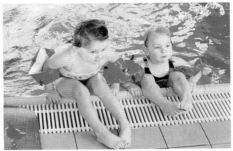

图 23.27　将屁股浸入水中摇动

(7) 仰卧位练习：腿伸直仰泳（不是蹬自行车！）= 爬泳打腿

注意：只有趾尖露出水面，膝盖在水下（见图 23.28）。举例：想象用脚背将 1000 个球从水中踢出。如果膝盖无法像打了石膏那样绷紧，可以先在泳池边坐下练习。或者：将浮板稳稳地放在膝盖上，蹬腿时不得使浮板掉落。

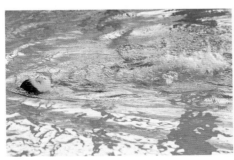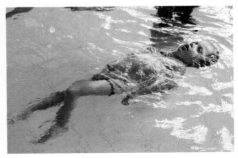

图 23.28　仰泳时腿伸直

(8) 仰卧位练习：仰泳

在教会孩子们相应的手势后，让孩子们仰泳，并注意教练用手势发出的指令。

(9) 仰卧位练习：保护头部

许多孩子现在已经熟练掌握了爬泳打腿，可能大部分孩子的头已经撞过很多次墙了（即使速度很慢，往往也会撞得很痛！）因此，现在大家应当来学学怎样保护自己的脑袋。教会孩子们在快到泳池边时将一只手伸到头部前方，确保总是由手指先触到墙壁。最好是将双手轮流往前伸过头顶。如果已经熟悉这种姿势，甚至可以将两只手同时伸向前方保护头部（见图 23.29）。

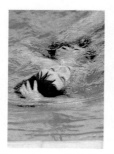

图 23.29　保护头部

(10) 仰卧位练习：仰卧位"射箭"

和上面的练习大致相同，但试着将手臂逐渐伸直，直到跟俯卧位"射箭"一样（见图 23.30）。

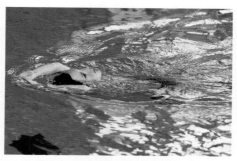

图 23.30　仰卧位"射箭"

(11) 仰卧位练习：向后倒入水中

背对泳池坐在池边，双手置于双腿上，向后倒入水中然后仰泳（见图 23.31）。这是第 6 项仰卧位练习的升级动作，需要极大的勇气，因为倒下时头部是完全浸入水中的。如果不希望鼻子进水，就必须一直吐气。

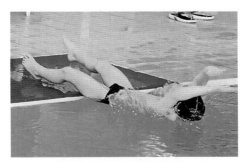

图 23.31　向后倒入水中

(12) 仰卧位练习：在雨中仰泳

教练是"呼风唤雨的巫师"：由于孩子们此时还没有"如居水中"的安全感，因此如果不立刻"逃"到对面去，那可就要好好尝尝"寄人篱下"的屈辱了！

(13) 仰卧位练习：爬泳打腿和休息的交替练习（听口令！）

休息时需保持静止且不能移动，像树干一样（第 14 项仰卧位练习的预备练习）。

(14) 仰卧位练习

先和第 13 项仰卧位练习一样练习爬泳打腿和休息，但是在停顿后双脚在前往回划水，这就是最初的"反向仰泳"！

注意：
- 双腿静止、伸直且并拢。
- 双手必须在屁股下面划水（不要在身体两侧，更不要在肚子上方）。
- 鼻子和肚子都要朝向上方。

如果能攻克这项平衡练习，说明这个孩子已经具备充分的协调能力。这大概是很多孩子掌握的第一项父母们都不会的技能，对于孩子具有非凡的激励作用。变化：将双脚想象成"笔尖"，用它在水中作画。这样可练习手部的控制能力。

(15) 仰卧位练习：反向仰泳

姿势和第 14 项仰卧位练习中头一次尝试一样，但仅进行反向仰泳的部分。变化：和最慢的孩子保持速度一致、在泳池中间停下来休息、进行游泳比赛（见图 23.32）。

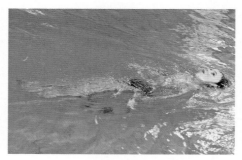

图 23.32　反向仰泳

(16) 仰卧位练习：爬泳打腿，双手在开始游动之后立刻在水下缓慢地向前移动，最后保持在前方！

前提：已掌握第 10 项仰卧位练习。注意：如果孩子的手部动作过快或者露出了水面，水就会灌进鼻子里，作为对他们的"惩罚"。尽可能多地练习。这是最佳的肩部伸展练习，为竞技类仰泳打好基础。

(17) 仰卧位练习：仰泳时手臂做"风车动作"

注意：

- 将手臂和手完全伸直，浸入水中。
- 始终让手指先入水。
- 不要将手挥过脸的上方，两只手臂只能在各自那一侧运动。如果有很多水滴落到脸上，表示手臂的位置已经偏离了两边，移动到身体中间了！
- 风车的两翼始终要保持同样的速度和同样的力量，且不可停顿。
- 两翼都要伸直，不得弯曲。
- 视"风力"强度而定，两翼旋转的速度可快可慢。

重要的是：

- 这样做的话，孩子们可以将主要精力集中在动作上，而无须特别关注方向控制。孩子们不必担心会相互撞到，因为所有孩子都在一个方向上游动。
- 发出指令、提出纠正和补充说明时要做到简明扼要。

(18) 仰卧位练习：仰泳时手臂同向打水

只有手臂同向打水，手指并拢形成的"大桨"在水下做推拉动作。腿部停顿。注意：手臂在伸过头顶时停顿，不要在身体两侧停顿＝滑行阶段和平衡练习。

(19) 仰卧位练习：以仰卧位做"青蛙蹬腿动作"

到目前为止，孩子们或多或少都处于向粗略动作形式过渡的阶段，少数游泳天才已经进化到了精细形式。

(20) 仰卧位练习：确定仰泳的规则框架

刚开始最好让孩子向同一个方向游，然后上岸走回起点。即便如此，也要在游泳前注意泳道里是否有其他人。无论朝哪个方向游都要留出足够的间距！蹬腿动作可能会导致特殊的风险：如果孩子用力蹬腿但未控制好方向，脚趾很有可能会撞到池壁而受伤或者不小心踢到旁边孩子的耳朵！沿着直线游，以天花板为参照！之后在仰泳的基础上加入耐力练习，孩子们应该像街道上的汽车那样，来回都靠右游。请一定要注意持之以恒地遵守规则，让孩子们充分领会这种新的规则形式。但在此过程中请放慢速度或者与其他慢速练习相结合！因为如果两个孩子在全速蹬腿下头撞在一起，一定会满头大包并导致剧烈的头痛！

(21) 仰卧位练习："传统德式游泳"

手臂同向打水，做青蛙蹬腿动作——整套动作完成后做长时间滑行。

(22) 仰卧位练习：只用一只手划水

先把另一只手放在前面停顿静止，然后再停下腿部的动作。来来回回，交替练习（左边两次、右边两次等）。由于孩子们很难理解"左右手交替来回游"这样的指令，因此我建议为此项练习确定固定的基准点，确保两只手都能练习到：例如，无论朝哪边游，都只用窗户侧的那只手来划水。

(23) 仰卧位练习：爬式仰泳的整套动作

(24) 仰卧位练习：以侧卧位练习爬泳打腿
将下方的手臂向前伸直当作枕头，这是一项绝佳的平衡和协调练习。

(25) 仰卧位练习：以仰卧位在水下做蹬离池壁的练习 1
注意：开始时不要用力，因为起初很容易失去方向感，颈椎或后脑勺可能撞到泳池底部。

(26) 仰卧位练习：以仰卧位在水下做蹬离池壁的练习 2
和上面的练习大致相同，但尽可能滑出很长一段距离，即以仰卧位完成"射箭"动作。

(27) 仰卧位练习：将蹬离池壁、滑行、腿部动作和手臂动作结合练习

(28) 仰卧位练习：和上面的练习大致相同，但要多次用力做出蛇形动作/海豚动作，延长或替代滑行阶段！

(29) 仰卧位练习：仰泳转身

(30) 仰卧位练习：仰泳出发

(31) 仰卧位练习：相互拖拽，拉住对方身体不同的位置

(32) 仰卧位练习：双脚在前 1
跟第 15 项仰卧位练习一样，但是腿部要分开。阻力会很大，可以锻炼手臂力量。

(33) 仰卧位练习：双脚在前 2
双脚在前，手臂向后伸出。将双手保持在这个位置，同时或交替向"后"推水。

(34) 仰卧位练习：链条游戏（参见第 13 项安全练习）
可以此为原型进行多项练习（见图 23.33）：

- 谁最快?
- 谁最慢?
- 谁在水中打瞌睡或做白日梦了?

不同的队列:

- 大垫子:将孩子们分为四个小组,在四个方位采用仰卧或俯卧位相互推开。
- 仰卧,双脚在前(同第 15 项仰卧位练习),用脚相互推离;两侧的"小伙伴们"相互靠拢,然后在中间汇合,抵住对方的双脚。
- 仰式爬泳:仅左手臂,仅右手臂;左边两次,右边两次;左边 3 次,右边 3 次,以此类推。
- 屈体或直体后翻。
- 使用脚蹼。
- 爬泳打腿或蹬腿:折角 = 手臂保持弯曲,将双手交叉放在后脑勺上或张开手臂,感受不断增加的阻力。

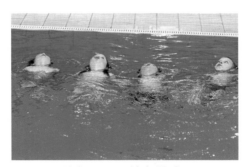

图 23.33　链条游戏

前景

如果游泳教学按照期望步步推进,人们总有一天会看到一群 5～7 岁的孩子在水里跟鱼儿一样欢快地游泳!他们真正做到了"如居水中",能够自信满满地展示自己的能力,让教练无比骄傲,让旁观的专业人士肃然起敬,让门外汉们瞠目结舌。

我们的游泳学校能够为这些孩子继续提供竞技游泳方向的课程。到那时,孩子们能接触到更多仰泳、爬泳和蛙泳方面的技巧性训练：起步、转身、队形变换、蹼泳、带进气管潜水，尤其重要的是，越来越多的跳水和潜水特技练习也加入其中。通过单足脚蹼练习（双足放在一个大脚蹼中）浅尝海豚泳的乐趣。简单的救援练习以及全新的训练和比赛形式让整个课程更加丰满。

24 小时"儿童海豚游泳课"课时表
一周 3 节课
教学内容摘取关键词：

1	开始阶段 约 5 分钟	复习 10 ~ 15 分钟	重点 / 新内容 10 ~ 15 分钟	跳水 / 潜水	结束
	以仰卧位 / 俯卧位逐一表演		从泳池边和梯子上爬进 / 爬出	跳向教练，脚趾紧紧抠住泳池边；远远地跳出去，跳跃时：吐气	第一次飞翔游戏
2	集体练习，复习第 1 节课的内容，教练对胆小孩子提供帮助，让其他孩子"独自"练习		手臂"正确"划圈 = 手指并拢将手放到水下，远远地伸向前方，将水拨到后边来，做"火车"游戏	跟第 1 节课一样，让已经掌握了前面所有练习的孩子独自游泳	飞翔游戏
3	跟第 2 节课一样，		手臂在水下划圈，下巴放进水里，休息 + 首次仰泳	在爬出泳池之前深深地埋进水里用力吐气	飞翔游戏
4	"谁已经会了，谁还记得其他内容？"复习第 1 节课到第 3 节课的内容		组合和记忆任务，在跳水时和爬出泳池之前，深深地埋进水里长时间吐气		飞翔游戏
5	自由尝试复习第 1 节课到第 4 节课的内容		"将屁股浸入水中摇动"，然后仰泳——星星游戏	在泳池中央浸入水中吐气	飞翔游戏
今天完成得很棒的孩子在下节课可以获得一个惊喜					

24 小时"儿童海豚游泳课"课时表
第 2 部分

6	开始阶段 约 5 分钟	复习 10～15 分钟	重点 / 新内容 10～15 分钟	跳水 / 潜水	结束
	自由尝试复习第 1 节课到第 5 节课的内容		惊喜：首次尝试不戴充气手臂圈（完成得很棒的孩子下节课可以只戴"半只"充气手臂圈游泳！）		飞翔游戏
7	自由尝试	先是戴完整的充气手臂圈——完成得很棒的孩子可以只戴"半只"充气手臂圈练习	仰泳：只有趾尖露出水面	跳水后"在水下继续游"	飞翔游戏
8	自由尝试	复习时完成得很棒的孩子可以只戴很薄的充气手臂圈	仰泳：一跃而起，不要扶住其他物体	首次顺着梯子潜水	飞翔游戏
9	自由尝试	可能需要再次戴上很薄的充气手臂圈	第 2 次尝试不戴充气手臂圈		飞翔游戏
10	自由尝试	你们还记得所有动作吧？	在垫子上助跑后跳水，以及组合游泳	顺着梯子潜水	飞翔游戏
11	自由尝试		"蛙泳"时在水下吐气	像海豹那样掉进水中	飞翔游戏
12	自由尝试		第 3 次尝试不戴充气手臂圈		飞翔游戏

24 小时"儿童海豚游泳课"课时表
第 3 部分

13	开始阶段 约 5 分钟	复习 10 ～ 15 分钟	重点 / 新内容 10 ～ 15 分钟	跳水 / 潜水	结束
	自由尝试	组合练习	跳水、潜水和"抚摸海豚"	滑落水中：坐姿、俯卧位、仰卧位	飞翔游戏
14	自由尝试	组合练习	在雨中仰泳	顺着梯子潜水，不戴充气手臂圈尝试 3 ～ 4 次短距离游泳	暴风游戏和飞翔游戏
15	自由尝试	组合练习	在雨中仰泳	顺着梯子潜水，不戴充气手臂圈尝试 3 ～ 4 次短距离游泳	暴风游戏和飞翔游戏
16	自由尝试	组合练习	在雨中仰泳	顺着梯子潜水，不戴充气手臂圈尝试 5 ～ 6 次短距离游泳	暴风游戏和飞翔游戏
17	自由尝试	组合练习	钻圈游戏和"老虎跳"	前翻入水，不戴充气手臂圈尝试 5 ～ 6 次短距离游泳	暴风游戏和飞翔游戏
18	自由尝试	组合练习	钻圈游戏和在水中攀爬	在泳池中央潜水，不戴充气手臂圈尝试 5 ～ 6 次短距离游泳	暴风游戏、前翻游戏、飞翔游戏

24 小时 "儿童海豚游泳课" 课时表
第 4 部分

19	开始阶段 约 5 分钟	复习 10～15 分钟	重点 / 新内容 10～15 分钟	跳水 / 潜水	结束
	自由尝试	组合练习	仰泳：停顿并让双脚在前 "往回划水"	在泳池中央潜水，不戴充气手臂圈尝试 5～6 次短距离游泳	暴风游戏、前翻游戏、飞翔游戏
20	自由尝试	"长距离游泳，不停顿"	大垫子：爬过、跑过、前翻	不戴充气手臂圈尝试 5～6 次短距离游泳	暴风游戏、前翻游戏、飞翔游戏
21	自由尝试	"长距离游泳，不停顿"	大垫子：从垫子下方潜过去，坐在垫子上 "划船"，然后船翻了	长距离游泳，不停顿，不戴充气手臂圈（可进行海马测试）	暴风游戏、前翻游戏、飞翔游戏
22	自由尝试	"长距离游泳，不停顿"，作为组合游泳	钻圈：跳冰棍、在泳池边翻船	海马测试	暴风游戏、前翻游戏、飞翔游戏
23	自由尝试	"长距离游泳，不停顿"，作为组合游泳	海马测试		暴风游戏、前翻游戏、飞翔游戏
24	自由尝试	海马测试	游戏 / 游泳 / "娱乐" 课		暴风游戏、前翻游戏、飞翔游戏

24 成人游泳入门

正如引言所述，在文明富饶的当今世界，游泳已经像牙刷、驾照和电话一样，成为一件必不可少的文化工具，为人类带来了许多积极的影响。很多缺少这种工具的人都被视为"运动文盲"，而这种缺陷往往会让他们感受到自己在社交能力上的匮乏。没有社交能力做基础，他们显得兴味索然、沉默寡言、毫不起眼。如何才能改变这种状况呢？以下章节正是这类人群的福音。

体育教育工作者在面对年轻的游泳初学者时，会根据他们的年龄和发育水平选择适当的教学工具，以正确处理他们学习过程的各个阶段。同样道理，在面对成年的游泳初学者时，教练也应该对他们的个体情况进行深入的研究分析。

为孩子们上课时，教师不会把他们当作"迷你"成人来对待，而要考虑到孩子们独有的心理状态，采用适合孩子的讲话方式、教学方法和教学目标。这意味着五年级的班级与3岁孩子的班级在教学方面肯定会有极大的差别。

那么，在中学生和30多岁的成年人之间也存在巨大的差异吗？差异会大到需要教练进行特殊的考量并采用特殊的教学方法吗？我们不能将学习游泳的成年人当作"大"孩子来对待吗？毕竟游泳又不是玩玩具和小火车！显然不行！经过30余年的成人游泳教学实践，我认为这种差异不仅存在，而且相当明显，远远超过大孩子和幼儿之间的差异。

在我看来，成人初学者包括两种不同的类型：

1. 孩提时代和青少年时代缺乏游泳机会的人。由于硬件设施的匮乏，导致他们从未学习过游泳。

2. 具备了硬件基础，但出于各种各样的原因与游泳失之交臂的人。这些人往往在游泳方面有过不好的经历。

第一类人通常是完全正常而自信的人，没有特殊的运动机能问题或心理问题。他们相信自己的能力，学起来又快又积极。针对他们的课程在内容和组织上都跟四至六年级的课程相类似，学员的学习速度和成功率与孩子们比起来也相差无几。在来自世界各地的学生中，东欧、非洲、亚洲和南美的学生常常表现出这样的特点。

而第二类人群总是把不会游泳视作一种缺陷。即便是在日常生活中，他们也比普通人更缺乏自信。生活中的一切大事件都让他们惴惴不安，就连驾照考试，他们也会担心自己无法达到要求，没有信心能顺利通过。

- 早先在水中的负面经历表面上似乎并没有什么影响，但却在心底遗留下潜伏的恐惧，压抑时间长了，就会逐渐发展为一种精神不安现象。在大多数情况下，这种长年累月积聚起来的恐惧感越来越根深蒂固。随着时间流逝，令人惊慌失措的呛水或落水体验在记忆中逐渐变成非常恐怖的溺水事故，仿佛上个月才刚刚经历过一样。还有一种情况：在传统的游泳课中，教练会通过勇气测试的结果来将学员们分类，减轻自己的工作量。筛掉的"胆小鬼"从此被打上失败者的烙印。他们被教练无情地抛弃——因为对教练来说，获得奖章的统计数据更加重要！这段令人挫败的经历同样会在"失败者"的头脑中根植下挥之不去的阴影。"受害者"的恐惧心理根深蒂固、很难克服，因此必须引起教练的高度重视，绝不能对这个问题视而不见。
- 很多成年人的身体感觉、运动机能、学习经验，甚至感官运动机能控制机制和知觉机制都跟不存在似的，或者受到了明显的阻碍。他们对自己的身体一无所知，直到此时才第一次认真研究自己的身体世界。在运动机能的学习过程中，一切事情都需要从头开始探索。尽管现代人由于缺乏运动和体重超重应该更加谨慎地对待自己的身体，但事实可能恰恰相反：孩子们倒是随时都处于某种运动机能的学习过程中。可以这样说，孩

子们全身的"线路"都畅通灵敏。但是如果向某个成年人问起他上一次运动机能的学习过程，他往往会想到很久之前的舞蹈课和考驾照的经历——除此之外他的人生中就再也没有任何与开发运动机能相关的事情了。这就解释了，为什么在成年人的身体上，从中央系统到执行器官之间的连接状况往往都很糟糕。真正的线路腐烂了，电工可以将它们更换掉，但就"人体"而言，我们只能重新激活这些功能！

- 另外一个对于成年人而言至关重要的难题在于：跟孩子相比，他们必须在那些清楚而简单的练习部分花费更多精力。也就是说，教练可以为训练有素、自信安全的孩子规定整套动作，即同时给出手部、腿部、头部、身体和呼吸的指令。孩子们或多或少都能全部完成，在之后的练习中再对各个动作要领进行精炼即可。这就是从"粗略的成套动作"到"精细的细节要领"的过程。许多孩子都能集中精力同时关注多个肢体动作（当然，顺序可能不同）。他们被视为令人称奇的天才。与此相反，练习新动作时，一个内心恐惧的成人初学者刚听到第二个注意事项就会崩溃。因此，他们只能像完成一张大拼图一样，将细小的动作要领耐心地一步步组合到一起。

教育工作者的"教学工具"

教育工作者每天都会面临形形色色的学员，

有些情绪低落，有些态度懒散，有些可能正陷入人生的低谷，因此务必要将耐心、感同身受的能力和善解人意的心态带到课堂上，认真解决学员们的切身困难。在学员们学习停滞和退步时，技巧性的激励和说服手段也能很好地派上用场。但无论如何，对学员个人及时进行面对面的心理干预，以及直接提供身体上的辅助，才是教学中最为关键的因素。有许多成年人，他们在其他的游泳机构一无所获无功而返，将我们视为"最后一根救命稻草"，心理干预和身体辅助的重要性在他们身上就表现得尤为明显。无论是高高地站在游泳池边拿着 3 米铝杆"巨人"般的教练，还是各种各样的浮力辅助设备，都不能让他们获得安全感。只有一小步一小步地去克服那些简单明了的任务，从中不断体验和学习，才能真正建立起安全感并迅速取得极大的成功——尽管专业游泳运动员会对这种做法嗤之以鼻。我曾收到过一封由多名成年学习者——他们都到了退休的年纪——联名写来的感谢信，从中我发现了对于大龄初学者而言最为重要的教学建议：

> "您也经常站在泳池边，但您从头至尾都在观察着我们。您能够随时发现可能出现问题的苗头。我们经常在想您是不是有千里眼。在我们自己意识到可能会有困难之前，您就已经下水并给予我们必要的安全保障了。无论是潜水、滑行还是跳水，您直接的帮助、您伸出的援助之手，将我

们心中的恐惧一扫而光！"

与孩子相比，成人往往存在着更多也更为严重的劣势：他们会想得太多，考虑得太多，心中顾虑重重，总是想要刨根问底，结果把事情复杂化。另外，他们通常会缺乏耐心，自己给自己提出许多完全不切实际又超出能力范围的要求，结果背负上了巨大的心理包袱。其实我们并不需要这样的沉重负担，只要以平常心对待就能自然而然地学会游泳，就像学习其他技能一样。

外部条件

那些所谓的"失败者"尤其不愿意有人在一旁注视着自己的一举一动。虽然游泳馆里的人其实并不会把游泳初学者的笨拙表现当回事，但他们依然觉得别人的目光会极大地阻碍自己学习。因此，和其他人分开练习是有效的解决办法！

无论是哪个年龄段，在遭遇非常困难的学习过程时，都应该把温度调节到适宜的高度，因为这有助于在激烈的训练中放松身心。孩子们在冰箱一样寒冷的环境中都不愿意活动，更何况比他们更为内敛的大人？！

课程组织前提

最好将人们分为一个个一目了然的小组，方便进行一对一的对谈，充分关注每个人的情况，在必要时及时提供身体上的帮助。不过，如果把胆小鬼和其他胆小鬼分在一起，他就完全无法从旁人那里得到心理或身体

上的依靠。因此，他就会隐藏在人群当中，毫无进步，最后很快放弃学习。从这个角度出发，我主张将能力层次不同的学员混合安排在一起：刚取得一点进步的学员在课后淋浴时会跟初学者解释说，自己不久前也经历着跟他们一样的感觉和想法、同样的恐惧和自我怀疑。这种情况即使对于最优秀的教练而言也是一种莫大的帮助。对自己的能力感到怀疑的人，长此以往也会对教练的说法感到怀疑。"他看起来就会夸夸其谈，哪里能真正教会我游泳？/哼，我才不要学这些东西！/他不过是在盯着我口袋里的钱吧？"初学者心里总是会冒出这样或那样的想法。跟相对不太熟的教练相比，他们更宁愿跟"难友们"互诉衷肠。如果其他人在回应时能够言之凿凿地为教练说好话，那效果比教练本人费尽口舌要强得多！因此，无论是对教练还是对学员，混合小组都能让学习过程变得更加轻松迅速。此外，这类课程形式在组织上也会让课堂氛围更为放松。许多被迫下定决心或者在别人怂恿下下定决心的学员，如果距离下一次开课实在太过遥远，那么在漫长的等待时间里也很容易丧失热情。但如果人们自动自发地做出了决定，并且一天比一天进步显著，那放弃的可能性就小得多了。另外，成年人的学习速度和孩子们相比有着天壤之别，而他们的心底往往潜藏着自己独有的学习目标。那么像那种课时安排受到限制的课程，是无论如何不适合成年人需求的。

课程目标

如果初学者仅仅在浅水池中溜达了一圈，就认为自己无论如何也不可能溺水时，我会这样告诉他们：

"你们有很多种途径可以学会游泳。比如说，你们可以按照老一套的做法拙劣地模仿游泳动作，让自己时不时浮在水面上。我把这种做法称为在安全水深里'毫无意义的求生练习'，而且很可能导致身体上的病患。如果想要正确且安心地在水中活动，我们应该忘记所谓的'游泳动作'，而要建立起对水的信心，同意吗？！"

作为补充，我还会言辞激烈地提醒他们不要"自负地"进行一些会导致颈部、背部、臀部和膝盖承受负荷的蛙泳。我会问他们，连旁边跳水的青少年都比不了，也没法应对汹涌的波浪，游泳水平如此之低，你们怎么可能轻松惬意地游泳？！到这时，学员们应该就能在教练的"恐吓"下"完全自愿地"选择第二种途径，并设置以下目标：

- 建立起安全感与信任感。
- 掌握全方位的运动技能，学会应对多样化的情境。
- 掌握"休息"的技巧，在游泳中休养生息。
- 探索水的奥秘，掌握水的特性，在水中找到乐趣、快乐和满足感。
- 提高自信感并运用到生活中的其他方面，但不要在课程一开始就提及这个观点！

第一堂课的内容

开始时最重要的是让人们认清自己心理上的障碍，释放"封锁"的控制机制系统和"指令管线"。必须重新探索和训练运动机能的学习能力、身体知觉能力和身体控制能力（为达到这一目标，也可以布置一些有辅助作用的"家庭作业"）。

例如，有意识地呼吸并学着去控制它，最重要的是实现惊吓反射的长期"逆转"。先用嘴，然后用鼻子在水下吐气，接着交替用嘴和鼻子在水中吐气，同时还要让眼睛保持睁开。

接下来，浮出水面时立即睁开眼睛，不要将手伸出水面。然后进行浮力练习。学员们必须学会在水中直起身子，滑行至"救生台"，再从池壁滑开。接下来这个练习会让很多初学者从一开始抱以怀疑的态度：仰卧在水面上"休息"，然后从仰卧位起身在水中直起身子。但是大家很快就会意识到，如果动作正确的话这项绝活儿其实很简单，简直让人乐此不疲。之后还将完成纵向和横向旋转练习，即从仰卧位转变为俯卧位，再从俯卧位转变为仰卧位。如果能够顺利完成这些练习，现在就可以开始学习跳水，并尽快与滑行练习相结合。为了让学员感受"去到水底"究竟有多难，可以让他们尝试潜入水底拣拾池底的潜水环。

在这之后的任务才与真正的游泳有直接关联。此时，教练应时刻考虑到自己面对的不是活泼好动的孩子，而是由于缺乏运动或多年来在工作中从事单一运动，导致"零件生锈"、运动受限、浑身僵硬的成年人。另外一个问题在于，成年男子结实的肌肉导致他们"难以待在水中"，这些非常有力但会阻碍游泳的肌肉组织（尤其是肩膀部分）对于教练来说同样也是教学中的一大难点。

在接下来的教学过程中，我会针对各个学员的具体情况进行个人指导，布置个人任务，让每个人走上不同的学习之路。在我的课堂上，初学者并不需要去适应那些千篇一律的死板理念。不同学员选择不同的途径，最后终将殊途同归。虽然"目的地"看上去是如此遥远，但只要有了"罗盘"的正确引导，就必定能通向成功的彼岸。

现如今所有优秀的成人游泳课程都会向学员们灌输以下观念：在一般人看来，游泳是一件好事，也很健康，除了有损发型以外，简直百利而无一弊。优秀的游泳教练应该纠正学员们的这种错误看法，向他们指出俯卧位和仰卧位游泳中最明显的优缺点。因为许多人想要学习游泳，并不是为了参加比赛，而是为了放松身心，暂时缓解多种类型的背痛。

因此，出于真正为学员考虑的心态，优秀的教练应该向学员们介绍"水上健身"运动。"水上健身"能够唤醒全身的肌肉组织，更持久地缓解常见的背部问题，比起"竞技游泳"更加适合这类人群的需求。

25 从水上教育学的角度看"水上健身"

从水上教育学的角度来看，水上健身和游泳学习的完整过程一样复杂和宽泛。"水上健身"的课程教练在接受职业培训和做课程准备时几乎需要满足和普通游泳教练同样高的要求。关于这个话题，我可以写出长篇大论，受篇幅所限，这里仅就几个关键点进行简要论述。

"水上健身"是一种独一无二的运动方式，虽然它同样需要专业的指导，需要连续性和稳定性作为保障，但任何人在任何年龄和任何水平都可以零风险地入门，并延续终生。

水上健身的教练会首先考虑到学员们的生理需求和身体状况，然后制定出长期而连续的训练计划，并根据教育法和教学法设置出有意义的课程安排。但尤为关键的是，水上健身的教练需要始终陪伴在学员身边，就练习的姿态和完成情况对学员个人进行直接的纠正。同时，教练还需要判断和注意学员个人的身体负荷情况。在针对老年人、孕妇、超重人群和背部疾病患者的特殊课程中，如何保障长期的健康需求是课程安排的重中之重。

只有做到这些，才能确保水上健身不仅仅只是年轻人追求的运动时尚，而成为普罗大众的健身手段，凭借保健养生、强身健体、持续预防以及"术后恢复"等功效，得到社会的青睐。

无论是初学者和转学者：不管年纪大小、水平高低、身材好坏，都能在这里找到适合自己的运动项目。从简单的健身操到适合竞技运动员的力量练习，总有一款符合您的需求。

如果想要加入水上健身的行列中，不管是成为一名教练还是单纯地作为一名学员，首先都要对水这一元素进行详尽的了解。如果不能正确地与水打交道，是无法达到"水上健身"的效果的。

> 虽然人类在陆地上生活，但我们的运动机能系统最初不仅仅只能适应陆地的环境。

在游泳课中，"了解"与"利用"水的特性至关重要，这一内容也不可避免地成为游泳教学法的组成部分。孩子们很快就能进入运动机能的开发阶段，因为他们的大脑可以飞快地"识别出"水中不同寻常的既有特征，并对其加以直接的利用。

与孩子们相比，成年初学者适应新环境的过程会困难得多，耗时也要长得多。尤其是常年没有游泳经验的成年人，突然暴露在完全陌生的环境中会让他们浑身不自在。然而，在水上健身中人们往往会忽略这个方面的问题。

致力于水上健身的教练和学员总是对自己的适应能力抱以不切实际的自信。而热衷于陆地运动的人们也认为,他们可以毫无问题地将陆地运动中积累的经验迁移到水中。很遗憾,这只是理论而言。因为在 20 年、30 年、50 年甚至是更长的岁月中,我们的"陆地头脑"已经习惯了用特定的方式来看待问题,而水中的运动则需要运用到完全不同的经验。

陆地环境中最主要的特征有:

- 空气阻力较小
- 存在重力
- 中等压力比
- 通过皮肤出汗/发抖实现温度平衡

任何运动过程都由大脑根据上述前提进行"计算"。

但是在水中,这些前提条件从根本上发生了改变。

水中的重要特征有:

- 水的阻力很大(大约是空气阻力的 25 倍)
- 存在浮力
- 存在水压(视水深而定,在水上健身中约为空气阻力的 10 倍)
- 水具有惯性

- 水的导热性很高("感觉出汗/寒冷"不属于客观环境条件!)

水的某些特性可以被当成是"训练设备"

浮力: 人体在水中的重量相当于"陆地重量"的 10%。因此,练习再密集也不会导致脊柱和关节高度负荷。那些在陆地上练习会感到身体疼痛或由于之前受伤根本不能运动的人,在水中会获得理想的运动补偿。此外,在浮力的帮助下,陆地运动时密集使用的大部分肌肉组织能够在水中得到休息。与此同时,在陆地上由于重力作用而长期偷懒、变得柔弱的肌肉在水中会得到高强度的训练。因此,学员必须学会在水中"向下"用力,即克服浮力。随着在陆地上使用强度很低的肌肉组织慢慢变强,人们肌肉失衡的情况会得到改善,肌肉平衡得以重塑。

阻力: 在水中的每个动作都是克服阻力的结果。视速度、用力程度和阻力面的大小而定,在水中每个动作的练习效果会比陆地好上数倍。此时过度负荷并不会带来任何危险,因为阻力的大小是可变的,和人们自身用力大小密切相关。

温度: 理想的练习温度在 30~32℃ 之间。这个温度可以确保肌肉组织保持温暖、血液流通顺畅,无须做热身练习。如果由于学员的身体条件而无法安排密集的训练,温度过低会导致体温过低的风险。温度过高则会导致游泳池过热，进而由于水温与体温之间的差异过小而无法向外排出体内多余的热量，进而引发某些学员的血液循环问题。

水压： 水压会将入水者身体的每一寸肌肤均匀包裹起来。它的主要功能是支持静脉中血液向心脏的回流过程，让心脏搏动更有力，从而强健心血管系统。同时，由于吸气变得困难，肺部肌肉也能得到锻炼。未经训练/没有安全感的学员往往会由于水压而产生胸腔压迫感。课程教练应当关注这种情况，并向他们提供帮助。

惯性： 质量的惯性作用于水和水中的身体，正如作用于陆地上运动的身体一样。"急刹"之后，身体或水不会马上静止下来，而是会将现有的运动能量"全部消耗掉"。具体表现为沿着同一个方向继续前进一段距离。

所有水上健身教练都应当熟知这些前提条件。

不过：在最开始进入水中时，人类的头脑会习惯性按照陆地模式运转。我们常常会发现，尽管新手教练在一段时间后（基于自己的运动/运动机能知识和能力）已经完全掌握了水的特性，但要将这些认知传授给学员却依然非常困难。

为实现高效的水上训练，教练始终应该谨慎地引领学员们入门，向他们提供正确的指导，不断检查他们的动作并及时进行纠正。

将水本身的特性作为"训练设备"需要教练的反复说明和学员的不断练习！

学员们应当学会根据个人的需求对水的各项特性加以利用，这样便能从个人水平出发，增加肌肉的力量并强化心血管系统的耐力。另外，每节课都应该有不同的侧重点，即充分运用水的方方面面，起到全面的锻炼效果。

课程教练应当

- 在课程开始前充分了解学员的情况（如谁不会游泳，谁之前受过伤，谁存在椎间盘、关节、高血压、糖尿病等问题）。如果来不及了解，那么就要更加仔细地观察学员的姿态和负荷情况。
- 关注环境条件（水深、室温和水温）。
- 在陆地上做示范时要注意动作的准确性（即使很费劲），同时要和水中的动作和速度保持一致。面对初学者，长时间的口头解释收效甚微。
- 从"感受"水的特性开始安排练习——帮助学员实现"顿悟"的过程。
- 准确示范"基础练习"，并为学员留出足够的练习时间。
- 发现学员的错误后，立即进行准确的纠正，必要时可反复纠正。初学阶段决定了水上健身的长期效果。

另外，教练还要关注课程的基本组织形式：

- 公开课，如在公共游泳池中、假期课程
- 长期的固定课程，如在康复机构、商业机构中
- 培训活动

入门阶段应包括以下几方面的内容，但要根据课程类型有所侧重，在长度和强度上都应区别处理。

课程开始
如果是专门的健康/保健课程（而不是学员和教练都不定的业余课程），那么应当从理论引导部分开始（或者单独开一节导论课）。

教练应当介绍该课程的内容和目标，学员提出自己的疑问、做自我介绍和说明自己目前的健康状况。尤其是针对特殊目标群体的课程（老年人、超重人士、术后康复人士），建议让学员填一张个人情况表。

注意周围环境！

水温
一般来说，水温保持在 30℃ 左右人体感觉会比较舒适。如果水温过低，未经训练的学员、老年人和孕妇往往会出现不适，他们需要待在暖和的环境中。如此一来，教练便不得不缩短课程的时间。

如果水温明显超过 30℃，水温可能会过热，此时要注意人体承受的极限。如果室温低于水温，肩膀和手臂很快就会变冷。"上身练习"时膝盖应当尽可能弯曲，从而使上半身完全垂直地浸在水中。另外，身体的温度平衡在很大程度上会受到淋浴温度的影响。

水深
如果池底是倾斜的，学员应根据身高和水深选择练习的位置。所有学员都能站在齐肩的水深中是最理想的情况。如果体型较小的学员在水中站不稳，并且在水晃动时无法保持平衡，教练可以让他们戴上浮力腰带，而高大的学员则需要屈膝。

注意周围的声音
教练要让没有安全感的学员尽量在自己周围活动。

了解水的特性，掌握基本动作
在发出指示和进行讲解时，用语要始终保持一致，这能让教学进行得更为顺利！

基础动作入门
基础动作入门是前几节课的首要任务。随后的课堂上再加入进阶动作练习、改变运动方向和速度练习、成套动作练习和设备练习等。姿势、呼吸和准确地完成动作是练习成功的前提条件。学员按照逻辑顺序专注于一个又一个的新动作，而教练必须随时检查并指出他们的姿势是否到位、完成情况正确与否。

姿势与呼吸

及时准确地完成动作是练习成功的前提条件——这样能确保学员将注意力集中在新动作上！因此，在初学阶段教练必须随时监督学员的姿势并进行正确的指导。

训练重点

水上健身的训练重点包括增强腹部、背部和腿部的肌肉组织，让身体更灵活，改善身体和精神状况及协调能力（保健措施），在受伤和手术后恢复肌肉，活动关节等。

一方面，肌肉组织可以变得更有力量并在温水中尽情放松；另一方面，关节和脊柱部位的疼痛也能得到显著缓解。从治疗角度看，水上健身在恢复关节的灵活度，预防骨质疏松和术后恢复肌肉等方面能取得极佳的效果。

在心血管系统耐力延长和力量增强方面，水上健身能够通过适度的训练内容和有条不紊的训练计划，取得显著的训练成果，确保学员的积极性。

学员的成功是最好的广告——也是课程教练追求的最高目标！

之前健康诊所的水上体操、疗养院的泳池有氧运动和其他类似的课程如今早已发展成为各种方兴未艾的"水中运动"，在许多健身房的课程中依然可以一觅芳踪。这些课程流行的做法是用强劲的音乐让"参与者"斗志昂扬。音乐能够团结整个集体，让大家在愉悦中运动，在水中耗尽所有精力。但这种方法并没有对水的特性加以考虑和利用，因此很快便成为明日黄花。

为了保证课程的品质，经验再丰富的教练也必须将课堂上的人数限制在一定范围。如果只是单纯的"社交娱乐活动"，或者是经验丰富、长时间接受高水平训练的游泳团队，人数显然无关紧要。但如果团队成员并非出于单纯的娱乐目的，而是希望强身健体或者实现自己在健康方面的期许（可能还要靠医疗保险来支付费用），那么一堂课的人数就应该限制在 15～17 人之间。如果人数过多，教练可能无法给每个人提供单独的指导（以及必要的监督和纠正）。

同样的，如果把舒适的练习环境放在第一位，也无法起到很好的教学效果：比如在晚间上课时，学员们倒是可以在朦胧的灯光下漫步闲聊。但仅就灯光昏暗这一点，教练就已经无法做到全面监督、及时纠正。另外在休闲度假村或豪华游轮的泳池中，总会有一些"表演者"站在泳池边煽动气氛，向水中狂热的"粉丝们"展示自己的绝技，这对于旅行主办方而言肯定有着巨大的经济价值，参加个两三次倒也不会有什么害处。但是同样道理，定期参加这些以休闲为目的的娱乐性泳池活动究竟有何利弊需要引起人们的重视。时髦的组织者、狂野的音乐和高强度的群体活动其实并不适合年纪稍大的人群，他们的目的是追求健康，在这种氛围中很可能会适得其反。水上健身突然就变得不那么健康了！

一般来说，任何运动肯定都比窝在沙发上看电视强，而水上运动更是会带来极其正面的"副作用"。但是像上述那些活动，从一开始就应当公正地将其评判为"在社交生活中显得弥足珍贵的娱乐活动"，而不能宣扬它在水上锻炼方面的效果。否则，一旦参与者从这些活动中得不到任何收获，就会产生上当受骗的感觉，在我看来这会导致这些活动在体育经济学方面陷入非常不利的境地。

26 结束语

毫不夸张地说：我们的学员建立起水中安全感的时间比同龄人至少要提前两年，他们在很小的年纪就能毫发无损地应对日常的危险状况。普通孩子直到现在都仍然从三年级起才开始学习游泳，而我们学员的入门时间领先他们大约 6 年。在这 6 年时间里，我们的孩子已经积累起丰富的运动经验，了解并学会遵守水中和水边必要的游戏规则。日后来自幼儿园和学校的反馈一次次证实：我们的孩子大多能将自己在游泳方面积累的运动经验运用到新的运动类型中，在学习游泳期间获得的社交能力也让他们在生活中的其他方面表现突出。从许多儿童医生那里我们也经常收到正面的反馈，不少孩子甚至是在医生的建议下来参加我们游泳课的。

就竞技游泳和早期教育而言，我们的另一个优势在于：小天才们能够在这里及早地脱颖而出！

具有连续性的婴儿和儿童游泳课程让大部分孩子很早便接触到体育基础教育，并有条件长期坚持下去，他们的受益远远超出游泳这个单一的范畴。此外，无数家长在陪伴孩子们学习游泳的同时，意识到"水上健身"给自己带来的好处，从而将这些游泳机构演变成举家活动的场所。锻炼效果有口皆碑，学生家长耳口相传，为学校起到卓越而且完全免费的宣传效果！

在此，我希望向从事游泳入门教学的人士发出呼吁：

- 按照孩子本身的特点去关注和对待他们：孩子们有权追求自己的个性，切勿将他们视为"迷你"成人！
- 对待初学者时，不能过分要求他们完美地完成游泳学习中的难点项目：应该引导他们采取自然的、适宜于儿童的游泳形式！
- 在教学中，不要给学员强行灌输运动机能方面的技能，也不要将获得奖章作为唯一的教学目标。
- 决定课程内容和目标时要做好充足的思想准备：每 20 个孩子当中，可能只有一个人能成为优秀的运动员或救生员。
- 还应当注意到，所有孩子都应当形成必要的安全感，掌握多样化的游泳能力，这样在日后的休闲和运动活动中才能安全无忧地享受水中时光。真正实现"如居水中"！
- 不要忘记，就连竞技体育也不仅仅面向天才群体，普通人和发育迟缓的人同样有资格参与。
- 请认识到，游泳课程对儿童的早期教育意义深远，国际学生能力评估计划 (PISA) 对此也大力提倡。

- 学习游泳是一个过程，对孩子们有着非常正面和持久的影响。有机会一定要重视体育教育学观点在这方面的运用！
- 参加游泳学习是孩子们第一次"上课"，这将为孩子们日后在幼儿园、学校和工作中的社交活动打下坚实的基础。

另外我还想对大型游泳机构提出以下几点注意事项：

- 我们需要在各个场合对德国游泳入门教育的现状进行大力宣扬，眼下特别需要强调游泳入门教育糟糕的境况。但是如果有人在探讨这种糟糕的境况时，一方面口口声声地要求将游泳视为基本人权，呼吁大家团结起来拧成一股绳；另一方面又让游泳课程长期深陷于体育官僚制度的泥潭里，那么这种言论必然无法深入人心。如果有人只顾着要弄手段，不考虑游泳课程的实际状况，从而让未来的学员们丧失了学习游泳的好机会，他同样对糟糕的境况"功不可没"，需要反思扑面而来的指责。
- 如果有人"志存高远"，将高水平的竞技体育视为自己所在机构的发展目标，对只开展游泳这么一个项目感到不满，同时从根本上忽略了日常事务的开展，那么他的这种做法同样无法令人信服。这样的人在自己一向冷漠置之的入门教学领域，最好保持适当的谦逊态度，不要过多地指手画脚。
- 如果有人作为一名公共泳池的巡视员，在发现问题时没有立即对同事们的课程

内容进行检视，没有积极地去寻找解决方法，这显然属于一种失职行为，对于保持教学环境肯定会有不利影响。

- 如果有人决定将初高中的游泳课程提前到小学早期阶段，但又没有做好准备对教学内容进行相应的创新，虽然教学工作还是可以勉强开展，但却永远也无法达到目标！

正如引言中所述，在当今游泳界的很多领域里，人们大多更看重专业技能、市场营销和商业赞助等因素，而忽略了体育运动的本质。这个趋势甚至在许多圈内人身上表现得尤为突出。不少人认为，近年来越来越普及的"公益性体育"这一概念，正是对德国体育协会以外的商业性（即以营利为目的的）体育活动的有力反击。因为公益性往往会让人联想到慷慨无私——按照奥林匹克精神简直堪称神圣——的社会组织。在这里需要指出的是，即便参加公益性组织举办的公益性课程，很多时候同样需要学员缴纳一定的费用，因为公益性组织和商业机构一样存在着运营方面的压力。而且虽然在这些地方可以享受到政府的优待，但通常不允许不同声音的存在。

人们唯一能做的，只是向公益性体育活动的负责人提出建议，希望他们至少在游泳课上实现真正意义上的公益。但这一要求时至今日仍石沉大海。因此我斗胆估计，普通民众只要有对比的机会，肯定会在顾及自身利益的情况下更加信赖采用水上教育学的教学机

构，而不会去考虑在实践运用中显得保守又不切实际的公益性游泳课程。

如果作为一名教练，已经掌握了水上教育学的精髓，并充分理解了"学习——练习——训练"这种运动机能的发展过程，那么我建议：

- 请教活跃在其他运动领域的优秀教练，依据对方态度认真或辩证地看待对方的观点，汲取对方的教学经验运用到自己的教学领域。
- 观察那些为保障公众安全承担着崇高使命的救生员，但是一定要清楚，他们的做法可能已经过时，也并不符合游泳入门教学的内容和目标。
- 同样要尊重泳池指导员和体育教师的意见，尽管他们过去接受的职业培训与现代的教育法观念相违背，但他们的知识和经验仍可让你获益良多。
- 不要对那些没有自知之明的人放松警惕。众所周知，在我们这个神奇的社会里，有些只会将铁皮罐踢进排水沟，靠翻阅街边小报消磨时间的人，将来也有可能和国家足球队教练平起平坐。正因如此，我们必须接受这个现实：如今我们身边涌现出的不计其数的"专家"，其中一些也许术业有专攻，但更多恐怕是从街边小报中得到的经验！那些一周去一次游泳馆就自封为游泳专家的人，很有可能在某天就摇身一变成为一名

"前游泳运动员"——从而拥有了到处发表意见的权力。

作为掌握了特殊教学技艺的游泳教育者，务必不能让任何一名"伪专家"加入教学的队伍当中：依赖于秒表和哨子的"专家"不行，只会解脱术和拖拽技巧的救生员不行，那些在课堂上站在泳池边拿着救生杆的"巨人"不行，不思进取总是落后于最新教学技术的人同样不行！

那些

- 在自己的课堂上能够将游泳教学法作为灵活多变的工具，随时随地安全可靠地应用于各种情境的人；
- 在团体课中按照每个孩子的能力水平引导他们挑战极限，但不过分苛求孩子的人；
- 为孩子们社交能力的提高带来正面影响并对负面现象做出恰当反应的人；
- 一方面能够清楚地认识到孩子和家长的恐惧并努力消除他们的担心，另一方面又能够从容应对并解决狂妄而鲁莽的行为以及（家长）过高要求的人。

不仅仅能够帮助学生建立起水中的安全感，还能引导学生踏上了健康生活之路，促进他们身体的觉醒，为丰富多彩的水上运动和休闲娱乐打下基础。更重要的是，只有这样的人才具备了成为一名教练的先决条件，并能堂堂正正把自己叫作：游泳教育者。

游泳教育者同时也是基础教育领域的专家，在教育工作上比起泳池指导员、救生员、体育教师或练习教练显得更加从容自信。而且，比起那些只会锦上添花的"成功专家"，他们的工作要有意义得多。

亲爱的读者们：

在上面的结束语之后，作为一名极其严苛的观察员，我想再用一章篇幅，对游泳入门教育的现状大声疾呼。在 Roßbach 教授的强烈反对下，我的用语已经有所收敛，但绝不可能完全中立。因为我一定要将德国游泳入门教育深陷泥潭的窘境公之于众，以引起全社会的关注。多年来，游泳入门教育一直被耽误、被掩盖、被欺瞒、被忽略，那些基于理论的教学方法从来没有得到过正确的执行。我将在后面一章中解释，为什么我认为糟糕的境况更多是源于内部原因，而非外部原因。希望其中一些争议性的话题能引起大家的讨论。

欢迎登录 www.aquapaedagogik.org 提出您的看法

27　水上教育学一览

在正式上课前参加一节**"试游课"**，能帮助孩子和家长做出正确的选择，也能让教练尽早做到心中有数。试游课后，孩子们会以迫不及待的心情期盼着正式课程的到来。否则，孩子们会感觉自己正面对着一个未知而可怕的"大怪兽"。更何况，酒香也怕巷子深，再多的优点也需要你亲自试过才知道！

信任的建立对于学习游泳而言至关重要。这首先需要教练在水中为孩子们提供直接的身体辅助，身体辅助要持久而频繁，从而建立起孩子们对教练的信任。这种信任很快便会转变为对水的信任，在水中逐渐增强的安全感同时也会提高孩子们的自信心。到了这时，即便教练高不可攀地站在游泳池边手拿着铝杆指指点点，孩子们也绝对不会感到无所适从。但是，如果教练忽视了初学者的基本需求或者草率地将他们归为失败者，那他们将终其一生笼罩在这样的阴云中，无法摆脱"失败者"的困扰。

每一位经验丰富的游泳教育者都清楚，教练应当**按照孩子们的发育水平安排教学内容和目标，采用符合年龄的语言方式**并**注意体育教育学的基本原则**，人们绝不能将孩子视为"迷你"成人，尤其是在游泳这样的领域里！

符合教育学理念的全面教学法不仅能帮助孩子们获得游泳能力，还能提高他们的社交能力，在生活中的方方面面受益匪浅！从这点来看，"学习游泳"其实是一个广泛的运动机能学习过程，如果只是从竞技游泳中总结出一份训练计划，按照"教学安排表"给孩子们"填鸭式"灌输游泳的动作要领，就会使得游泳学习成为一件徒有其表的事情，丧失了其本身的意义。

在学会独立游泳的关键步骤上，应该安排**"密集式课程"，在一个星期内进行连续数天的学习**，从而获得可靠的安全感——因为孩子们根本没有机会"忘记"学习内容或由于课程之间间隔时间过长而重生恐惧之心，这样便能避免不停徘徊在"进两步退一步"的尴尬状况中。

被动游泳和安全感的建立在基础课程中当属重中之重。孩子们只有在适宜于儿童的任务中，掌握多样化的运动技能，学会应对多样化的情境，才能建立起相当程度的水中安全感。安全感是一种额外的保护工具，作用就好比汽车中的安全带、头枕和吸撞缓冲区，能够为人身安全提高保障——无论哪个年龄段都是如此！与建立安全感相比，学习竞技类游泳在此时暂居幕后，而孩子们获得的第一枚"游泳奖章"，则是建立安全感期间的附加产物。

高频率的练习主要在短"横道"上实现。如此一来，在入门课程中孩子们便可以完成大约 600 次自愿、积极且受到监督的跳水练习，以及 1000 多次自觉的潜水小尝试。成果：惊吓反射成功实现逆转，好比获得了游泳时的"安全气囊"！这样的孩子可以及早、可靠又自然地战胜可能出现的意外状况，而如果是未经训练的孩子，则会立即惊慌失措，并面临灭顶之灾。

此时应当！让孩子们简单尝试一些"困难的项目"（只要他们之前"已经顺利适应了游泳，不会忘记动作并勤加练习"），**但并不是强制要求！**这样做的结果是：所有人都会积极挑战自我，比如，为了游泳时能够用上"更轻的充气手臂圈"而深深地潜到水下，或者在下课时要求来一次"大大的奖励飞翔"。

除了掌握游泳能力以外，有针对性地进行**心理强度的巩固和自我价值的建立**同样是水上教育学的重要目标！在所有的年龄段中，这些目标从长远来看对学员们都具有弥足珍贵的价值。

教练保持**亲切又严肃**的态度能够让孩子们适应必要的"游戏规则"。"学会遵守规则"是体育早期教育中的敏感范畴，客观来讲往往还具有一定的风险。但是只要按照小初学者们的发育水平持之以恒地对待他们，就能让他们自然而然地学会遵守规则，帮助他们

更加顺利地度过幼儿园和学校生活。同时，孩子们获得的乐趣和愉悦也不会减少。

水上教育学这一理念已经得到**多年实践的验证**：无数的孩子在其他地方被贴上了"胆小鬼"和"怕水的失败者"等标签并放弃了游泳，但在我们的帮助下他们成为游泳健将，变得健康、活泼和自信。让冒失鬼和小壮士去游泳不过是小菜一碟。让各种年纪的胆小鬼（比如"克拉拉·不敢想象"小姐和"卡斯滕·做不到"先生）学会游泳，对于游泳教育工作者来说才是真正甘之若饴的事情。

教练、小组成员和课程的**连续性**也是整个课程系统取得成功的重要组成部分——从婴儿游泳直至迈进竞技游泳的门槛！

适宜于儿童的学习环境总是能起到积极的作用，水温、室温、装备和"氛围"尤其要引起人们的重视。"巨大的火车站大厅"式游泳馆会让人感觉很压抑。

优秀的教育者不会遮遮掩掩，躲在紧闭的大门背后上课，**透明课程**——让授课过程如同玻璃一样透明——会带来许多好处，比如可以让家长随时了解泳池内的情况。

每周一次的**高级课程**主要目的是巩固和扩展已掌握的能力，并延伸到竞技游泳的入门练习。这类课程绝不仅仅针对有天赋的孩子，

而是面向所有孩子（无论他们在运动机能方面是属于"正常"还是"发育迟缓"）和在其他地方已经学过游泳的"转学生"。

在结尾时顺便补充一句：

无论是过去还是未来，游泳都始终属于"最健康的运动类型"，是参加无数休闲活动的重要基础。因此，各个年龄段中不会游泳的人很容易感觉自己是个"运动文盲"，和周围环境格格不入，这种心思在青少年时期会更加敏感。

一朝学游泳，终生常受益——做出您的选择吧！

文献索引

[1] *Das Schwimmbad und sein Perso-nal.* Bundesverband Deutscher Schwim-meister e.V. http://www.bds-ev.de/

[2] *swim and more.* Kassel: Deut-scher Schwimmverband e.V. http://www.dsv.de/Desktop Default. aspx?tabid=105&tabindex=-1

[3] Busch, Karin: Schwimmschule für Vorschulkinder. Inhalte der schiwmmeri-schen Grundausbildung für 5 bis 7 -jährige Kinder zur Heranführung an das Wettkampftraining. In: *Sport-Praxis* 43 (2002), Nr. 1, S. 46–47

[4] Holle, Britta: *Die motorische und per-zeptuelle Entwicklung des Kindes.* Beltz Taschenbuch, Weinheim und Basel 2000

[5] Lange, Harald: Schwimmen im Spannungsfeld zwischen alltäglicher Faszination und sportpädagogischer Resignation. Überlegungen zu einem didaktisch-methodischen Lösungsansatz. In: *Sport-unterricht* 50 (2001), Nr. 9, S. 267–272

[6] Legahn,Uwe: *Im Wasser Zuhause.* AquaCreation Verlag, 2000

[7] Rheker, Uwe: *Alle ins Wasser. Spie-lend schwimmen? schwimmend spielen.* Bd. 1: Spiel und Spaß für Anfänger. Meyer & Meyer Verlag, 1999

[8] Ungerechts, Bodo: Neue Lehr-wege zum Erlernen der synchronen Schwimmarten Brustund Schmetter-lingsschwimmen, sowie der alternieren-den Schwimmarten Rücken- und Kraul-schwimmen. In: *DSTV Jahrbuch Band 22,* 2004

[9] Weineck, Jürgen: *Sportbiologie.* Bd. 9. Auflage. Balingen : Spitta Verlag, 2004

[10] Wilke, Kurt: *Anfängerschwimmen.* Reinbek bei Hamburg : rororo Sport, 1997

[11] Wilke, Kurt; Daniel, Klaus: Schwimmunterricht für Anfänger. In: *Sport-Praxis* 34 (1993), Nr. 4, S. 3–6

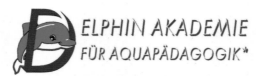

海豚水上教育学院

运动教育主管： Uwe Legahn

不论是婴儿游泳、儿童游泳还是水上健身，也不论是入门班、强化班、结业班抑或特殊训练班：想要参加真正有益健康的水上锻炼吗？欢迎来到水上教育学的摇篮。

我们从理论和实践两方面出发，为初学者提供扎实而全面的基础训练课程。在授课过程中，您的一举一动教练都看在眼中，他会为您提供建设性建议和秘诀。

如果您是一名游泳教学行业的从业人员，希望通过我们的课程为教学生涯锦上添花，我们将教您如何在水中打造安全感，如何提高自己的教学能力。如果您转行而来，或者刚刚踏进游泳世界，您将在这里奠定游泳教学的基础，以前途无限的姿态投身于这个崭新的职业领域。之前已经有无数教师和教练通过我们的进修课程为职业生涯奠定了成功的基石。

有口皆碑的训练体系、成功的教学方法和崭新的训练内容，定将令您受益匪浅。您将步入水上教育学专家行列！（我们的经营理念是：客户如潮涌，水中有商机）

海豚水上教育学院——带给您真正健康的水上锻炼方式！

我们的位置：德国汉堡，以及任何需要我们的地方*。

欢迎致电，我们竭诚为您提供咨询服务。

电话：0049 (0)40 792 49 20　　传真：0049 (0)40 792 3112

*提供私人定制的上门教学服务。

在中国，有很多家长认为孩子和水是矛盾的，其实对于孩子，特别是0～12个月的宝宝，一定程度的水压会对他们循环系统的锻炼起到非常好的作用。中国的家长们要明白婴儿游泳的意义所在，与宝宝共同勇敢地跨出第一步。

——Uwe Legahn（德）

龙格亲子游泳俱乐部
LOONG SWIM CLUB
源自德国，始于1977年，传承水上教育的爱与责任！

龙格亲子游泳俱乐部源自德国，始于1977年，专注于0~6岁家庭陪伴式教育。作为水上教育倡导者，龙格拥有40年历史的德系水上教育体系，由德国联邦水上教育协会主席Uwe Legahn（乌韦·里甘）主持教学，与德国海豚水上教育学院紧密联手,拥有北京、上海、广州、深圳、天津、苏州等150余家品牌中心，足迹遍布全国。

龙格致力于为中国家庭传递与国际接轨的教、娱理念，倡导健康的家庭关系养成，让水上教育根植中国，让中国宝宝影响世界。

品牌故事

创·梦
1977年，在国际亲子游泳行业著名的体育教育学家Uwe Legahn先生创办了自己的德国海豚水上教育学院。在这座位于德国汉堡的学校里，作为运动员及教练员出身的乌韦先生，开创性地将自己多年的游泳教育经验，同婴幼儿心理学、婴幼儿安全教育等理念糅合，提炼出"水上教育学"理念。水上教育学改变了常规游泳训练的理念，让家长参与其中，并能引导孩子以一种轻松娱乐的方式享受当下学习游泳的美妙时刻，在Uwe Legahn先生的不懈努力和全力推动下，水上教育理念在德国蓬勃发展。

2000年，德国联邦水上教育协会（BvAP）正式成立，向世界传播德系水上教育理念及课程，输送水上教育培训，培养从业人才。多年的努力，让德系水上教育在世界范围改变了人们对儿童早期教育行业的传统认知，引起了共鸣与推崇。遍及全世界范围的游泳教练在这里学习，并获得水上教育行业的从业资格认证。

拓·梦

2012年，龙格亲子游泳俱乐部联手德国海豚水上教育学院将德系水上互动课程带到中国，由Uwe Legahn先生亲自主持教学，专注于0~6岁婴幼儿水上教育及亲子游泳课程，为更多的亲子家庭传递与国际接轨的教、娱及生活理念，倡导健康家庭关系的养成，让宝贝健康快乐成长。龙格亲子游泳俱乐部本着"爱在龙格,见证成长"的理念不断发展前行,赢得了社会各界的广泛赞誉。

圆·梦

让世界上更多的孩子体验水上教育，让泳池成为孩子们欢乐的天堂，是Uwe Legahn先生毕生追求的梦想。如今，龙格中心已遍布全国，品牌中心150余家。

龙格同德国联邦水上教育协会、德国海豚水上教育学院、国际游泳学校协会（ISSA）、澳大利亚游泳学校协会、英国Mermaids UK美人鱼协会、法国水上启蒙及娱乐活动协会、法国资源、专业知识和体育技能中心、世界救生协会挪威救生总会、澳大利亚国家游泳水中安全教育组织、美国游泳学校等众多国际机构保持紧密合作。同时，作为加拿大不列颠哥伦比亚省列治文市扶持项目，龙格品牌已入驻加拿大。

作为中国水上教育的倡导者，龙格以实践、传播、发扬水上教育为己任，致力于倡导和推动中国水上教育行业的发展与壮大。

品牌优势

● 行业深耕：源自德国，始于1977年，专注于婴幼儿水上教育。

● 协会认证：德国联邦水上教育协会亚洲区合作伙伴。

  国际游泳学校协会顾问委员会成员机构。

● 全国布局：为爱筑造百家品牌中心，传承水上教育的爱与责任。

● 教学教研：国际专家团队，国际认证教练团队，教学品质保证。

● 智慧之选：ISO 9001质量管理体系认证，龙格5S体系，品质保证。

课程体系

龙格亲子游泳俱乐部水上教育课程根据中国婴幼儿生理、情感和认知等发育特点，以德国联邦水上教育协会亲子游泳课程为基础，融入欧洲儿童水中游戏心理学理论，为中国亲子家庭提供水中唤醒课程（0~3岁）和水中安全课程（3~6岁）。

水中唤醒课程
● 海星（3~10个月），适应与感知

帮助孩子适应、感知并喜欢水。家长学会和孩子亲密互动的方法，维持并激发出孩子与水的本能反射。

● 海马（10~18个月），探索与提升

培养孩子独立探索水的信心，有意识地完成水中的基本动作，并有一定的水中自救意识。

● 海狮（18~24个月），挑战与自信

孩子会不断地提高水中的自信，也不断增强体能，能够在无辅助下自主游进，乐于跳水和潜水取物。有明确的水中自救意识。

● 海豚（24~36个月），规则与突破

孩子会不断地刷新与水的临界，增强水中动作的协调性和平衡性，同时秩序感和独立性加强。

水中安全课程
● 鲸鱼（3~6岁），独立与自律

孩子勇于自主探索水，明确与水接触的规则。游戏融合练习，让孩子学会基本泳姿，掌握基础水中安全自救技巧。

● 鲨鱼（3~6岁），合作与成长

孩子熟练掌握泳姿及水中安全自救技巧，运动量饱满。让孩子享受水中的成长时光，让游泳成为陪伴孩子一生的运动习惯。

教练团队

龙格的教练团队经过德国联邦水上教育协会认证并拥有该协会婴幼儿游泳教练员资格证。同时也拥有法国资源、专业知识和体育技能中心婴幼儿心理学培训证书、澳洲AUSTSWIM认证婴幼儿游泳教练员、婴幼儿水上教育指导师（游泳）等国际国内多重认证。

目前龙格的全职教练已达千余人，拥有行业的培训背景及与数万名会员宝宝的教学实践，保证了教学的高质量。与国外专家团的实时交流、每年多次的国际培训与国际交流，让龙格的教练时刻保持与国际前沿水平同步，为龙格会员在亲子游泳活动中保驾护航。